第3版

高等医学院校改革创新教材

供临床医学、预防医学、精神医学、医学影像学、法医学等专业用

医学机能学实验教程

Experimental Course of Medical Functional Science

主　审　白　波　王立赞
主　编　辛　勤　王传功
副主编　郭志英　成洪聚　王　友　亚白柳　姚　静
编　者　（以姓氏汉语拼音为序）

巴再华　成洪聚　崔立坤　郭志英　胡力旬　李　军
林　娜　林丽文　刘海静　齐汝霞　孙　芳　王　清
王　友　王传功　王国芳　王海英　王建礼　武　菲
辛　勤　辛　青　徐兴华　薛建军　亚白柳　姚　静
于　婷　朱宝亮　朱凡河　朱苏红

人民卫生出版社
·北 京·

图书在版编目（CIP）数据

医学机能学实验教程 / 辛勤，王传功主编 . — 3 版
. — 北京：人民卫生出版社，2023.8
ISBN 978-7-117-35213-0

Ⅰ . ①医…　Ⅱ . ①辛…②王…　Ⅲ . ①实验医学 – 教
材　Ⅳ . ①R–33

中国国家版本馆 CIP 数据核字（2023）第 155109 号

人卫智网　**www.ipmph.com**	医学教育、学术、考试、健康，
	购书智慧智能综合服务平台
人卫官网　**www.pmph.com**	人卫官方资讯发布平台

医学机能学实验教程

Yixue Ji'nengxue Shiyan Jiaocheng

第 3 版

主　　编：辛　勤　王传功
出版发行：人民卫生出版社（中继线 010-59780011）
地　　址：北京市朝阳区潘家园南里 19 号
邮　　编：100021
E - mail：pmph @ pmph.com
购书热线：010-59787592　010-59787584　010-65264830
印　　刷：河北环京美印刷有限公司
经　　销：新华书店
开　　本：850×1168　1/16　　印张：17　　插页：1
字　　数：480 千字
版　　次：2004 年 7 月第 1 版　　2023 年 8 月第 3 版
印　　次：2023 年 9 月第 1 次印刷
标准书号：ISBN 978-7-117-35213-0
定　　价：55.00 元

打击盗版举报电话：**010-59787491**　**E-mail：WQ @ pmph.com**
质量问题联系电话：**010-59787234**　**E-mail：zhiliang @ pmph.com**
数字融合服务电话：**4001118166**　**E-mail：zengzhi @ pmph.com**

前　言

　　医学机能学是高等医学院校一门独立的综合性实践课程。它涵盖生理学、病理生理学和药理学实验教学的核心内容,并且对实验内容进行优化、融合、重组,引入新的实验技术和方法,反映三门学科实验教学的新进展。

　　为更好地适应医学机能学实验教学发展和改革的要求,加快推进党的二十大精神进教材、进课堂、进头脑,贯彻新的实验教学理念,突出教材的适用性和操作性,培养学生的动手能力和创新思维,编者对 2009 年出版的《医学机能学实验教程》(第 2 版)进行了较大的修订和增补。供临床医学、预防医学、精神医学、医学影像学、法医学等专业学生使用。

　　本教材内容分为十八章。第 1~4 章系统介绍了医学机能学实验的基础知识。试图通过基础医学机能学实验课程介绍,使学生了解获得医学机能学知识的途径,掌握医学机能学实验设计、资料的收集与数据分析、医学机能学实验常用观察指标的确立、实验报告和科技论文的撰写等基本知识。第 5~7 章内容涉及实验动物的基本知识与操作技能、医学机能学实验常用仪器及基本操作、机能学实验常用观察指标及其测量。使学生掌握基础医学的基本操作技能,为后续课程奠定坚实的基础。第 8~15 章为医学机能学实验基本项目,包括离体组织器官机能学实验、动物在体机能学实验、电生理学实验、人体机能学实验、疾病动物模型复制及实验观察、综合性实验、设计性实验、药物的安全性评价等内容,尤其是在人体生理实验中引入了虚拟仿真实验,可实现真实实验条件不具备或实际运行困难的实验项目,例如:高危或极端环境、高成本、高消耗、不可逆操作,可作为人体机能学实验有益的补充。第 16 章是新增的关于虚拟仿真实验的内容,真实实验帮助学生验证和巩固课堂的基础理论与基本知识,训练学生的基本技能,培养学生的综合能力和创新能力,虚拟仿真实验辅助真实实验的实施以及教学的顺利进行,为学生提供了丰富的拓展实验内容。本书还专设了两章,介绍药物的基本知识和病例讨论。书后有附表,供师生在做相关实验时查阅。

　　为了方便教学,便于学生掌握基本的实验方法和技术,在编写时有意识地将不同学科的实验内容相互渗透和融合,并注意实验教学和理论教学的相互衔接。将部分经典的验证性实验转变成设计性实验并单列一章,以启迪学生的创新思维,培养学生的动手能力和综合运用知识的能力。

　　本实验教材整体设计、内容选择和实验编排虽经多次讨论、修改和审阅,但受经验和水平所限,不足之处在所难免,恳请读者在使用过程中提出宝贵意见和建议,便于今后修订和完善。

辛　勤　王传功

二〇二二年十二月

目　录

第一章

医学机能学实验概述

医学机能学实验（medical function experiments）是在探索基础医学实验教学改革、强化医学生素质和能力培养的思想指导下，以生理学、病理生理学和药理学为基础，通过对三门学科实验内容的优化、融合、重组形成的一门独立的综合性实践课。其特色是将正常生理功能和疾病时的变化及药物的作用融为一体，利于学生对三门学科知识的全面、系统掌握。教学上注重学科之间的交叉融合和相互渗透，注重培养和提高学生的创新、动手、分析与解决问题的能力，为将来独立开展工作奠定基础。

第一节　医学机能学实验课的性质、任务和基本要求

一、医学机能学实验课的性质、任务

医学机能学实验是一门应用实验方法来研究生物体正常生理机能和疾病发生发展过程中功能代谢的变化以及药物与机体的相互作用及其规律的学科。其主要任务是通过有代表性的实验，使医学生初步掌握机能学实验的基本操作技术；熟悉获得医学机能科学知识的基本方法；初步掌握分析、整理实验结果和撰写实验报告的能力；验证和巩固医学机能科学基本理论。同时培养学生严肃的科学态度、严谨的工作方法和实事求是、一丝不苟的工作作风，提高学生分析问题、解决问题和理论联系实际的能力，培养和开发学生的创造性思维，为后续医学课程的学习打下坚实基础。

二、医学机能学实验课的基本要求

（一）实验前

1. 仔细阅读实验教程，了解实验目的、要求、实验步骤和操作程序。

2. 结合实验内容，复习相关理论知识，充分理解实验原理。

3. 预测实验每个步骤应得的结果，可能出现的问题及解决措施。

（二）实验期间

1. 实验器材要摆放整齐，拿取方便，干净整洁。

2. 按照实验步骤，集中精力以严肃认真的态度按顺序操作，不得进行与实验无关的活动。要注意保护实验动物和标本，节约实验器材和药品。

3. 仔细、耐心地观察实验过程中出现的现象，随时记录并联系所学理论知识进行思考。如：①发生了什么现象？②为什么出现这种现象？③这种现象有何意义？

（三）实验结束后

1. 关闭、整理仪器设备，清洗实验器材，整理清点后送交准备室，若有损坏丢失应立即报告实验技术人员或指导教师。按规定妥善处理实验动物或标本，不得随意丢弃。下课后由各小组轮流打扫卫生，离开实验室时注意关闭水、电和门窗。

2. 整理实验记录，认真分析、判断实验结果，并结合有关理论知识进行讨论，得出实验结论。如遇实验结果与预测或其他小组不同时，要分析原因，注意是否有新的发现。

3. 按要求认真书写实验报告，并在规定时间内交指导教师评阅。

第二节　实验报告的撰写

书写实验报告是实验研究工作的基本训练之一，是对实验过程和实验结果的整理与分析。通过书写实验报告，使学生初步掌握实验论文的撰写格式、数据处理和图表的绘制，并通过查阅文献资料对实验结果进行分析和总结，有助于提高学生的分析综合能力及逻辑思考能力，从而为以后撰写科学研究论文打下基础。书写实验报告时应做到：

1. 用统一格式的医学机能学实验报告本书写，学生及时将实验报告交指导教师批阅。指导教师应于下次实验时对上次实验报告的撰写情况及时反馈，以利于学生书写水平的不断提高。

2. 实验报告的书写，力求文字简练、通顺，字迹要清楚、整洁，要正确使用标点符号。实验报告的内容与格式要求如下：

（1）一般项目：包括班级、组别、姓名、同实验者、指导教师、实验日期等。

（2）实验序号和实验题目。

（3）实验目的：是实验的核心，实验设计和实验过程都是围绕实验目的进行的。

（4）实验对象：是根据实验目的选择的适宜研究对象，应注明种属、性别和体重等。

（5）实验方法和步骤：可以简写或从略。

（6）实验结果：是实验中最重要的内容，应将实验过程中所观察到的现象或数据忠实、详细和正确地记录，不可单凭记忆，否则容易发生错误或遗漏。整理实验结果，应注意以下几点：

1）凡属于测量性质的结果，例如：高低、长短、快慢、轻重、多少等，均应以正确的计量单位及数值写出。不能简单笼统地加以描述，如心跳的变化不能只写心跳频率加快或减慢，而应写出心跳加快或减慢的具体数值。

2）有曲线记录的实验，应尽量用原始曲线记录实验结果。在曲线上应有刺激记号、时间记号并加以必要的标注或文字说明。

3）有些实验的结果，为了便于比较分析，可用表格或直方图等绘图形式来表示。

（7）讨论：讨论是根据已知理论知识对实验结果进行客观、深入的解释和分析，是做出结论前的逻辑论证，可以提出并论证自己的观点。分析推理要有依据，不能凭空想象，主观臆断。判断实验结果是否是预期的，并指出结果的意义。如果出现非预期的结果，应分析其可能的原因。

（8）结论：实验结论是从实验结果中归纳出的一般性、概念性判断的简明总结。结论中不应罗列具体的结果，不可轻易推断和引申，在实验中没有得到充分证明的理论分析不应写入结论。

实验讨论和结论的书写是富有创造性的工作，应开动脑筋，积极思考，严肃认真地对待，不能盲目抄袭书本。同学间可适当开展讨论，以便加深对实验的理解。

【附】医学机能学实验报告基本格式

医学机能学实验报告

姓名　　　班级　　　学号　　　日期　　　实验室（小组）　　　指导老师　　　实验成绩

实验题目 _____

实验目的 _____

实验原理 _____

实验方法与步骤 _____

实验结果 _____

讨　论 _____

结　论 _____

第三节　医学机能学实验室守则

1. 学生实验前应充分预习实验内容,掌握与实验有关的原理、方法和注意事项。

2. 学生应携带实验教程、实验报告本等,穿好隔离衣,提前 10min 进入实验室。与本实验无关的物品禁止带入实验室。

3. 各实验小组组长带学生证到准备室领取实验器材。实验室内各组(台)的仪器、模型、器材由本组内同学使用,不得私自调换。实验课期间不准进行与本实验无关的活动,不允许换实验台、互串实验室。实验室内保持安静、整洁。

4. 实验必须按步骤进行,并仔细观察,做好记录,及时写好实验报告。

5. 严格按仪器操作规程进行操作。仪器设备在通电、加热、加压过程中,需要有专人看管,以防止发生火灾或爆炸事故。如仪器失灵、损坏、器材不足等,应及时报告。与本次实验无关的仪器设备不得乱动。不得违规使用计算机与网络资源。实验中一旦发生事故,不要惊慌失措,要及时向指导老师和实验室管理人员报告,采取正确、有效的方法进行处理。

6. 爱护公物,节约水、电、药品和其他实验器材。

7. 进行动物实验时,要正确抓取动物,禁止粗暴捕捉,以免被动物咬伤或造成动物伤亡和应激反应。对动物必须有爱心,不要增加动物不必要的痛苦。若被动物咬伤,应及时向指导教师报告。

8. 有毒、有害、易燃、易爆、腐蚀性试剂及药品由专人管理,严格执行领用制度和登记手续,多余的危险品必须退回仓库,并准确计量,登记保管。

9. 实验完成后,将废纸、废液倒入指定的回收容器中,严禁倒入水槽,以防水槽腐蚀、堵塞及扩散污染等。动物尸体应按有关规定妥善处理,不得随意丢弃。

10. 实验结束后将全部实验仪器、药品、器材等清点、清洁,交还实验准备室。值日生负责做好实验室的清洁卫生,进行安全检查,关闭水电,关好门窗,经老师检查合格后方可离开。

（辛　勤）

第二章

实验设计的基本知识

医学机能学实验中的一项重要内容是设计性实验。学生在掌握医学科学研究的基本知识和一定实验技能的基础上，通过查阅文献提出研究课题，并进行实验设计。由于机能学实验是在有个体差异的生物体上进行的，且受到多种因素的干扰，因此实验前进行科学、严谨、周密的实验设计，不仅是非常重要的，也是必须进行的一个环节。

第一节 选 题

实验设计首先要选择一个适当的或合适的实验题目。这是实验设计的第一步，也是关键的一步。题目确定下来，便有了集中的研究目标和方向。

一、选题的基本程序

（一）发现和提出问题

选题第一步就是发现和提出问题。医学科学研究实质上就是发现问题、提出问题、分析问题、解决问题的过程。"问题"是科研活动的起点。提出问题，选择并确立研究题目，是科学研究的第一步。爱因斯坦曾经说过："提出一个问题，往往比解决一个问题更重要，因为解决问题也许仅仅是一个数学上或实验上的技能而已，而提出新的问题、新的可能性，从新的角度看旧的问题，则需要创造性的想象力，而且标志着科学的真正进步。"因此，选题的正确与否决定着科学研究的成败。只有研究课题选得好，科学研究才能取得有意义的成果。

（二）文献检索

问题提出后，并不等于已经确定了研究题目，选题立题的过程也是创造性思维过程。因此，需要深入细致的文献检索，搞清所提问题的理论依据、价值和意义、国内外研究的动态和发展趋势，对提出的问题做出全面、科学的评价，并避免低水平重复。

（三）建立假说

在发现和提出问题并进行文献检索的基础上，对所提出的问题进行认真分析，使所提问题系统化、深刻化，找出问题的关键所在，经过科学的逻辑思维形成并提出一个初步的、有待于实验证明的理论认识，即"假说或立论"。假说的提出是立题的核心和灵魂，假说的正确与否关系到研究的成败，假说的水平关系到研究成果水平的高低。

（四）确立课题

根据假说内容进行科学构思，确立一个具有科学性、创新性、目的性和可行性的研究题目。

二、选题的基本原则

基础医学机能学实验,无论是急性实验还是慢性实验,目前多数属于动物实验观察性质的题目。作为高等医学院校的学生,在选择实验题目时需要遵循以下几条基本原则:

(一)创新性

选题的创新性是科学研究的灵魂,标志着科学的真正进步。无创新性的课题是没有任何研究意义的,也算不上真正的研究课题。创新性包括发现新的规律和现象,提出新的学说或见解,补充或修改前人发现的规律或现象,完善前人提出的学说或见解等。创新就是要避免选择无意义或简单重复前人工作的课题。

(二)科学性

科学性是指选题要有坚实的理论依据和实验基础,符合科学理论、循证医学的原则和事物认知的客观规律。选题的科学性就是要避免主观臆造、不切实际、荒诞不经等。

(三)目的性

目的性即明确、具体地提出所要解决的问题。选择课题必须要有明确的研究目的,内容清楚,具体地掌握要解决的问题及解决的方法,做到心中有数。选题愈明确愈具体,愈能反映作者的思路清晰、解决问题的深刻。

目的性中还包含着研究的意义,意义主要是指学术理论意义和实际应用意义。基础理论研究主要体现学术意义和理论指导意义,应用技术研究主要体现实际应用价值。目的性再明确,但没有意义或意义不大的课题也没有研究价值。

(四)需要性

需要性是选题的前提,没有需要性和应用价值的课题也就没有了研究意义。需要性是指科学自身发展需要、社会需要或者是迫切需要解决的问题。对医学科学研究而言,通过对严重危害人类健康的常见病与多发病的预防、诊断、治疗的研究,及基础理论性课题的研究来促进医学各学科自身发展都是需要的。

(五)可行性

立题应充分考虑科学研究的主观和客观条件,如研究者学术水平、技术能力、实验室条件(如仪器、设备、试剂、场地、时间等)、实验经费、技术力量和业务能力等,具备圆满完成所选择实验项目的能力。把创新性和可行性有机地结合起来,才能使自己的科研设计顺利实施。否则,课题的创新性再好,若脱离实际也无法进行。

(六)经济性和社会效益性

经济性是指研究成本和将来成果推广应用时投入大小,效益性主要是指预计成果的学术价值、社会效益和经济效益。总的原则是:尽可能做到投入少,成本低,见效快,收效大。

三、选题的一般类型

根据研究的对象、性质不同,可以有以下几种不同类型。

1. 实验观察性质的题目　在基础医学机能学实验中的立题经常属于此类选题。它要求具有一定的实验条件,掌握必需的技术方法。

2. 调查研究性质的题目　此类题目多涉及现场工作,在现场进行。

3. 分析资料性质的题目　要注意资料的科学性、可靠性和完整性。

4. 经验体会性质的题目　此类题目是作者在自己研究工作的基础上,着重对某一个问题进行探讨、商榷、讨论、分析、归纳、整理等。也可以是对于某一种新技术、新方法的经验总结。

5. 文献资料综述性质的题目　是对某一课题近期国内外进展性资料,经过综合、归纳、整理而成。

四、选题的技巧

对初次涉入医学科学研究的学生而言,选题往往感到就像大海捞针一样无从下手。因此,掌握一些选题的技巧是非常重要的。此外,选题要脚踏实地,由易到难,由小到大,虚心请教,切忌好高骛远,不切实际。

(一)从医学实践中选择课题

在医学实践中会遇到这样或那样的问题、难题和难以解释的现象,只要开动脑筋,学会抓住这些问题、难题和现象,进行分析,追求根源,就能找到值得和适合于自己研究的课题。由于这种选题直接来源于医学实践,有着极强的针对性和目的性,研究的意义都比较大,而且成果也易于推广。

(二)从学术争端中选择课题

对于同一现象,同一问题,存在着不同的观点、不同的认识,甚至存在着激烈的学术争端。因此,抓住这样的问题,了解这种争端的历史、现状及争论的焦点,是发现问题的重要途径。

参加各种学术讨论、学术讲座、学术会议和疑难病例讨论,是直接参与学术讨论、争鸣和交流的最好机会,也是聆听各种意见和见解、启迪灵感的最佳环境,也许在这里就可以找到适合自己并感兴趣的研究课题。

(三)从书本或文献中选择课题

在著作、教科书和文献中都有大量记载的没有解决的问题或尚未定论的东西。因此,我们可以从这里选择适合自己的研究课题。

(四)从项目指南中选择课题

国家、省及地市每年都会下达项目指南。在指南中都明确提出鼓励研究的领域和重点资助的范围,详细列出了一系列可供研究的项目和课题。我们可根据自己的兴趣、特长和实力选择适合于自己的研究课题。

(五)运用借鉴移植方法建立自己的课题

借鉴与移植是科学研究的主要方法。它是把应用于某疾病、某学科、某专业、甚至某领域的先进方法技术等移植过来,应用于某一疾病、学科、专业或领域,为己所用。例如:1986 年,有人将酶联免疫吸附试验(enzyme-linked immunosorbent assay,ELISA)的方法移植到流行性出血热早期诊断研究中,取得了突破性进展,建立了灵敏度高、特异性强的早期诊断方法。

(六)在已研究课题中扩展课题

在完成了原有的课题后,往往会发现一些新的问题,这些问题可以是课题在深度或广度进一步的延伸,也可以是与原课题无关的新问题,或是研究过程中的反常现象,都可寻找到新的课题。

(七)从学科发展的前沿中选择课题

在学科发展前沿上会有很多研究的热点和难点课题,也有很多学术争论的问题。如果我们能够站在学科前沿的高度上,追踪和分析已有的或正在进行中的研究,就可以发现这些问题,建立自己的课题。

第二节　科研设计与实验设计

在确定选题,即"做什么"之后,科研设计是从总体上解决"如何做"的问题,而狭义的实验设计是具体到每一项(次)实验"怎么做"。

科研设计是针对某项科研题目而制订的总体计划方案,是在拥有一定的机能科学和生物医学专业知识的基础上,根据统计学原理对某项实验或事物观察所制订的具体工作计划或实验安排。它范围大,包括的内容广,既有原则思想,又有具体细节。科研设计既无现成的公式可套,也没有捷径可走。我们要根据具体情况,提出相应的设计方案。可以说,一项科研(实验)工作的价值和水平,在很大程度上取决于科研设计的质量和水平。

科学、严谨的科研设计,可以增强科研过程的科学性、可靠性;保证准确完整地回答所选课题提出的问题;有利于提高科研成果的水平;多出、快出成果,少走弯路;确保实验数据的科学、可靠、可信、完整;并有利于实验数据的统计学处理,能够获得科学的实验结论。

科研设计的目的就是要做到有计划、有目的、有步骤地完成任务,克服盲目性。科研设计要周密,安排要合理,使其能够最大限度地获得资料。对于实验结果及其误差要有切实的估计,使科研结果具有科学性、创新性、实用性、适用性、可重复性和经济性。

实验设计是针对某个具体的实验而制订出的具体方法和步骤,其仅限于具体实验的本身,主要涉及一次实验中具体的做法和步骤。因此,实验设计包括在科研设计之中,它在科研设计的思想原则指导下,可以制订出若干个具体的实验设计。值得注意的是,对于一个较小的科研题目来讲,科研设计和实验设计完全可以结合起来一并进行。

一、实验设计的基本要素

大多数的医学科学研究课题,往往是阐明某种因素(如药物、手术或其他治疗手段等)作用于研究对象所产生的效应或影响。因此,任何一项实验都要包括处理因素、受试对象和结果效应 3 个基本要素。

(一)处理因素

处理因素多是外加于受试对象的,包括各种生物、物理、化学因素等。如果每次实验只观察一种处理因素的效应,称单因素设计。其优点是目标明确,条件易于控制,结果一目了然;缺点是研究因素单一,能说明的问题较少,研究效率低。如果每次实验中同时观察多种因素的效应,称多因素设计,如正交设计、析因设计、拉丁方设计、序贯实验设计等。多因素试验是医学科学研究中重要的数理统计方法,也是高效、快速和经济的统计方法。

应当注意,处理因素应标准化,即处理因素在整个实验过程中应始终按一个标准进行。通过查阅文献和进行预初试验,找出使用处理因素的最适量(最适强度),并制订出常规和制度。处理因素一经标准化,在正式实验中则不允许轻易变动,以保证在正式研究过程中处理因素的各种条件始终如一,有利于分析处理因素与效应结果间的因果关系,保证科研结论的可靠性。

(二)受试对象

受试对象指被处理因素作用的对象。实验研究从处理对象来分,可分为动物实验和人体试验。一般是先做动物实验后再移到人体。

1. 对受试对象的基本要求 ①敏感性:受试对象对被施加的处理因素有较高的敏感性,易于显示结果效应;②特异性:受试对象对被施加的处理因素的反应有较强的特异性,不易受非研究因素的干扰;③稳定性:受试对象对被施加的处理因素的反应有较大的稳定性,减少误差;④经济性:实验动物易得、便宜;⑤可行性:实验动物易于施加处理因素及采集标本;⑥相似性:实验动物对处理因素的反应尽可能与人相似。

2. 受试对象的样本量 确定了受试对象,还要确定受试对象合适的样本量。一般地,处理因素的有效率越高,受试对象的样本就可小些,反之就要大些;科研设计要求的精确度越高,样本量就大些,反之可小些;要求的显著性水平越高,如果 $\alpha = 0.01$,所需样本量就大些,如果 $\alpha = 0.05$,所需样本量就小些。

（三）结果效应

结果效应指处理因素作用于受试对象后,受试对象表现出来的效应。它是通过具体的指标测量得出的。

1. 指标选择的要求

（1）关联性:指所选指标与科研题目有本质上的联系,并能确切反映处理因素的效应。确定指标的关联性,可通过查阅文献、分析推理,或通过预初实验或用标准性对照来验证指标的关联性。

（2）客观性:指能客观记录、不易受测试者主观因素影响的指标。

（3）准确性:指结果效应与相应测定事物真实情况的符合或接近程度。愈接近真实情况,准确性愈高。

（4）精确性:是指反复测量某一种相对稳定指标时,所得结果彼此接近或符合的程度。

（5）灵敏性:指能如实反映受试对象体内微量变化的指标。

（6）特异性:指特异地反映观察事物的某一特定现象,不易受其他因素干扰、专一性强的指标。

（7）重现性:指在相同条件下可以重现的指标。

2. 主观指标的客观性　为消除研究者心理因素和观察者主观因素的影响,增强主观指标的客观性,可将受试对象随机分组或安排对照组服用安慰剂。临床上常采用单独组成疗效判定小组和盲法来消除观察者主观因素的影响。等级指标要规定每个等级的判定标准,以便观察者有章可循,减少主观因素的影响。

3. 指标标准化　指具体规定观察的方法、标准、时间、次数、间隔、记录方法,并制订记录表格等。

二、实验设计的基本原则

（一）对照原则

对照是比较的基础。通过对照可以鉴别处理因素与非处理因素的差异,消除或减少实验误差。所以实验设计必须设立对照组。若没有对照组,对照不合理、不完善或各对照组之间无可比性,将直接影响整个实验的科学性和可信性。

对照必须遵循"齐同可比"的原则,否则将失去对照的意义,不但对照无效,反而造成假象,导致错误的结论。

1. 对照原则的要求

（1）组间一致:力求保证各组之间,除被试因素以外,其他各方面的条件一致。统计学上称为组和组之间的均衡设计。主要应当包括以下几方面:①观察对象一致;②实验条件一致;③操作观察一致;④时间进度一致;⑤生理状况和给药途径一致等。

（2）例数相等:从统计学角度看,实验组和对照组的例数相等最合理,故应当尽量使实验组和对照组的例数一致。但是,具体到某个具体的实验,由于各种条件的限制,其实验组和对照组往往有些差别。

（3）前后对照:除去时间不同外,处理前后的各种条件都应当按照组间一致的原则均衡设计,即前后条件一致。

（4）其他:在进行实验设计时应当考虑实验过程中尽量采用"双盲"方法,"双盲"是指患者(或实验操作人员)与结果判定人员之间的"双盲"。

2. 实验中对照的方法　根据实验目的和性质的不同,对照方法可以有多种形式。常用的对照方法有以下几种。

（1）无处理对照:可分成3种形式。①正常对照:即以正常人或正常动物的各种数据或反应作为对照;②非正常对照:以患者或动物模型作为对照,这是医学机能学实验中最常用、最有效的对照方法之一,包括空白对照、假处理对照和安慰剂对照等;③处理前后对照:将处理后的数据和处理前(无处理)的数据对照。在急性动物实验中,由于一般在短时间内可以完成,而且容易做到前后条件一致,故常用前后对照的方法,而临床研究中利用前后对照的实验困难大,也比较少用。

（2）有处理对照:在有处理对照中分为以下不同情况。①已知因素对照,也称为相互对照;②同一处理,但是方法不同或强度不同的对照;③复合处理对照和"交互作用"对照;④替除处理对照。

（3）同时自身对照:在同一个体上进行,可以有效地减少误差。

（二）随机原则

在实验组和对照组之间,使非处理因素趋于一致的主要手段是随机化。随机就是使每个实验对象都有完全相同的机会,按照随机的原则进行分组或接受处理,以减少主观因素的干扰,尽可能消除偏性误差。例如,在捉取小鼠进行分组时,如果按照捉取顺序分组,活泼敏捷的小鼠常常是最后才能捉到,这样最后几组的小鼠往往比前面几组小鼠的体力、耐受力要强一些。因此,必须用随机法分组。随机方法有以下两种情况:

1. 单纯随机　又称为完全随机。每碰到一例,由实验者抽取卡片,按照卡片数字作为随机数。如单数者为A组,双数者为B组;或末位为1、2、3者为A组,4、5、6者为B组,7、8、9者为C组,依此类推。单纯随机法简便易行,易于掌握,但是它不能保证动物的老幼、雌雄等因素在各组中的构成比例基本相同。

2. 均衡随机　又称为分层随机。对于重要因素进行均衡,使其在各组基本一致,对于次要因素则按随机处理。例如,对小鼠分组时,对于小鼠的体重、性别进行均衡,先按照雌雄分别放置(分层),再按照体重区分几个层次。此后,再按照随机法进行分组。按照这种方法,各组中的雌雄、体重均基本一致,而其他因素则得到随机处理。

（三）重复原则

对于一次严谨的基础医学实验的结果,从普遍意义上讲,应当能够稳定地重复出来。重现率愈高,实验的可信度就愈好。重现率一般用统计学上显著性检验中规定的 P（概率）表示。为了提高实验的重现率,一般要求实验必须具有足够的重复数或例数。实验中每组动物或有关因素重复的例数应当按照统计学中有关的规定进行。表 2-2-1 中给出的数据可供实验设计时参考。

表 2-2-1　实验动物分组的基本例数

动物	计量资料/例	计数资料/例
青蛙、蟾蜍	≥12	≥30
小鼠、大鼠	≥10	≥30
兔、豚鼠	≥6	≥20
犬、猫	≥5	≥10

三、实验设计中常用的几种方法

在基础医学科学实验研究中,任何新观点、新理论的确立均需要以严格的科学实验为基础。但是当涉及每个具体的实验,其情况又大相径庭。从一定意义上讲,科学实验是一种艺术。从实验的设计、实验材料的选择、实验技术的利用、实验方法的创新和改进、操作机能的优劣,直到对于实验结果的分析、讨论、归纳、总结,环环相扣。每个环节都可能成为课题成败的关键。

每个实验都必须进行良好的实验设计,这里所说的"实验设计"是指每个实验处理的分配问题。设计要回答本研究假说中所提出的问题。根据设计进行实验,得到的一系列实验资料,经过统计、分析、整理、归纳、总结,可以得出针对假说的结论。

假说有两种,一是建立课题的假说,是整个研究工作的先导;另一种是无效假说,它是专门用于统计分析的假说。每个实验都必须按照这两种假说来设计,不能混淆。

近年来,实验设计几乎已经变成纯数学的一个分科,非常复杂。研究者除了要充分占有专业资料、了解国内外研究动态以外,还要明确研究目的、研究手段和实验技术,掌握相当的数理统计学知识,保证研究工作的科学性、创新性和实验技术的先进性。目前常用的实验设计方法有以下几种。

（一）自身对照设计

对于每个观察对象（单位）进行两次观察,这两次观察有两种情况:一种是观察处理前和给予处理后,对两组结果进行对比,称为自身配对设计（self-paired design）。另一种是对于实验对象先观察第一种处理（A 处理）,再观察第二种处理（B 处理）。一个对象接受两种处理必然有先后,若一律先接受 A 处理,后接受 B 处理,则实验结果必然将"A、B 两种处理"和"前、后两段时间"这两个因素混淆起来,不能区分"处理"和"时间先后"的差别。为了避免此类弊病,实验对象的一半先接受 A 处理,后接受 B 处理;而另一半先接受 B 处理,后接受 A 处理。这样可以将处理差别和时间差别区分开,这种设计称为交叉设计（cross-over design）。

（二）组间比较设计

组间比较设计是直接进行两组或多组之间的比较。一般常用的是实验组与对照组之间的比较。在设计时,除了要遵循前述的均衡设计原则外,还要注意两组样本大小的一致性。若把对照组的数量减少,不利于显著性差异的呈现。

组间比较设计的优点是对比鲜明,设计简便,应用非常广泛。但是由于其处理因素单一,在一次试验中只能做一个因素的比较,所以它不能满足多因素的实验设计。做多因素分析比较时,可以用正交设计。

（三）正交设计

正交设计是一种研究多因素试验的设计方法,它是应用正交表来安排试验并分析结果。其中正交表是正交设计的核心,它是根据数理统计原理归纳得到,作为合理安排实验、统计分析实验数据的一种工具。利用正交设计进行设计时,按照安排好的正交表科学地安排实验,使设计、实验、分析三者有机地结合在一起。其可避免盲目性,提高实验效能,是一种高效、快速和经济的实验设计方法。

（四）配对设计

根据实验对象的特点,将受试对象合理配对后,再随机分组。通过实验比较两组的差别,称为配对设计（paired design）。

（五）拉丁方设计

拉丁方设计（Latin square design）实际上是轮换设计的扩大。拉丁方是以拉丁字母排列成方阵的简称,一般有 3 个以上的处理因素,而且各处理因素的水平数相同并无交叉作用。

（六）序贯设计

序贯设计（sequential design）不需要先决定受试者的数目,能够连续地得到结果进行判断。实验只要能够肯定一种处理和另一种处理间有（或者没有）差别就可以终止。这种设计在时间要素上和要达到观察结果所需要的试验例数要素上是比较经济的,它所要求的例数只要能够做出结论即可。

【讨论题】

1. 根据实验设计的要求,按本实验教程的编写格式设计一个实验,最好能在本实验室进行实验操作。请描述出实验项目的预期结果,并说明实验能够解决的问题以及通过实验能够得出的结论。

2. 请对本教程第十四章中任一实验的设计进行分析,总结其优缺点,并提出改进意见。

(辛　勤)

第三章

资料的收集整理与数据处理

实验研究中,资料的收集和数据处理是研究过程的关键环节之一,也是得出研究结论的依据。客观、准确和完整的实验数据是高质量实验研究的前提。所以,实验研究人员应特别重视资料的收集整理和数据处理的每一个细节。

第一节 实验资料的收集与整理

一、实验资料的收集

实验资料的收集要客观、全面、真实、精确,切忌主观片面。实验的原始记录要及时、完整、准确、实事求是,绝对不能用事后的整理记录来代替原始记录。在实验研究过程中,必须从实验药品、实验动物、实验操作和观察指标选择等方面严格控制实验误差,以保证所得结论的可靠性。对于在实验设计时没有想到而在实验研究过程中出现的各种异常现象,要及时做好详细记录,不要让实验研究过程中的任何信息轻易漏掉。

一项完整的实验记录,一般应包括以下内容:

1. 实验名称。
2. 实验样本情况 包括动物的种类、品系、健康状况、性别、体重、饲养条件、分组、编号、标记等。
3. 实验药物与试剂情况 包括药物的来源、批号、纯度、剂型、配制方法、浓度、给药剂量、给药途径与速度、用药时间等。
4. 实验仪器设备情况 包括仪器型号、生产厂家、仪器性能等。
5. 实验环境的情况 包括实验日期、时间、室温、湿度、光照等。
6. 实验方法、步骤和进程的详细记录。
7. 实验结果 各项观察指标的详细记录。
8. 实验参与者、记录人和审核人。

二、实验结果的整理

实验中得到的记录结果为原始资料。通常,我们将原始资料分为计量资料和计数资料两大类。不同类型的资料应采用不同的处理方法。

计量资料又称量反应资料,是指以具体测量数值为表达方式的资料,一般有相应的测量单位,如血压、心率、瞳孔大小、体温变化、生化测定数据和作用时间等。计数资料又称质反应资料,是指实验结果只有质的区别,数据是通过计数而取得的,如死亡或存活、阳性反应或阴性反应、疼痛或不疼痛等。

实验结束后,应及时对原始记录进行整理和分析。由于存在大量随机因素,实验数据总有一定的偏离和误差,必要时应做统计处理,以保证结论有较高的可靠性。同时尽可能将有关数据列成表格或绘制统计图,以便阅读、比较和分析。用表和图表达实验结果时,均应有表题(置于表之上)或图题(置于图之下),并有相应的表注或图注,以达到图表"自明"的要求。详细如下:

做表格时,一般将观察项目列在表内左侧,由上而下逐项填写,而将实验中出现的变化,按照时间顺序由左而右逐格填写。

绘图时,应在纵轴和横轴上画出数值刻度,标明单位。一般以纵轴表示反应强度,横轴表示时间、处理因素或药物剂量,并在图的下方注明实验条件。如果不是连续性变化,也可用柱形图表示。

凡有曲线记录的实验,包括心电图和脑电图,应及时在曲线图上标注说明,包括实验题目,实验动物的种类、性别、体重、给药量和其他实验条件等。对较长的曲线记录,可选取典型变化的区段剪贴保存。这里需要注意的是必须以绝对客观的态度来进行裁剪工作,即不论预期内的结果或预期外的结果,均应一律留样。

照片资料除注明各种实验信息外,还应标明照片的缩放倍数。

第二节 数据处理中常用的统计分析方法

实验资料经整理后,根据不同性质和类型的资料选用恰当的统计方法进行数据的分析处理(图 3-2-1)。通过统计分析去伪存真、去粗取精,能够从实验数据中提取到准确反映研究对象内在本质的信息,从而得出比较可靠的结论。机能实验所涉及的实验一般都比较简单,本节仅针对单因素和简单的双因素资料,介绍统计分析方法选用的一般思路(图 3-2-2)。由于数据的多样性和复杂性,难以概全,因此,欲了解医学统计的细节,请参阅有关的专业书籍。

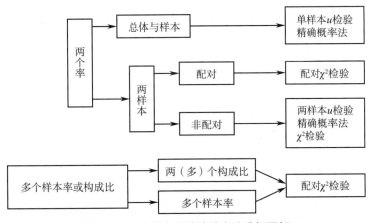

图 3-2-1 计数资料的统计方法选择图解

一、计量资料统计方法

(一)计量资料统计指标

1. 算术平均数($\bar{x}$,arithmetic mean) 算术平均数是计量资料数据的平均值,适用于正态分布和对称分布资料,是表示一组数据的平均水平或集中趋势的指标。

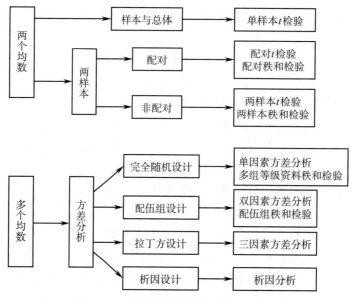

图 3-2-2　计量资料的统计方法选择图解

$$\bar{x} = \frac{x_1 + x_2 + \cdots\cdots + x_n}{n} = \frac{\sum x}{n}$$

式中：x 为样本的数值，n 为样本例数（样本含量）。

2. 标准差（s，standard deviation）　标准差是描述正态分布计量资料的离散性，表示数据间变异程度的常用指标。它是离均差平方和（L）除以自由度（$n'=n-1$）的平方根，即：

$$s = \sqrt{\frac{\sum x^2 - (\sum x)^2/n}{n-1}}$$

式中根式内值称为均方（MS），又称为方差（s^2）。

在求得均数与标准差后，一般用均数 ± 标准差（$\bar{x} \pm s$）联合表示集中趋向与离散程度。样本量足够时，可用（$\bar{x} \pm 1.96s$）作为双侧 95% 正常参考值范围。

3. 标准误（$S_{\bar{x}}$，standard error）　标准误是表示样本均数间变异程度的指标，反映了均数抽样误差的大小。常用于计算总体均数的置信区间和 t 检验。

$$S_{\bar{x}} = \frac{s}{\sqrt{n}}$$

4. 变异系数（CV，coefficient of variation）　当两组数据单位不同或两均数相差较大时，不能直接用标准差比较其变异程度的大小，这时可用变异系数作比较。

$$CV = \frac{s}{\bar{x}}$$

CV 可用小数或百分数表示，是一种相对离散度。它既能反映实验数据的离散程度（S），又能代表集中趋向的正确程度（$\bar{x}$）。CV 越小，表示数据的离散性越小，均数代表集中趋向的正确性越好。

5. 总体均数的置信区间　用来衡量实验结果的精密度，即从某实验所得部分动物实测值样本均数推算总体（全部动物）均数可能所在的范围。

95% 置信区间：$\bar{x} \pm t_{0.05(n')} S_{\bar{x}}$

99% 置信区间：$\bar{x} \pm t_{0.01(n')} S_{\bar{x}}$

总体均数 95% 置信区间的含义为：总体均数被包含在该区间的可能性为 95%，没有被包含的可能性为 5%；总体均数 99% 置信区间的含义类推。

对于计量资料数据,样本例数 n、$\bar{x}$、s 是最基本的,其他指标(CV、$S_{\bar{x}}$、置信区间)可由此进一步求得。

（二）t 检验

t 检验(t test)是用 t 值做显著性检验的统计方法。t 值是样本均数与总体均数间的差相当于标准误的倍数。

1. 配对资料的 t 检验　主要用于实验给药前后差值作比较或配对资料比较。

$$t = \frac{|\bar{x}|}{S_{\bar{x}}},\ (n' = n-1)$$

式中,$\bar{x}$ 为给药前后(或配对)值之差的均数,$S_{\bar{x}}$ 为给药前后数值之差的标准误。根据 t 值表(见附录 3 附表 3-6)中所列的 $t_{(n')0.05}$ 与 $t_{(n')0.01}$ 的值确定 P 值,t 值越大,P 值越小;当 $t \geqslant t_{(n')0.05}$ 时,$P \leqslant 0.05$,统计学上称有统计学意义(或称有显著性意义);当 $t < t_{(n')0.05}$ 时,$P > 0.05$,统计学上称无统计学意义(或称无显著性意义)。

2. 两样本均数比较的 t 检验　用于两组完全随机设计的计量资料的比较,两组样本含量可以相同,亦可以不相同。

$$t = \frac{|\bar{x}_1 - \bar{x}_2|}{S_{\bar{x}_1 - \bar{x}_2}},\ (n' = n_1 + n_2 - 2)$$

式中

$$S_{\bar{x}_1 - \bar{x}_2} = \sqrt{S_c^2 \left(\frac{n_1 + n_2}{n_1 n_2} \right)}$$

$$S_c^2 = \frac{\sum x_1^2 - (\sum x_1)^2/n_1 + \sum x_2^2 - (\sum x_2)^2/n_2}{n_1 + n_2 - 2}$$

为了较方便地用计算器计算,可先求出两组平均数、标准差,按下式求 S_c^2,便可进一步求出 t 值。

$$S_c^2 = \frac{(n_1 - 1)S_1^2 + (n_2 - 1)S_2^2}{n_1 + n_2 - 2}$$

（三）方差分析

方差分析(analysis of variance)主要用于多组计量资料均数间的比较,是一种很常用的统计检验方法。

这里用完全随机设计分组资料的方差分析为例说明。样本均数间的差异可能由两种原因造成:抽样误差(个体间差异)的影响和不同处理的作用。如果处理不发生作用(即各样本均数来自同一总体),则组间均方($MS_{组间}$,表示组间变异的程度)与组内均方($MS_{组内}$,表示组内变异的程度)之比值(F值)接近 1。如 F 值远大于 1,超过方差分析用的 F 值表中 $F_{(n_1, n_2)0.05}$ 的数值,则有统计学意义,说明各种处理作用不同(如处理是不同的药物,则不同的药物或不同的剂量作用不同)。下面是方差分析的基本步骤。

1. 求 F 值,作方差分析

（1）计算各组的 $\sum x$、$\sum x^2$、n、$\bar{x}$(x、n 为小写,与各组数据有关)及 $\sum X$、$\sum X^2$、N、$\bar{X}$(X、N 为大写,与整个数据有关)。

（2）求 F 值　计算公式见表 3-2-1。

表 3-2-1　完全随机设计分组资料的方差分析计算公式

变异来源	离均差平方和(L)	自由度	均方(MS)	F值
总变异	$\sum X^2 - C$	$N-1$		
组间变异	$\sum [(\sum x)^2/n] - C$	$n_1' = k-1$	$L_{组间}/n_1'$	$\dfrac{MS_{组间}}{MS_{组内}}$

变异来源	离均差平方和(L)	自由度	均方(MS)	F值
组内变异	$L_{总} - L_{组间}$	$n_2' = N-k$	$L_{组内}/n_2'$	

注:$C=(\sum X)^2/N, k$为组数。

（3）从计算的F值及$F_{(n_1', n_2')0.05}$、$F_{(n_1', n_2')0.01}$判断P值及有无统计学意义。

2. 各组均数间的两两比较　如方差分析$P \leqslant 0.05$,则进行下列计算:

（1）将各组平均数排序（由大至小或由小至大）。

（2）求两组比较的q值:

$$q = \frac{|\bar{x}_A - \bar{x}_B|}{\sqrt{\dfrac{MS_{组内}}{2}\left(\dfrac{1}{n_A} + \dfrac{1}{n_B}\right)}}$$

（3）从t值表（附录3附表3-6）中查出$q_{(n', a)0.05}$及$q_{(n', a)0.01}$的值（n'为组内自由度,a为比较两组间组数）,判断P值有无统计学意义。

二、计数资料的统计方法

（一）计数资料的常用统计指标

1. 率(p)　如以n、r分别代表样本例数及阳性例数,则

阳性率$p = \dfrac{r}{n}$,阴性率$q = 1-p$,p、q常用小数表示。

2. 率的标准误(S_p)

$$S_p = \sqrt{\frac{pq}{n}}$$

率的标准误反映了率的抽样误差的大小。

3. 总体率的置信区间　当np与$n(1-p)$均$\geqslant 5$时,可按下式计算总体率的置信区间。

$$95\% \text{ 置信区间}: p \pm 1.96 S_p$$
$$99\% \text{ 置信区间}: p \pm 2.58 S_p$$

计数资料是以样本例数及阳性例数为最基本的数据。

（二）四格表资料的χ^2检验

1. 四格表χ^2检验专用公式　两组计数资料可用四格表（第1组阳性数和阴性数为a、b,第2组阳性数和阴性数为c、d）表示,其显著性检验常用四格表χ^2检验专用公式计算。

$$\chi^2 = \frac{(|ad-bc|-N/2)^2 N}{(a+b)(c+d)(a+c)(b+d)}$$

（$n'=1, \chi^2_{0.05}=3.84, \chi^2_{0.01}=6.63$,见附录3附表3-7）

例:某次药理实验结果见表3-2-2,试做四格表χ^2检验。

表 3-2-2　四格表资料χ^2检验计算表

分组	有效数	无效数	合计	有效率/%
A组	20	8	28	71.4
B组	4	10	14	28.6
合计	24	18	42	57.1

$$\chi^2 = \frac{(|20 \times 10 - 8 \times 4| - 42/2)^2 \times 42}{28 \times 14 \times 24 \times 18} = 5.359$$

$\chi^2_{0.05} < \chi^2 < \chi^2_{0.01}$，即 $0.05 > P > 0.01$，有统计学意义，说明 A 组的有效率大于 B 组的有效率。

2. 四格表资料概率直接计算　当 $N < 40$ 时或四格表中有理论值 $T < 1$ 时，需直接计算概率。

理论值 T 的计算为：与 T 值同行的合计值乘以同列的合计值除以总例数，如 a 理论值 $T_a = (a+b)(a+c)/N$。

直接计算的概率是计算数次概率之和（如四格表中有 1 个实际数为 0 时只计算 1 次）乘以 2 的值。第 1 次计算概率后，4 个实际数中的最小 1 个值减 1，并调整 a、b、c、d 的值，使 4 个合计值（$a+b$、$c+d$、$a+c$、$b+d$）不变，进行第 2 次概率计算，如此计算若干次，直至 a、b、c、d 中有 1 个值为 0 时。每次 P 值计算法为

$$P = \frac{(a+b)!\ (c+d)!\ (a+c)!\ (b+d)!}{a!\ b!\ c!\ d!\ N!}$$

式中"!"为阶乘的符号。以上是双侧检验的情况，如果已知 A 药疗效不可能优于 B 药，目的在于通过试验后能确定 A 药是否劣于 B 药，就可应用单侧检验，这时就只需要计算各次概率之和（不用乘以 2）。

三、回归与相关

前面的资料均为单变量资料。如果两个变量 x、y，其间存在密切的协同变化关系，就说 x 与 y 有相关关系（简称相关）。如果两个变量中，x 为自变量，y 为因变量，则可以根据实验数据计算出从自变量 x 的值推算 y 的估计值的函数关系，找出经验公式，此即回归分析。如果相关是直线相关，求算得经验公式是直线方程，称为直线回归分析。

（一）相关系数与直线回归

1. 相关系数及其统计学检验　通常计算相关系数以了解其相关的密切程度和相关方向。做直线回归分析的两个变量应是密切相关的。相关系数 r 的计算公式如下：

$$r = \frac{\sum xy - \dfrac{\sum x \cdot \sum y}{n}}{\sqrt{\left[\sum x^2 - (\sum x^2)/n\right]\left[\sum y^2 - (\sum y)^2/n\right]}}, (n' = n-2)$$

相关系数还应查相关系数表（见附录 3 附表 3-8），以判断其有无统计学意义。

2. 直线回归　直线回归分析是要估计回归直线两个参数：回归系数 b 和截距 a。

$$b = \frac{\sum xy - \dfrac{\sum x \cdot \sum y}{n}}{\sum x^2 - (\sum x^2)/n}$$

$$a = \bar{y} - b\bar{x}$$

用有回归功能的计算器方便地求出 r、a、b。如只有一般统计功能的计算器，可先求出 $\bar{x}$、$\bar{y}$、s_x（x 的标准差）、s_y（y 的标准差）及 $\sum xy$，也可较方便地求出 b 和 r：

$$b = \frac{\sum xy - n\bar{x}\bar{y}}{(n-1)s_x^2}$$

$$r = \frac{s_x}{s_y} \cdot b$$

（二）化为直线的回归分析法

药理学中许多资料两个变量间不是直线关系而是曲线关系，这属于曲线回归问题。对于能转化

为直线的曲线关系,一般经直线化处理后作直线回归分析。如药动学分析、受体动力学分析等。

受体动力学中半效浓度(D_{50},即解离常数K_D、K)可用下法求出:

$$E = \frac{E_{max}}{1+K/[A]}$$

等式两边取倒数并乘以$[A]$,得 $\frac{[A]}{E} = \frac{1}{E_{max}}[A] + \frac{K}{E_{max}}$

令 $y = \frac{[A]}{E}$,$x = [A]$,则 $y = \frac{1}{E_{max}}x + \frac{K}{E_{max}}$

求出回归参数后,$E_{max} = 1/b$,$K = a/b$。

求出解离常数K后,可求出pD_2($pD_2 = -\lg K$)。

(三)因变量为计数资料的回归

以上的回归资料,其自变量与因变量均为计量资料。药理学中对LD_{50}和ED_{50}进行分析时,其因变量(效应)是计数资料。

目前用于统计分析的计算机软件很多,如SPSS、SAS等软件包,也有许多自编的软件可以应用。

随着计算机的日益普及,现代机能学实验已普遍实现了计算机化,大量烦琐的统计学运算过程逐渐由各种统计软件完成。机能学实验结果数据的测量、统计分析及统计图的绘制均可在计算机上一气呵成,大大提高了工作效率。目前,市面上出售的统计软件品种众多,国际上公认的统计软件有SAS、SPSS,具体操作读者可查阅有关资料;其他的统计软件如国外的EXCEL等软件虽未获得公认,但统计结果基本能满足日常工作的需要且简单易用,因此,该类软件应用非常广泛。

(姚　静)

第四章

医学科学研究论文的撰写

论文是指"专门讨论或研究某种问题的文章"。科研论文是公布研究成果、交流学术信息、启迪学术思想、发挥社会效益的主要形式。撰写科研论文是科学研究工作的重要内容之一。科研论文要充分反映作者的新思想、新发现、新观点、新理论或新方法。科技论文的撰写,首先是论文的科学性、创新性、先进性和严肃性。一方面科研的选题立项、技术方法、实验观察、资料收集等是写作论文的基础;另一方面科研论文的写作又具有很大的技巧性和灵活性,同样的研究资料和研究结果,由于写作水平和技巧的不同,撰写论文的质量差别可能很大。因此,善于学习,匠心设计,遵守规范,撰写合格的研究论文是科研基本功训练的重要环节。

第一节 医学科学研究论文的基本要求和基本结构

一、基本要求

由于实验目的不同,机能学实验研究论文的种类、内容、表达方式和形式也各不相同。但是论文的基本要求是一致的,论文必须求实、达理,客观真实地反映事物的本质和内部规律。

1. 科学性 科学性是机能学实验研究论文的首要条件和立足点。没有科学性论文就失去了价值。论文的科学性体现在以下几方面:①真实性:就是实事求是,不能有半点虚假,取材要可靠,设计要严谨,方法要先进,论证要客观,分析要恰当。②准确性:也就是要求论文的内容、数据、引文等要准确客观。③重复性:是指实验结果可以重复,也就是无论任何人用相同的实验条件均能够重复出来,能够经得起实践的检验。④公正性:要求对于实验结果,不任意取舍。论文以事实为依据,讨论的内容不夸张,不失实。⑤逻辑性:要求论文的概念要明确,判断要恰当,推理必须合乎逻辑。思路清晰,说理透彻,前后关照。

2. 创新性 机能学实验研究论文贵在创新。创新是一篇论文的灵魂,是决定论文质量高低的主要标准。所谓"创",是指创造和创建,是前人没有发表过或做过的事情。可以理解为"有所发现,有所发明,有所创造,有所前进"。所谓"新"是指新颖、新意,而不是抄袭他人。

但是,我们应当允许对前人的研究进行重复和验证,也就是对他人已有的成果或课题进行必要的重复或模仿,以补充实现该成果的新条件、新方法、新特点或新的改进。这也是推陈出新,从新的角度去阐明新的问题。例如:老药新用,古为今用,都是有价值的。

3. 实用性 机能学实验研究论文的实用性也即实践性,是指论文的实用价值。衡量一篇机能学实验研究论文的实用价值,主要看它的社会效益和经济效益,表现为其理论是否可以指导实践,其结论是否可以应用,其技术是否可以推广等。能够推动科技发展,能够提高研究技术水平的论文,都是具有实用价值的科研论文。

4. 可读性　发表论文是为了传播和交流信息,能够为读者所用。所以论文要有良好的可读性。要求论文在文字方面要简洁通顺,表达清晰,层次分明,流畅易懂,不冗长,不费解,不使用华丽的词藻和夸张的形容词。文章要结构严谨,论点鲜明,论据充分,重点突出,讨论合理,结论明确。让读者用较少的时间和精力就能够理解全文的内容和重点。

5. 思想性　论文必须符合国家的方针、政策、法律和法规。遵守社会公德和科学精神。严守国家机密,遵守国家专利技术的有关规定。

医学机能学实验研究论文的撰写在选题和内容上都必须体现为国家的社会和经济发展服务,坚持理论和实践相结合,体现党和国家的意志。

6. 其他　机能学实验研究论文除了上述要求以外,还必须遵守科研论文写作的基本规范和欲投稿或发表杂志的特定要求。并注意文章的艺术性和趣味性。

二、基本结构

机能学实验研究论文的基本结构(或基本要素)主要包括论题、论点、论据、论证四个要素。

1. 论题　撰写论文当然首先要选好题目(论题)。一个令人满意的论题应当是:主题突出,简明扼要,概括全文,反映论点。选择论题的过程实际上就是在掌握第一手资料的基础上,进行逻辑思维,理论分析,归纳推理,综合判断的过程。

作者在原始创作的基础上,首先拟出几个预选题目,然后对比分析,反复思考,查阅文献资料,综合判断最后选择一个最佳论题。对于选定的论题(题目)要能够体现理论上有新见解,学术上有新突破,技术上有新改进。

2. 论点　论点即作者的观点和主张,它是贯穿全文的中心思想,也是文章中提出并要解决的关键问题。

论点“正确”和“鲜明”是对文章论点的基本要求。要求论点正确、集中并且完整,不能似是而非。一个论题的论点可以是一个,也可以是多个(分论点),但是每一个论点都必须为论题服务。全文要围绕论点展开讨论,通过恰当的讨论分析,对所提出的问题做出合理的解答或诠释。一般要求文章的选题、假设、材料、观点、分析和结论都要服务于主题,表达主题的思想。

文章中关于“论点”出现的问题主要集中在以下几方面:一是论点不集中。即表现为在一篇论文中提出的问题过多,盲目追求“全面”和“系统”,结果是面面俱到,主次不分,重点不突出。一篇论文一般只能解决一两个问题,其他问题只能是从属和次要的位置,不能喧宾夺主。二是论点不鲜明。即对于所论述的问题观点不明确,模棱两可,似是而非。原因是作者本身对问题没有搞清楚,或者是整理和分析不够。三是论点存在片面性。作者不能辩证地看问题,是思想僵化或绝对化造成的。

3. 论据　对于论据的要求是客观、真实、可靠,材料充分,有说服力。

一篇论文的论点能否成立,主要取决于文章的论据是否充分。可靠、充分、真实的论据是根本,是基础,它从实验事实(数据、资料)或理论上阐明论题的论点,是论文的重要组成部分。论据充分可靠,论点就正确可信,否则就缺乏说服力。机能学研究论文的论据分为两大类:一是数据性和事实性论据,它最简明、最常用,也最可靠,实验中得到的各种数据,经过统计学处理后作为论据应用最具说服力;二是理论性论据,被科学界公认的定理、公式、定律或者前人经过多次反复实践证实的正确理论(学说)可以充当论据。但是理论性的论据,在引用前必须认真核对清楚,理解正确,避免以讹传讹。

4. 论证　一篇好的文章要想阐明论点,不仅要有正确的论点和可靠的论据,还必须有科学合理的“论证”。“论点”是观点,用它来说明什么。“论据”是材料,用它来证明什么。“论证”是组织、安排和运用论据去证明和鲜明论点的科学方法和过程。通过合理的论证，才能使论文的观点和材料有机统一起来。常见的论证方法有比较和分析法、综合归纳法等。

第二节 医学科学研究论文的撰写格式

《温哥华宣言》提出的"生物医学期刊约稿统一要求"，已经被世界上绝大多数生物医学期刊采用，因此向中外文期刊投稿要遵守其基本的规格要求，并充分阅读各期刊具体的征稿须知或参考欲投稿期刊已经发表的论文格式。

1. 文题 文题(题目、篇名)是读者认识全文的窗口，是对论文内容的高度概括。必须用最简明、最恰当的词语反映论文所关注的特定内容。对题目的要求：一是具体确切。文题要能够具体、确切地表达论文的特定内容和特点，恰如其分地反映出研究的领域和深度，使读者一看就明白文章的目的意义，有见题目即知内容的效果。二是简短精练。题目宜简短精练，高度概括，着重表达最重要的特定内容，使读者一目了然。一般题目不超过25个汉字。三是准确得体。文题应当紧扣主题，且切题得体。要切实防止题大文小，空洞无物或者文不对题，产生歧义。四是新颖醒目。题目应当突出论文的创新性，新颖性。论文题目好比论文的眼睛，为达到画龙点睛之目的，用词要有特色，防止俗套和千篇一律。

2. 作者单位和作者署名 医学机能学实验研究论文的撰写和发表，均应署上作者的姓名和单位。这是非常严肃和认真的事情，以示对论文内容负责(文责自负)，是作者对科学事业付出辛劳的荣誉和著作权的依据。

署名作者的条件是论文课题的创意者、设计者和具体实施者，也是论文的执笔者。作者应当能够对论文关键性的学术问题做出解释和答复。科研论文一般要署真名、全名，不署笔名。作者的姓名、工作单位和地址应当书写清楚，便于读者联系。外文署名按照1978年国务院的有关规定，一律用汉语拼音，姓在前名在后。姓名的首字母大写，其间留出空格，双名或双姓的拼音字符连写，不再加连字符号。例如东野阳平书写为Dongye Yangping。学术论文的署名应当实事求是，按照在研究工作中所负的责任和贡献的大小依次排名。综合研究课题论文的署名，课题组组长的姓名列在前，课题组成员按照贡献大小依次排列。译文文稿的署名，一般情况下写在文末右下角，用圆括号括起来。

研究生、进修生等学员应当按其完成论文的所在单位署名。署名一般不超过6人，其余人员可以列在致谢当中。另外凡是署名的作者和被致谢者均应当征得本人的同意。

3. 内容摘要和英文摘要 内容摘要是对论文内容不加任何注释和评论的高度概括或精练的简短陈述。它是论文的缩影和精华所在。摘要一般置于作者署名之后、正文之前。摘要有利于读者阅读文献，便于编制文摘检索刊物，也有利于计算机文献类数据库的建立和检索。

撰写论文摘要，其规范要求应当包括：目的、方法、结果、结论4个要素。撰写时应注意论文摘要的完整性、独立性和简明性。

目前国内大多数科技期刊对投寄的论文要求附有英文摘要。一篇完整的英文摘要应当包括以下几部分：①题名；②作者、署名单位和地址；③摘要正文；④关键词(或主题词)。

4. 关键词 是从论文中提炼出来的最能够反映论文主题或核心内容的名词、词组或短语，是论文的信息点和检索点。关键词的特点是具有鲜明的代表性、专指性、可检索性和规范性。

书写关键词时要写原型词，而不能用缩略词；一般情况下不用冠词、介词、连词、情态动词以及无实际意义的副词、形容词等。中英文的关键词要相互对应，数量一致。各个关键词之间不用标点，相互空一格书写，最后一个词后面不加标点。

5. 前言 前言又称为引言或导言，是论文的引子或开场白。前言不能独立成篇，其主要作用是回答"为什么要研究"这个问题,对正文起着提纲挈领、定向引导的作用。

前言要简明扼要地介绍研究工作的来龙去脉,课题的概况、价值和意义。开门见山地交代本文的研究目的、范围和收获;历史背景和研究现状;本研究的设想、根据、预期结果和意义等。

6. 材料和方法 材料和方法是判定论文科学性、创新性、先进性的主要依据,撰写时应当按照研究的顺序依次说明,并尽可能具体明确。通过材料和方法的撰写,应当体现课题的可重复性和具体性。

7. 实验结果 实验结果是本课题经过研究所取得成果的结晶。结果是论文的核心内容,包括研究过程中观察到的现象,获得的物质,测量得到的数据、图像等。论文的结果部分反映了论文水平的高低及其价值,是课题结论的依据。由结果可导出推理,引发推论,它是形成观点和主题的基础与支柱。

结果部分必须如实、具体、准确地叙述,数据要准确无误。要对原始数据进行科学合理的统计学处理。根据不同情况,结果的表达可以有 3 种形式:

(1)表:表格是简明、条理、规范化的科学语言。它易于比较,便于记忆,能够使大量的数据或问题系列和明了,在论文中起着巨大的作用。表格具有简明扼要、重点突出、内容精练、科学性强、栏目清楚、数字清晰准确,使人一目了然的特点。一般采用三线式表格。但是表格要尽量少而精,凡是能够用文字表达清楚的内容则不用表格。表格的内容要以数字为主,文字从简。

(2)图:图是一种更加形象化、直观的研究结果的表达方式。表达结果的图可以是线图、柱形图、坐标图、描记图、点图、照片等。对图的要求是主题明确、正确真实、突出重点、线条美观、影像清晰、层次分明、立体感强。图的设计应当科学合理,清楚易懂,并尽量减少图表数据的重复。

(3)文字叙述:文字是表达实验结果重要且不可少的手段。要求简明扼要,力求用最少的文字、最简洁的语言把结果表达清楚。

需要指出的是,无论研究结果如何,只要是真实、客观的数据都是有价值的原始资料,不能随意抛弃。实验过程中的原始数据必须经过统计学处理,才能应用于论文当中。结果要和材料与方法中的内容相呼应,且不可使用"大概""大约""可能"等模糊或 / 和不规范的表述方法。

8. 讨论 讨论是研究论文的精华部分,是对于研究结果的科学解释和评价。讨论也是作者对于实验结果的思考、分析和推论。通过恰当的讨论阐明事物间的内部联系、发展规律,揭示研究结果在理论和实际工作中的意义及价值。它是作者学术思想的良好展示。讨论水平的高低反映了作者的理论思维、学术思想与素养,也反映了作者的写作水平和技巧。

论文的讨论要围绕课题的研究目的,突出主题,抓住重点,通过研究结果揭示其意义和作用。重点是分析研究中的新发现,和国内外同类研究比较,突出本研究的创新性和先进性,并提出作者自己的观点和见解。另外,讨论中也要实事求是地对本研究的局限和不足加以分析与解释,说明研究的客观性、必然性和偶然性。讨论中切忌面面俱到,切忌"离题"和文不对题,应做到实事求是、不隐瞒观点、不妄下结论。尤其要避免简单重复结果中的具体数据和资料。

讨论应当紧紧围绕自己的成果进行,恰当地引用他人的工作和论点,但是不能反客为主,过多引用文献而冲淡自己的观点和见解。讨论部分一般不用图或表,篇幅也不宜过长,不能借题发挥,讨论和本研究关系不大的问题。

9. 结论 实验结论(结语或小结)是对结果进行讨论分析后的理性认识,以简明扼要的形式表达出来。结论具有概括主题,画龙点睛的作用,集中体现了论文的学术水平,在论文中具有举足轻重的地位,但是它不是论文的必须组成部分。

结论一方面要高度概括说明本文解决了什么问题,发现了什么规律,获得了什么创新,建立了什么方法,对于本文的创造性做出扼要的总结。另一方面要明确本研究和同类工作的异同之处,简述本工作的不足以及需要进一步研究的问题或建议等。结论具有严密、概括和准确的特性。

10. 参考文献　作者为了表明论文中的某些论点、数据、资料和方法的出处,便于读者参阅和查找而引用文献。参考文献是论文的重要组成部分,有助于证实论文的科学性和先进性,也是作者科学道德的主动体现。参考文献仅限于和本文有关的重要和关键的文献,它具有继承、真实和准确的特点,一般为 10 条左右(论著),综述性文章可适当增加引用文献的数量。著录文献的原则是准确、清晰、完备、规范和便于检索。所引用的文献是作者亲自阅读过的公开发表在正式刊物上的资料。要求采用标准化、规范化的著录格式。

关于参考文献的著录格式,国际标准(ISO/DIS 690)《文献工作 - 文后参考文献 - 内容、格式与结构》规定采用顺序编码制、著作 - 出版年制和引文引注法 3 种。我国根据上述标准,制定了国家标准《信息与文献　参考文献著录规则》(GB/T 7714—2015),规定采用顺序编码制和著作 - 出版年制。国际生物医学期刊编辑委员会制定的《生物医学期刊对原稿的统一要求》(温哥华式)也规定了参考文献采用顺序编码制。

11. 致谢　作者对于参与了该研究的部分工作,给予一定帮助、指导、提供方便,对实验提供捐赠或资助的有关单位或人员可以书写"致谢"。致谢置于正文末,参考文献之前。致谢必须实事求是,并征得被致谢者的同意。

（姚　静）

第五章

实验动物的基本知识与操作技术

第一节　常用实验动物的种类及其特点

实验动物是经科学育种、繁殖和饲养的供生物医学实验的动物,具有生物学特性明确、遗传背景清楚、表型均一、对刺激敏感性和反应性一致的特点。实验动物的这些特点有利于获得精确、可靠的结果,并具有良好的可重复性,因而广泛用于生物医学研究。

一、青蛙和蟾蜍

二者均属两栖纲,无尾目,蟾蜍属蟾蜍科,青蛙属蛙科。它们是脊椎动物由水生向陆生过渡的中间类型,其品种很多,在生理学、药理学和病理生理学等教学实验中经常被应用。青蛙和蟾蜍的心脏在离体情况下仍有很久的节律性搏动,可用于心脏功能方面的实验研究。蛙舌和肠系膜是观察炎症及微循环变化的良好标本。利用蛙下肢血管灌注方法可进行水肿和各种因素对血管作用的实验。在生理学实验中,用蟾蜍后肢制作坐骨神经 - 腓肠肌标本常用于观察神经、肌肉兴奋性。此外,还可以用于肾功能不全等方面的实验。

二、小鼠

属哺乳纲,啮齿目,鼠科。小鼠温顺易捉,操作方便,对多种病原体易感染,实验的准确性和一致性较高,是医学实验中用途最广泛和最常用的动物,广泛应用于各种药物的毒理实验、药物筛选实验、生物药效学实验、半数致死量或半数有效量的测定等,也常用于肿瘤、缺氧、肺水肿等实验研究。

三、大鼠

属哺乳纲,啮齿目,鼠科。具有小鼠其他方面的优点,但性情不似小鼠温顺,受惊时表现凶恶,易咬人,雄鼠间常发生殴斗和咬伤。大鼠也是医学实验中常用的动物之一,在机能学实验教学中常用于水肿、炎症、休克、败血症、心功能不全、肾功能不全等实验。

四、豚鼠

又称天竺鼠,荷兰猪。属哺乳纲,啮齿目,豚鼠科。其性情温顺、胆小,不咬人,喜欢生活在清洁、安静的环境中。豚鼠可分为短毛、长毛和刚毛 3 种。短毛豚鼠的毛色光亮而紧贴身,生长迅速,抵抗力强,饲养管理要求低,可用于实验。在机能学实验中,常用于听力学研究、离体心房和心脏实验、钾代谢紊乱、酸碱代谢紊乱、肺水肿等实验。豚鼠对结核菌敏感,是用于抗结核病药物实验的常用动物。

此外,豚鼠对某些病毒反应敏锐,易引起变态反应,对抗过敏药物的筛选是首选动物,也适用于各类传染病、药理学、营养学、细菌、病毒变态反应疾病等实验研究。

五、家兔

家兔属哺乳纲,啮齿目,兔科,为食草哺乳动物。家兔的品种很多,在实验中常用的有以下4种:①青紫蓝兔:体质强壮,适应性强,易于饲养,生长较快;②中国本兔(白家兔):与青紫蓝兔相似,但抵抗力不如青紫蓝兔强;③新西兰白兔:是引进的优良品种,成熟兔体重为4~5.5kg;④大耳白兔:耳朵长、大,血管清晰,皮肤白色,但抵抗力较差。家兔性情温顺、胆小怯懦、惊疑,易驯养、繁殖率高,喜欢生活在干燥、凉爽的环境,耐寒冷但不耐潮湿炎热。家兔是常用的实验动物,在机能学实验中常用于血压及呼吸的调节、钾代谢障碍、酸碱代谢紊乱、水肿、缺氧、炎症、发热、弥散性血管内凝血(DIC)、休克、心功能不全、肝性脑病等。

六、犬

属哺乳纲,食肉目,犬科。犬的嗅觉灵敏,对外环境的适应能力强,对手术的耐受性较强。犬的血液、循环、消化和神经系统等均较发达,与人类相近。犬喜欢接近人,易于驯养,经过训练能很好地配合实验,因而犬广泛适用于许多系统的急、慢性实验研究,是良好的实验动物。但因其价格较高,在实验教学中较少应用。机能学实验中常用于血压呼吸调节、尿生成实验、消化系统实验、酸碱平衡紊乱、DIC、休克等大实验。

第二节　常用实验动物的品系

在实验动物中把同一种动物中具有遗传特征的动物分为不同的品系和品种。品系品种是实验动物分类的基本单位。作为同一个品系、品种,必须具有相似的外貌特征、独特的生物学特性、稳定的遗传性能和共同的遗传来源与结构等特点。目前关于实验动物品系的分类命名尚未统一。现介绍主要的两种分类。

一、按遗传学特征分类

1. 近交系　是指采用20代以上的完全同胞兄弟姐妹或亲子(子女与年轻的父母)进行交配,而培育出来的遗传基因纯化的品系。因完全同胞兄弟姐妹交配比较方便而多被采用。如以杂种亲本作为基代开始采用上述近交方式,至少要连续繁殖20代才初步育成近交系。因到此时基本接近纯化,品系内个体差异很小,一般用近交系数(F)代表纯化程度,完全同胞兄弟姐妹近交一代可使异质基因(杂合度)减少19%,即可使纯化程度增加19%。完全同胞兄弟姐妹或亲子交配前20代纯合度的理论值可达F=96.8%。然而纯与不纯仅从近交系数来说不足为凭,还要用许多检测遗传学纯度的方法加以鉴定。人们曾经习惯用"纯种"称呼近交系。应用近交系动物有很多优点:①可增加实验结果的精确度,减少重复实验的次数,节省人力物力;②实验结果易为其他实验者重复,实验的可重复性好;③每种近交动物都有其特性,可根据实验目的的不同,而选用不同特性的近交系动物,可增加实验的准确性。

2. 突变品系　突变品系动物是指正常染色体的基因发生了变异的具有各种遗传缺陷的动物。在育种过程中,由于单个基因的突变,或将某个基因导入,或经过多次回交"留种",而建立一个同类突变品系。此类个体中具有相同的遗传基因缺陷或病态,如侏儒、无毛、肥胖症、肌萎缩、白内障、视网膜退化等。现已育成的自然具有的某些疾病的突变品系的动物有:贫血鼠、肿瘤鼠、白血病鼠、糖尿病鼠、高血压鼠和裸鼠(无毛、无胸腺)等。这些品系的动物大量应用于相应疾病的防治研究。

3. 杂交一代 又称为系统杂交性动物。由两个近交系杂交产生的子一代称为杂交一代。杂交一代既具有近交系动物的特点,又获得了杂交优势,生命力旺盛,体质健壮,抗病力强,与近交系动物有同样的实验效果。

4. 封闭群 在同一血缘品系内,不以近交方式,而进行随机交配繁殖,经5年以上育成的相对维持同一血缘关系的种群。此类动物具有一定的遗传差异,易大量繁殖,被广泛应用于鉴定性实验。

5. 非纯系 即一般任意交配繁殖的杂种动物。杂种动物生命力旺盛,适应性强,繁殖率高,生长快,易于饲养管理。但杂种动物无固定的遗传学特征,个体差异大,反应性不规则,实验结果的可重复性差。此类动物适用于各种筛选性实验。由于杂种动物比较经济,在教学实验中最常用。

二、按微生物学特征分类

1. 无菌动物 系指在无菌条件下剖宫产取出,在无菌、恒温、恒湿的条件下用无菌饲料饲养的,体表、体内任何部位都检测不出微生物、寄生虫的实验动物。此类动物在细菌学、免疫学、营养学及药理学实验研究中被广泛应用。

2. 指定菌(已知菌)动物 是指将一种或几种已知菌人工接种于无菌动物,使之带有已知菌的动物。

3. 无特殊病原体动物 这种动物带有已知的非病原微生物。

以上3种动物统称为悉生动物。

4. 带菌动物 指在一般自然环境中饲养的普通动物,其体表和体内带有多种微生物,甚至带有病原微生物。因其价格低,故常用于实验教学。

第三节 实验动物的选择

用于医学科学实验的动物很多,但每一项科学研究都要求用适宜的实验动物,不能随便选用。实验动物的选择首先根据实验目的和要求选择相应的种属、品系的实验动物,其次可考虑选用容易获得、经济、容易饲养管理的动物。实验动物选择的正确与否,是医学实验研究成败的关键之一。

一、实验动物的选择原则

实验动物的选择应遵循以下原则:

1. 在医学研究中,人们利用实验动物的某些与人类近似的特性,通过动物实验对人类的生理、疾病、药物作用及机制进行探索和推断。因此,在选择动物时应注意不同种属动物与人的异同点。

2. 选用解剖生理特点符合实验目的的动物。比如在外科手术操作性模型中,体型大的动物比体型小的动物在操作实感上更接近人类,在此情况下应选用猪、犬等大体型的动物。

3. 选用患有类似人类疾病的近交系或突变系动物。许多自发性或诱发性疾病模型能局部或全部地反映人类疾病的过程,这些疾病有的可经遗传方法固定于动物品系之中,有的则可在动物身上诱发复制。因此,选用适当的动物模型研究疾病及药理作用是非常必要的。

4. 选用功能简单又能反映研究指标的动物。进化程度高或结构复杂的动物模型有时会给实验的控制和实验结果的获得带来难以预料的困难。在能反映研究指标的情况下,应尽量选用结构功能简单的动物。

5. 选用与实验设计、技术条件、实验方法等条件相适应的标准化动物。要避免用高精仪器试剂与低品位动物匹配,或用低性能测试方法与高品位动物相匹配。

6. 在不影响实验质量的前提下,选用最易获得、最经济、最易饲养管理的动物。

二、实验动物的选择

（一）种属的选择

在选用实验动物时,尽可能选择其结构、功能和代谢特点接近于人类的实验动物。利用动物与人类近似的特性,通过实验可以对人类生理、疾病、药物作用进行推断。不同种属的动物对于同一致病刺激物和病因的反应不同。例如,豚鼠易于致敏,适用于过敏反应或变态反应的研究。家兔体温变化灵敏,故常用于发热研究。犬、大鼠、家兔常用于高血压的研究。小鼠常用于药物筛选和肿瘤研究。

（二）动物品系的选择

同一种动物的不同品系,对同一刺激物的反应不同,对药物的敏感性、对感染的反应、酶的活性、致癌和自发性肿瘤等都存在明显的差异。例如:C57BL 小鼠对肾上腺皮质激素的敏感性比 DBA 小鼠高 12 倍;津白Ⅱ号小鼠容易致癌,津白Ⅰ号小鼠则不易致癌。

（三）实验动物的个体选择

同一品系的实验动物由于存在着个体差异,对同一刺激物的反应不尽相同。个体差异的形成原因与年龄、性别、生理状态和健康情况等有关。

1. 年龄　年幼动物一般较成年动物敏感。应根据实验目的选用适龄动物。在选择实验动物年龄时,应注意各种实验动物之间,实验动物与人之间的年龄对应,以便进行分析和比较。一般而言,急性实验多选用成年动物,慢性实验最好选用年轻一些的动物。动物的年龄一般可按体重来推算,大体上成年小鼠为 20~30g;大鼠为 180~250g;豚鼠为 450~700g;家兔为 2.2~2.5kg;犬为 9~15kg。减少同一批实验动物的年龄差别,可以增加实验结果的准确性。

2. 性别　许多实验证明,不同性别对同一致病因素的反应不同。例如,心脏缺血再灌注损伤实验和氨基半乳糖实验性肝细胞性黄疸实验,用雄性大鼠比用雌性大鼠容易成功。如实验对动物性别无特殊需要,宜在各组中选用雌雄各半。如已证明性别对实验无影响时,可雌雄不拘。

3. 生理状态　动物的特殊生理状态,如怀孕、哺乳期对外环境因素作用的反应性较正常生理状态有很大差异。在选择实验动物时应予以考虑。

4. 健康情况　实验证明,动物处于衰弱、饥饿、寒冷、炎热、疾病等情况下,实验结果很不稳定。因此,实验应选择健康状况良好的动物。健康状况良好的哺乳类动物表现为:发育良好,皮毛清洁柔软而有光泽,眼睛明亮,行动敏捷,反应灵活,食欲良好,呼吸均匀,眼鼻部均无分泌物流出,腹部无膨隆,肛门区清洁无稀便及分泌物,外生殖器无损伤、无脓痂及分泌物,爪趾无溃疡和结痂。

第四节　实验动物的编号标记方法

实验过程中,为了更好地观察每只动物的变化,需要先进行随机分组和编号标记。

一、犬

1. 将号码按实验分组编号烙在栓犬颈部的皮带圈上,将此颈圈固定在犬颈部。

2. 将号码烙压在铝质或不锈钢的号码牌上,用铁丝穿过金属牌上的小孔,固定在犬链条上。此种方法简便实用。

3. 在犬右侧背部的被毛上剪出号码。此法编号清楚可靠,常采用。

二、兔和豚鼠

1. 烙印法 即用号码烙印钳将号码印在兔和豚鼠的耳朵上。事先用蘸有乙醇的棉球擦净动物的耳朵,再用烙印钳烙上号码,然后在该部位用棉球蘸上溶在乙醇里的黑墨或煤烟涂抹。有时也采用人工针刺号码法,刺后涂上乙醇黑墨液。

2. 染色标记法 即用毛笔蘸取化学药品涂染动物背部或四肢一定部位的被毛,代表一定的编号。经常应用的涂染化学药品有:①红色:0.5% 中性红或品红溶液;②黄色:3%~5% 苦味酸溶液;③咖啡色:2% 硝酸银溶液;④黑色:煤焦油的乙醇溶液。

一般在白色家兔被毛上标号,最常用的是 2% 硝酸银溶液,其次为苦味酸溶液。如涂写硝酸银,则需在日光下暴露 10min 左右,才可在涂写处见到清晰的咖啡色号码字样。其咖啡色的深浅,取决于在日光下作用时间的长短和日光的强弱。涂写时,试验者最好戴上手套,以避免硝酸银溶液溅在手上。

编号的原则是"先左后右,先上后下"。一般习惯涂染在左前腿上为1,左腰部为2,左后腿为3,头部为4,背部为5,尾基部为6,右前腿为7,右腰部为8,右后腿为9。如果动物编号超过10,需要编10~100 号码时,可采用在上述动物的不同部位,再涂染另一种涂染剂斑点,即表示相应的十位数,即左前腿上为10,左腰部为20。如果把红的记为十位数,黄的记为个位数,则在左前腿上标记红色和黄色斑点,表示为11;如果红色标记在左腰部,而黄色标记在左后腿上,表示为23,以此类推。

三、大鼠、小鼠

1. 染色标记法 编号方法及使用的化学涂染剂同上述兔染色标记法。最常用的化学涂染剂是3%~5% 苦味酸溶液(图 5-4-1)。

2. 剪耳法 即在鼠耳不同部位剪一小孔表示一定的号码,按下法可剪成 1~99 号(图 5-4-2)。此种方法常在饲养大量动物时采用。

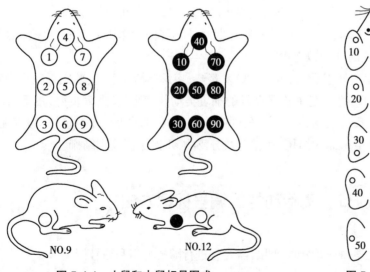

图 5-4-1 小鼠和大鼠标号图式

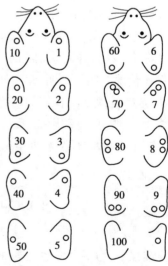

图 5-4-2 小鼠剪耳法标记号码

3. 足趾切断法 小鼠亦可采用足趾切断法来标记号码,即将左、右、前、后的足趾按不同排列代表不同数字。

第五节　实验动物的捉持与固定方法

一、家兔

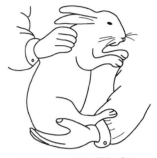

图 5-5-1　家兔的捉拿法

家兔习性比较温顺,容易捕捉,但其爪锐利,应避免被抓伤。捉拿时,右手抓住家兔的项背近后颈部的皮肤,轻轻提起。再以左手托住家兔臀部,使其体重主要落在左手掌心(图 5-5-1)。捉拿时切忌强提兔耳或某一肢体,或抓提腰背部。在实验操作中常用兔耳作采血、静脉注射等,所以家兔两耳应尽量保持不受损伤。抓提腰背部可损伤家兔两肾,也会造成皮下出血。

使兔呈仰卧位时,一手仍抓住颈部皮肤将其翻转,另一手顺腹部抚摸至膝关节,换手臂压住膝关节后,再行捆绑固定。

家兔的固定方法根据实验需要而定,常用兔台或兔盒固定。

1. 兔台固定　如要做观察血压、呼吸等实验和进行颈、胸、腹部手术时,应将家兔以仰卧位固定于兔手术台上。方法是先以 4 条 1cm 宽的布带做成活的圈套,前肢系在腕关节以上,后肢系在踝关节以上,然后将家兔仰卧位放在兔台上,头部用兔头固定器固定,将兔的两前肢放平直,把前肢固定带从背部交叉穿过,压住对侧前肢,双侧同时拉紧,固定于兔台的木桩上。后肢分别拉直固定于固定台木桩上(图 5-5-2)。

2. 兔盒固定　若仅做兔耳缘静脉注射或取血等操作时,可将兔放入木制或铁皮制的兔盒固定器内,仅使头部及双耳伸出兔盒前壁凹形口,关上兔盒顶盖即可(图 5-5-3)。

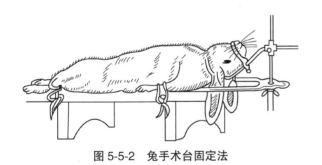

图 5-5-2　兔手术台固定法

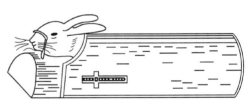

图 5-5-3　兔盒固定法

二、小鼠

小鼠比大鼠性格温和,一般无须戴手套捕捉,但也要提防被它咬伤。捉拿时先用右手抓住鼠尾轻轻提起,置于鼠笼或实验台上(请勿悬空,防止其回头咬伤),在其向前爬行中,用左手的拇指、示指抓住小鼠两耳后颈背部的皮肤,然后将鼠体翻转向上固定在左手心中,拉直后肢,以无名指及小指夹住鼠尾部即可(图 5-5-4)。如操作时间较长,也可麻醉后固定于小鼠固定板上。

三、大鼠

大鼠牙齿锋利,捕捉时要提防被其咬伤。从鼠笼捉拿时,最好右手戴厚手套,抓住其尾巴后提起,置于实验台上,轻轻向后拉,左手握住鼠的整个身体后进行操作。也可伸开左手之虎口,敏捷地从背

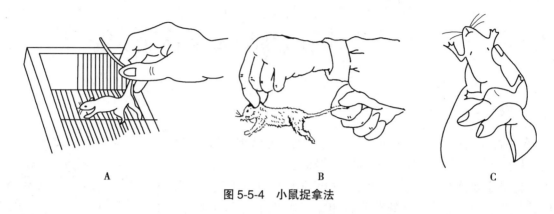

图 5-5-4 小鼠捉拿法

部插向腋下,示指放在左前肢前,中指放在左前肢后,拇指置于右前肢后,将头部和上肢固定在手中,再用手掌和其余手指将鼠身握住(图 5-5-5),右手进行操作。如做手术,可在麻醉后固定在大鼠固定板上。

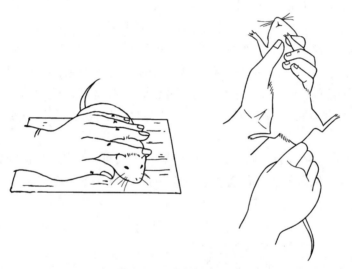

图 5-5-5 大鼠捉拿法

四、豚鼠

豚鼠胆小,一般不咬人,但捉拿时不要粗暴。捉拿时,先用右手掌迅速扣住豚鼠背部,抓住其肩胛上方,将手张开,用手指握住其颈部,或握住身体的四周,再拿起来。怀孕或体重较大的豚鼠,应以左手托住其臀部(图 5-5-6)。如仅为心脏采血或腹腔注射,使其腹部向上即可操作。如操作时间较长,则需要用绳绑住其四肢固定于豚鼠手术台上。注意若颈部皮肤固定太紧,易导致动物窒息死亡。

五、蛙类

捉拿蛙类时宜用左手将动物背部贴近手掌固定,以中指、无名指和小指压住其左腹侧和后肢,拇指和示指分别压住右、左前肢,右手进行操作(图 5-5-7)。抓取蟾蜍时,切勿挤压两侧耳部突起的毒腺,以免毒液射入实验者眼中,可先在蟾蜍体部包一层湿布再进行操作。

如需长时间观察,可破坏其脑脊髓(图 5-5-8),或麻醉后用大头针固定在蛙板上(图 5-5-9)。

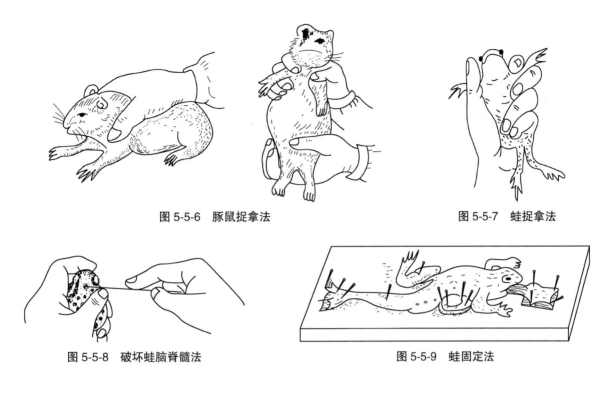

图 5-5-6 豚鼠捉拿法　　　　　　　　　　　　　图 5-5-7 蛙捉拿法

图 5-5-8 破坏蛙脑脊髓法　　　　　　　　　　　图 5-5-9 蛙固定法

六、犬

犬性情较凶恶,为避免其咬伤人,实验前首先要绑扎犬嘴。对驯服的犬进行绑嘴操作时,可以从侧面靠近,轻轻抚摸其颈背部的皮毛,然后迅速用固定带绑住嘴,在上颌打个结,再绕回下颌打第二个结,最后将固定带牵引至头部,在颈项部打第三个结,并多系一个活结(以备麻醉后解脱)(图 5-5-10)。注意捆绑松紧度要适宜。对未经驯服的犬进行操作时,应用犬头钳夹住其颈部,将犬按倒在地,再绑其嘴,如实验需要静脉麻醉时,可先使犬麻醉后,再移去犬头钳,解去绑嘴,把动物放在实验台上,然后用犬头固定器固定头部,再固定四肢,固定方法与家兔固定法相同。

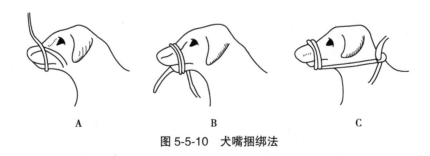

A　　　　　　　　　　B　　　　　　　　　　C

图 5-5-10 犬嘴捆绑法

第六节　实验动物的被毛去除技术

实验前常常需要去除或剪短实验动物的被毛,以便于手术切口等操作。去除被毛的范围应大于手术野,但应注意不能损伤皮肤的完整性。实验中常用的被毛去除方法有以下几种。

一、剪毛法

剪毛法是急性动物实验中最常用的去毛法。将动物固定后,手持剪刀紧贴皮肤依次剪去手术部位的被毛,剪下的毛放入已准备好的容器中,以免被毛到处飞扬,并用湿纱布擦干净剪毛部位留下的毛。注意不要一手提起被毛,一手持剪刀剪毛,因这样容易伤及皮肤。

二、拔毛法

一般用于家兔和犬的静脉注射。将动物固定后,用手把注射所需部位的被毛拔掉,因为拔毛可刺激局部皮肤,使得血管扩张,便于静脉注射或取血。

三、剃毛法

较大的动物进行慢性手术时常采用此方法。剃毛前先将被毛剪短,然后用刷子蘸肥皂水充分浸湿所需剃毛部位的被毛,再用剃毛刀顺着被毛方向把被毛剃干净。如果采用电动剃毛刀,应逆着被毛方向剃毛,此方法比较简便易行。

四、脱毛法

此方法适用于动物无菌操作。在脱毛部位先用剪刀剪短被毛,用棉球蘸脱毛剂涂成薄层,2~3min后,用温水洗去脱落的被毛,再用纱布把该部位的水擦干,涂上一层凡士林即可。

常用的脱毛剂配方:

1. 硫化钠 3 份、肥皂粉 1 份、淀粉 7 份,加水混合调成稀糊状。
2. 硫化钠 8g 加水至 100mL,配成 8% 溶液。
3. 硫化钠 8g、淀粉 7g、糖 4g、甘油 5mL、硼砂 1g、水 75mL,配成糊状。
4. 硫化钠 10g、生石灰 15g,加水至 100mL,溶解后即可使用。

上述 1~3 种配方对家兔、大鼠、小鼠等小动物脱毛效果较好。第 4 种配方对犬等大动物的脱毛效果较好。

第七节　实验动物的给药途径与方法

在动物实验中,为了观察药物对机体功能、代谢及形态的影响,需要将药物注入动物体内。给药途径和方法可根据实验的目的、实验动物的种类和药物剂量等情况而定,常用的给药途径和方法如下。

一、注射给药

1. 皮下注射　注射时用左手拇指及示指轻轻捏起皮肤,右手持注射器将针头刺入皮下,然后注入药物即可。注意勿将药液注入皮内。皮下注射后的情况见图 5-7-1。一般犬、猫多在大腿外侧注射,豚鼠多在后大腿内侧或小腹部注射,大鼠可在侧下腹部注射,家兔的颈部、背部皮肤比较疏松且面积大,是适合做皮下注射的部位。小鼠皮下注射应用较多,注射部位多选在腹部两侧,注射方法见图 5-7-2。

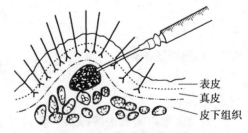

图 5-7-1　皮下注射药物情况

2. 皮内注射　首先将注射部位剪毛,然后用左手拇指和示指按压皮肤,使该部位皮肤绷紧,在两指中间用细针头刺入皮内,使针头向上挑起后稍刺过真皮,将药物缓慢注入皮内。如皮内注射正确,在注药部位可出现一白色小皮丘。

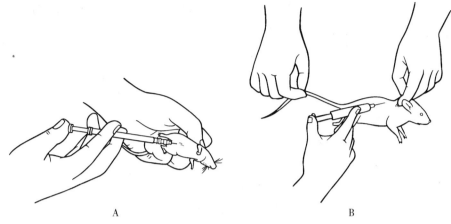

图 5-7-2 小鼠皮下注射方法
A. 腹部皮下注射；B. 背部皮下注射。

3. 肌内注射 注射部位一般选肌肉发达或无大血管通过的部位，多选动物臀部。注射时将针头迅速刺入肌肉，回抽无回血，即可进行注射。

4. 腹腔注射 常用于对大鼠或小鼠给药。用左手抓紧动物，使腹部向上，右手持注射器，将针头自下腹部中线偏左或偏右刺入皮肤，然后以与腹壁呈 45° 穿过腹肌层，回抽注射器，如果没有血液或尿液被抽出，表示针头没有刺入肝脏或膀胱，可以缓慢注入药物（图 5-7-3），否则应重新进针。

5. 静脉注射 对于不同的实验动物，选择的部位不同。

（1）家兔：一般采用外侧耳缘静脉注射，家兔耳部血管分布见图 5-7-4。注射前首先拔除注射部位的被毛，然后用手指轻弹注射部位，使此部位耳缘静脉血液充盈显著，然后用左手示指与中指夹住耳缘静脉的近心端，阻断静脉回流，再用拇指和无名指固定静脉的远心端，右手持注射器，将针头刺入耳缘静脉，注意应尽量从耳缘静脉的远端刺入，如第一次注射不成功，还可以进行第二次注射。针头刺入静脉以后，小心地移动左手拇指将针头固定，然后放松示指和中指，即可将药物注入（图 5-7-5）。

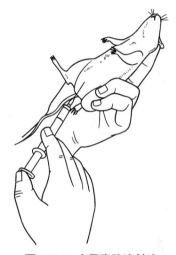

图 5-7-3 小鼠腹腔注射法

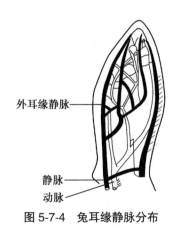

外耳缘静脉

静脉
动脉

图 5-7-4 兔耳缘静脉分布

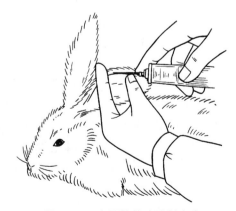

图 5-7-5 兔耳缘静脉注射方法

（2）小鼠：一般采用尾静脉注射（图 5-7-6）。小鼠尾静脉有 3 根，左右两侧和背侧各一根，因为两侧尾静脉比较容易固定,应优先选择。注射时先将动物放置在鼠筒或玻璃罩内,使鼠尾部露出来,把尾部在 45~50℃ 温水中浸润 0.5min,或用二甲苯涂擦,使血管扩张。用左手拇指和示指捏住尾部末端,右手持注射器,用 4 号细针头,使针头和尾部近似平行进针,即针头与小鼠尾部呈 3°~5° 角刺入尾静脉,若针头已插入血管则针栓很易推动,且尾部皮肤不肿胀,不冒水滴,静脉呈一条白线。否则说明针头并未插入静脉血管,应拔出针头,移向前方静脉重新进针。如需反复注射,应尽可能从尾部末端开始进针,之后稍向尾根部移动进行注射。

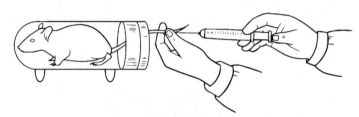

图 5-7-6 小鼠尾静脉注射法

(3)大鼠:清醒状态下的大鼠一般采用尾静脉注射给药,方法与小鼠相同。麻醉后的大鼠可将其股部内侧皮肤或腹股沟皮肤切开,暴露股静脉或髂静脉,用锋利的 4 号针头刺入给药。另外,麻醉大鼠还可从舌下静脉给药。

(4)犬:多选用前肢内侧的头静脉或后肢外侧小隐静脉。注射时先将注射部位剪毛消毒,用手压迫或绷带扎紧近心端,使静脉回流受阻,右手持注射器,自远心端将针头近似平行刺入血管,如有回血,才可松开手或绷带,将药物缓慢注入(图5-7-7,图5-7-8)。

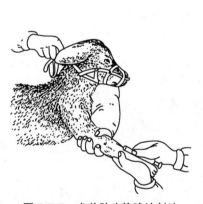

图 5-7-7 犬前肢头静脉注射法

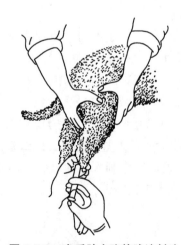

图 5-7-8 犬后肢小隐静脉注射法

(5)蛙或蟾蜍:将蛙或蟾蜍破坏脑脊髓后,仰卧位固定于蛙板上,沿腹中线稍左剪开腹肌翻转,可见一条紧贴腹壁肌肉下行的较粗的静脉,即腹静脉。用左手拇指和示指稍外拉腹壁肌肉,中指向上顶起腹肌,右手持注射器沿血管平行方向刺入(图5-7-9)。

6. 淋巴囊注射 蛙皮下有数个淋巴囊,注射药物比较容易吸收,常用的注射部位是蛙的胸淋巴囊。注射时用左手抓住动物,右手持注射器,将针头自口腔底部刺入肌层,再进入胸皮下淋巴囊注入药液(图5-7-10)。

二、经口给药

有口服和灌胃两种方法。口服法是将药物放入饲料或溶于饮水中,令动物自行摄取。此方法虽

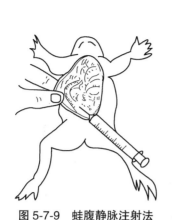

图 5-7-9　蛙腹静脉注射法

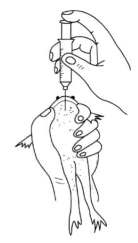

图 5-7-10　蛙淋巴囊注射法

然简单,但药量不易控制,故一般不采用。所以在急性实验中,经口给药一般采用灌胃法。下面介绍家兔、小鼠、大鼠和豚鼠的灌胃法。

1. 家兔　灌胃时需两人合作,一人坐一矮座位,两膝固定家兔下半身,两手将兔耳和前肢固定,并使兔头稍向后仰,使其挺直;另一人在家兔的上下齿之间插入木质开口器,慢慢转动开口器,使舌尖伸出口外并压住,用导尿管代替灌胃管穿过开口器中央的小孔,沿上颚后壁慢慢插入食管 16~20cm。把导尿管的另一端浸入水中,若有气泡冒出,表明导尿管误入气管,应拔出重插,如无气泡出现,表明已插入胃腔内,即可把药物注入胃内,然后再注入少量清水,将胃管内药物冲入胃内。灌胃完毕后,先拔出导尿管,再取下开口器(图 5-7-11)。

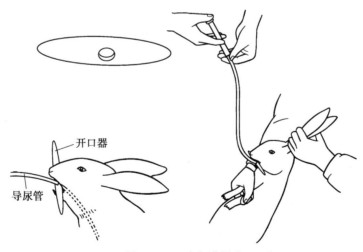

图 5-7-11　家兔灌胃法

2. 小鼠　用左手捉持固定小鼠,使口部向上,颈部拉直但不宜过紧,以免窒息。右手持灌胃器,先从小鼠口角插入口腔,再从舌背面紧沿上颚轻轻插入食管内,如灌胃器插入时很顺利,表明已经插入食管,即可将药液注入。如注射顺利,动物安静,呼吸无异常,表明药液已经进入胃内;如动物有强烈挣扎或呕吐动作,则表明药液未进入胃内,必须拔出重插,否则可造成小鼠窒息死亡。一次给药量一般为 0.5mL 左右(图 5-7-12)。

灌胃针头制作法:将 7~9 号针头的尖端磨齐,在针的中部弯一小角约 30°,用焊锡的尖端焊一圆头即成。

3. 大鼠 大鼠灌胃方法基本与小鼠相同,有时需两人配合操作。大鼠的灌胃器一般采用5~10mL注射器连接上一个长6~8cm、直径1.2cm、尖端为球形的金属灌胃管(图5-7-13)。

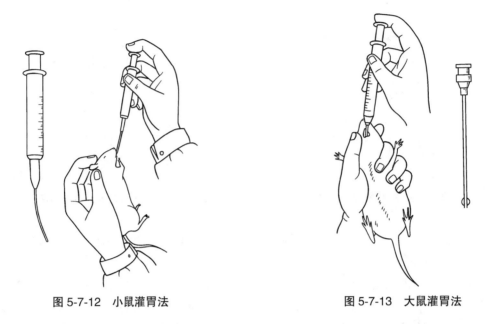

图5-7-12 小鼠灌胃法   图5-7-13 大鼠灌胃法

4. 豚鼠 豚鼠灌胃需两人合作。一人抓住豚鼠头颈部和四肢,另一人将"含嘴"放入豚鼠口内旋转一下,使舌压在其下,再将塑料管或导尿管从"含嘴"插入8~10cm,然后注入药液。因豚鼠上颚近咽部有牙齿,易阻止导管插入,应把豚鼠头部与躯体拉直,便于导管避开阻碍而进入食管。

三、经直肠给药

根据动物大小选择不同的导尿管,在导尿管的头部涂上凡士林,使动物取蹲位,助手以左臂及左腋轻轻按住动物的头部及前肢,以左手拉住动物尾巴露出肛门,右手轻握后肢。实验者将导尿管缓慢送入肛门。切记不能粗暴用力,插管深度以7~9cm为宜。药物灌入后,应抽取生理盐水将导管内的药物全部冲入直肠内,然后将导尿管在肛门内保留5min后缓慢拔出。

四、经皮肤给药

经皮肤给药方法主要用于鉴定药物经皮肤的吸收作用、局部作用或致敏作用等。药液与皮肤作用的时间可根据药物性质和实验要求而定。

大鼠、小鼠可采用浸尾方式经尾部组织给药,主要目的是定性地判断药物经皮肤的吸收作用。先将动物放入特制的固定盒内,露出尾部组织,再将尾部组织通过小试管软木塞小孔,插入装有药液或受检液体的试管内,浸泡2~6h,并观察其中毒症状。如果是毒物,实验时要特别注意,避免人员因吸入受检液所形成的有毒蒸气而中毒。为此,要将试管的软木塞塞紧,必要时可将受检液表面加上一层液体石蜡。为了完全排除吸入的可能性,可在通风橱的壁上钻一小洞,将受检液置于通风橱内,动物尾部组织通过小孔进行尾部实验,而身体部分仍留在通风橱以外。

家兔及豚鼠经皮肤给药的部位常选用脊柱两侧的背侧部皮肤。选定部位后,用脱毛剂脱去被毛,洗净脱毛剂后放回笼内,至少待24h后才可使用。脱毛过程中特别注意不要损伤皮肤。次日仔细检查处理过的皮肤是否有刀伤或过度腐蚀的创口,以及有无炎症、过敏等现象。如有,应暂缓使用,待动物完全恢复。若皮肤准备合乎要求,可将动物固定好,在脱毛区覆盖一面积相仿的中型玻璃罩,罩底用凡士林胶布固定封严。用移液管沿罩柄上开口处加入待试药物,使受检液与皮肤充分接触并完全吸收后解开(一般2~6h),然后将皮肤表面仔细洗净。观察时间视实验需要而定。如果是一般的药物,如软膏和各种化妆品,可直接涂抹在皮肤上。药物与皮肤接触的时间根据药物性质和实验要求而定。

第八节　实验动物的麻醉方法

在动物实验中,为了减少实验动物的疼痛挣扎,便于手术操作,实验前常需麻醉动物。常用的麻醉方法有局部麻醉和全身麻醉法。

一、局部麻醉

常用的局部麻醉药是1%普鲁卡因溶液,所需剂量可视麻醉的范围而定。比如家兔颈部手术切口时局部麻醉需用2~3mL,而股三角部位手术切口用1~2mL,一般在手术切口部位作局部浸润注射。

局部麻醉时,先用注射器抽取适量1%普鲁卡因溶液,沿着手术切口的方向将针头全部刺入皮下,回抽针栓无回血后,方可将麻醉药物注入,以免麻醉药物误注入血管而导致动物因药物中毒死亡。推注麻醉药物时,应该一边注射药物,一边向外抽拉注射针头,第二次针头刺入位置应从前一次麻醉部位的末端开始,直至手术切口部位完全被浸润麻醉为止。

二、全身麻醉

全身麻醉方法有两种,即吸入麻醉和注射麻醉。

1. 吸入麻醉　常用乙醚、三氯甲烷吸入法,适用于各种动物。学生实验中常用于对大、小鼠及豚鼠的麻醉。具体操作方法:把实验动物放置于玻璃罩或倒扣的烧杯中,将浸有乙醚的棉球或纱布放入容器中,动物渐渐会被麻醉,然后取出开始实验。若在实验过程中动物开始苏醒,可用蘸有乙醚的棉球放置于动物鼻旁以维持麻醉状态。麻醉过程中应随时观察动物变化,防止麻醉过深而死亡。

吸入麻醉法的优点是麻醉深度易掌握,较安全,麻醉后恢复迅速,适用于实验操作时间短,又需要在清醒条件下观察动物整体变化过程的实验。其缺点是乙醚局部刺激作用大,刺激上消化道使黏液分泌增加,而且麻醉生效快,需密切观察,防止窒息或麻醉过深而死亡。

2. 注射麻醉　是动物实验中最常用的麻醉方法,适用于家兔、犬、大鼠、小鼠等各种动物。注射麻醉多采用静脉注射和腹腔注射给药,另外还可采用肌内注射或淋巴囊注射麻醉。

(1)静脉注射麻醉:根据动物的种类选择静脉血管。大鼠和小鼠多选用尾静脉,家兔多选用耳缘静脉,犬多选用后肢小隐静脉,豚鼠多选用耳缘静脉和后肢小隐静脉注射。注射的方法参照本章第七节。

静脉注射麻醉生效快,无明显兴奋期。麻醉时,常常先缓慢注入麻醉药总量的3/4,如果动物瞳孔缩小到原来的1/4,肌肉松弛、角膜反射迟钝、呼吸减慢,表明药物已经足量。若药量不足时,可停1min后再注射少量至总量为止。若还不能麻醉,则停5min后再注射少量药物,至麻醉深度满意为止。

(2)腹腔注射麻醉:啮齿类动物常用此方法给药。注射部位应在腹部的左、右下侧1/4的部位,因为此处无重要器官。其中家兔在腹部近腹白线1cm处,犬在脐后腹白线侧缘1~2cm处注射。给大鼠、小鼠注射时,左手捉拿动物,使腹部向上,头部略低于尾部,右手持注射器将针头平行刺入达皮下,再向前进针3~5mm,针头能自由活动说明已注入皮下。然后注射器以45°斜刺入腹肌,进入腹腔,此时可有落空感。回抽注射器,若无回流血液或尿液时即表明未伤及肝脏和膀胱,可缓慢注入药物。

腹腔注射麻醉操作简便,但生效较慢,兴奋现象明显,麻醉深度不易控制。

常用注射麻醉剂的用法和剂量见表5-8-1。

表 5-8-1　常用注射麻醉剂的用法和剂量

药品	动物	给药途径	溶液浓度 /%	给药剂量	麻醉持续时间
戊巴比妥钠	犬、兔	静脉注射	3	1mL/kg	2~4h
	鼠	腹腔注射	0.5	0.66mL/100g	
氨基甲酸乙酯（乌拉坦）	兔	静脉注射	20	5mL/kg	2~4h
		腹腔注射	20	5mL/kg	
盐酸氯胺酮	鼠	腹腔注射	10	1.5mL/100g	20~30min
	犬、兔	静脉或肌内注射	1	0.3~0.5mL/kg	

3. 麻醉效果的观察　动物的麻醉效果直接影响实验的进行和实验结果。如果麻醉过浅，动物会因疼痛而挣扎，甚至出现兴奋状态，呼吸心跳不规则，影响观察。麻醉过深，可使机体的反应性降低，甚至消失，更为严重的是抑制延髓的心血管活动中枢和呼吸中枢，使呼吸、心跳停止，导致动物死亡。因此在麻醉过程中，必须善于判断麻醉程度，观察麻醉效果。判断麻醉程度的指标有：

（1）呼吸：动物呼吸加快或不规则，说明麻醉过浅，可再追加一些麻醉药；若呼吸由不规则转变为规则且平稳，说明已达到麻醉深度。若动物呼吸变慢且以腹式呼吸为主，说明麻醉过深，动物有生命危险。

（2）反射活动：主要观察角膜反射和睫毛反射，若动物的角膜反射灵敏，说明麻醉过浅；若角膜反射迟钝，麻醉程度适宜；角膜反射消失伴瞳孔放大，则麻醉过深。

（3）肌张力：动物肌张力亢进，一般说明麻醉过浅；全身肌肉松弛，说明麻醉适宜。

（4）皮肤夹捏反应：麻醉过程中可随时用止血钳或有齿镊夹捏动物皮肤，若反应灵敏，则麻醉过浅；若反应消失，则麻醉程度适宜。

总之，观察麻醉效果要仔细，上述四项指标要综合考虑，在静脉注射麻醉时还要边注入药物边观察。只有这样，才能获得理想的麻醉效果。

4. 麻醉的注意事项

（1）麻醉药在使用前应检查有无混浊或沉淀，药物配置的时间过久也不宜使用。

（2）静脉麻醉时，速度应缓慢并密切观察麻醉深度。最佳麻醉深度的指标是：皮肤夹捏反应消失，头颈及四肢肌肉松弛，呼吸深慢而平稳，瞳孔缩小，角膜反射减弱或消失。

（3）动物全身麻醉后可使体温下降，要注意保温。

（4）犬、猫或灵长类动物，手术前应禁食 8~12h，避免麻醉或手术过程中发生呕吐。家兔和啮齿类动物无呕吐反射，术前无须禁食。

（5）麻醉过浅，动物出现挣扎、呼吸急促及尖叫等反应时，可补充麻醉药，但一次补充注射剂量不宜超过总量的 1/5。

（6）麻醉过量时，动物可出现呼吸不规则或呼吸停止、血压下降等反应，此时应根据不同情况分别处理，如人工呼吸、注射苏醒剂、升压药等。

（7）注意保持呼吸道的通畅，必要时可做气管插管术保持呼吸道通畅。

5. 麻醉过量的处理方法　麻醉过量时，应按过量的程度采用相应的处理方法。如麻醉过程中动物呼吸变得不规则，但血压和心率仍正常时，可施行人工呼吸 + 苏醒剂方案；若动物呼吸停止，血压下降，但仍有心跳时，可迅速施行人工呼吸 +50% 温热的葡萄糖溶液 5~10mL 静脉注射 + 肾上腺素 + 苏醒剂方案；若动物呼吸停止，心跳极弱或刚刚停止时，用 5% CO_2 和 60% O_2 的混合气体进行人工呼吸，同时注射温热葡萄糖溶液，肾上腺素和苏醒剂，必要时可打开胸腔直接进行心脏按压。常用的苏醒剂见表 5-8-2。

表 5-8-2 常用苏醒剂及其用法

药品种类	作用中枢部位	效果	浓度 /%	剂量 /(mL·kg⁻¹)	给药途径	对抗何种麻醉剂
咖啡因	大脑	心脏兴奋	10	0.1	静脉注射	吗啡或巴比妥类
苯丙胺	大脑	提高氧化耐受力	1	0.1~1	静脉注射或皮下注射	同上
印防己毒素	脑干	对呼吸作用特别明显,对循环也有作用	1	兔 0.1	静脉注射或皮下注射	巴比妥类
尼可刹米	整个中枢神经系统,对延髓呼吸中枢作用极强	同上	10	0.2~0.5	静脉注射或肌内注射	吗啡及其他
二氧化碳	呼吸中枢、心血管中枢	呼吸加强、血压升高	5~7			同上

第九节　实验动物的取血方法

一、大鼠和小鼠

1. 颈外静脉或颈总动脉取血　适用于多次反复取血。将鼠麻醉,行颈外静脉或颈总动脉分离手术,用注射器沿血管平行方向刺入,抽取所需血量。也可插入导管,反复采血。

2. 心脏取血　将鼠仰卧位固定于鼠固定板上,剪去胸前区被毛。在胸骨左侧第 3~4 肋间,用左手示指触及心尖搏动,右手取连有 4~5 号针头的注射器,选择心搏最强处穿刺。当针头刺入心脏时,血液借心搏的力量进入注射器,即可取血。

3. 尾尖取血　此法供小量采血用。将鼠固定或麻醉,露出尾部,鼠尾浸在 45~50℃温水中数分钟,使血管充盈,然后将尾尖剪去 1~2mm(小鼠)或 3~5mm(大鼠),从尾根部向尾尖部按摩,血即从断端流出。

4. 球后静脉丛取血　用 10cm 长的玻璃管,一端烧制拉成直径 1~1.5mm 的毛细管,长约 1cm。事先将玻璃管浸入 1% 肝素溶液,干燥后使用。取血时左手捏住鼠两耳之间的皮肤固定头部,轻轻向下压迫颈部两侧,以阻断头部静脉回流,使眼球外突,提示球后静脉丛充血;右手持玻璃管从内眦部插入,向眼底部方向插入 4~5mm,到达球后静脉丛,将玻璃管稍旋转,血液即自行流入管内。拔出玻璃管,放松左手,出血即停止。小鼠一次可采血 0.2~0.3mL,大鼠一次可采血 0.5~1.0mL。需要时可于数分钟后在同一部位采血多次,或摘取眼球取血。

二、家兔

1. 耳缘静脉或耳中央动脉取血　拔去血管表面皮肤上的毛,轻弹耳壳,或用二甲苯涂抹皮肤使血管扩张。待血管充盈后,用注射器可从血管中取血数毫升。也可用针头在耳缘静脉末端刺破血管,待血液漏出取血。

2. 颈外静脉或股静脉直接穿刺或插管取血　方法同大鼠。

3. 后肢小隐静脉取血　将家兔仰卧固定,在胫部上端扎止血带,在胫部外侧浅表皮下可见充盈的静脉。左手两指固定静脉,右手持注射器,经皮穿刺可以取血。

4. 心脏取血　将动物仰卧固定,用左手固定胸壁并稍压迫,限制心脏活动,右手持注射器,从第3肋间胸骨左缘3mm处将针头垂直刺入心脏,血即可进入针管,一次可取血20~25mL。

需要注意以下几点:①动作要迅速,以缩短在心脏内的停留时间,避免血液凝固;②若针头进入心脏仍抽不出血,应将针头稍向后退一点;③针头不可在胸腔内左右摸索,以防损伤心、肺。

三、豚鼠

1. 耳缘切口采血　将耳消毒后,用刀片割破耳缘,在切口边缘涂上20%枸橼酸溶液或1%肝素溶液,防止凝血,血可从切口处自动流出。此法每次可采血0.5mL左右。

2. 背中足静脉取血　固定动物后,将其右或左后肢膝关节伸直,脚背消毒,找出背中足静脉后,左手拇指、示指拉住豚鼠的趾端,右手持注射器针头刺入静脉。拔针后立即出血,可用吸管吸血。

3. 心脏取血　方法同家兔。

四、犬

1. 前肢头静脉或后肢小隐静脉经皮穿刺取血。此法不宜多次取血,且抽血时速度要稍慢,否则会因抽吸速度快,针头吸附血管内壁,血液无法进入注射器。

2. 暴露股静脉或颈外静脉,直接穿刺或插管均可,此法适宜多次取血。

第十节　常用手术器械及使用方法

动物实验时常用的手术器械如图5-10-1所示。

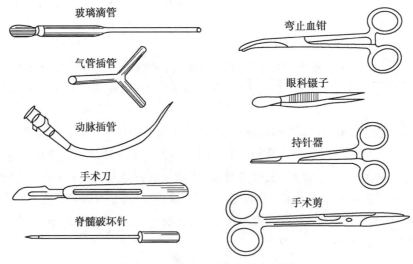

玻璃滴管　弯止血钳　气管插管　眼科镊子　动脉插管　持针器　手术刀　手术剪　脊髓破坏针

图5-10-1　动物实验的常用手术器械

一、手术刀

手术刀由刀片和刀柄组成。常用持刀法有两种:执弓法(图5-10-2),用于颈部、腹部等大切口;执笔法(图5-10-3),用于小切口,用力轻,操作需精细的部位,如眼科手术、解剖血管、神经等。

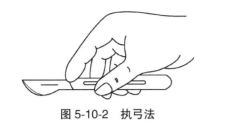

图 5-10-2　执弓法

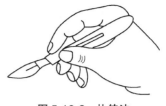

图 5-10-3　执笔法

二、手术剪

分直、弯两型,各型又分长、短两型,长型剪多用于深部手术,短型剪用于浅部手术。眼科剪刀用于剪断神经和血管等细软组织。持剪的方法是以拇指和无名指分别插入剪柄的两环,中指放在无名指的前外方柄上,示指轻压在剪柄和剪刀交界处的轴节处(图 5-10-4),适用于剪神经、血管、脂肪等组织,禁用手术剪剪骨头等坚硬组织。

三、手术镊

分为有齿镊、无齿镊和眼科镊。有齿镊用于皮肤,无齿镊用于皮下组织、脂肪、黏膜等。执镊姿势如图 5-10-5 所示。

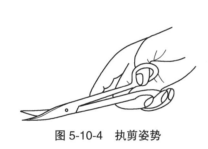

图 5-10-4　执剪姿势

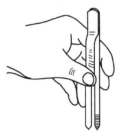

图 5-10-5　执镊姿势

四、止血钳

可分为大、小、直、弯等多种型号。小号止血钳也叫"蚊式钳",可用于夹闭出血点、分离组织、牵引组织等,但不能用来夹皮肤。执钳方法如图 5-10-6 所示。

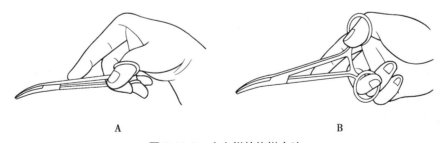

A

B

图 5-10-6　止血钳的执钳方法
A. 正确执钳法;B. 错误执钳法。

五、持针器和缝合针

持针器和缝合针专用于缝合皮肤、肌肉、血管、神经等各种组织用。使用时,用持针器的尖部夹住缝针近尾端 1/3 处。执持针器时,仅用手掌握住其环部即可,不必将手指插入环口中(图 5-10-7)。常用的缝合针有三棱针,又称皮肤针,主要用来缝合皮肤;圆针呈圆滑面,用来缝合一切软组织,如血管、神经、肌肉和皮下组织等。

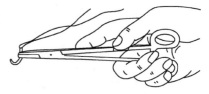

图 5-10-7　持针器握持方法

六、骨钳

主要用于咬切骨组织,如打开颅腔或骨髓腔等。骨钳分为剪刀式和小蝶式两种,前者适用于咬断骨质,后者适用于咬切骨片。

七、玻璃分针

用于分离血管和神经等。有直头与弯头之分,尖端圆滑,分离时不易损伤神经或血管。

八、金属探针

用于破坏蛙类的脑和脊髓。

九、锌铜弓

用于检查神经肌肉标本的兴奋性。

十、蛙心夹

使用时于心脏舒张期将其夹口夹住心尖,另一端通过丝线连于杠杆或张力换能器,用于描记心脏舒缩活动。

第十一节　急性动物实验的常用手术方法

机能学教学实验以急性实验为主。常以血压、呼吸、中心静脉压、神经传导等为观察指标,以电刺激、静脉注射、输液、取血以及动脉放血等为实验手段。因此,在实验过程中常常需要暴露气管、颈总动脉、颈外静脉、股动脉、股静脉或者分离迷走神经、降压神经及股神经等。手术进行的部位主要在颈部、股部和腹部,具体操作步骤如下。

一、颈部气管、血管与神经分离及插管技术

1. 剪毛　将动物仰卧位固定于手术台上,用粗剪刀或电推剪剪去颈部被毛,擦净。

2. 麻醉　在颈部正中皮下注射 1% 普鲁卡因溶液 2~3mL 作局部浸润麻醉,或者用 20% 乌拉坦或 3% 戊巴比妥钠做全身麻醉。

3. 皮肤切口　用左手拇指和示指撑平皮肤,右手持手术刀,在颈部正中从甲状软骨下缘至胸骨上缘切开皮肤,用止血钳分离皮下结缔组织。

4. 气管、颈部血管、神经的暴露和分离

(1)气管的分离:气管位于颈部正中位置,颈部气管全部被胸骨舌骨肌和胸骨甲状肌所覆盖。分开左、右胸骨舌骨肌,在正中线的连合处,用止血钳沿中线插入并向前后两端扩张创口。注意止血钳插入不可过深,以免损伤气管和其他小血管。也可以采用两示指沿左、右胸骨舌骨肌中缝轻轻向上下拉开,然后将左、右胸骨舌骨肌向两侧拉开,即可看到气管(图 5-11-1)。气管的背侧有食管,在喉头以

下气管分离一段气管与食管之间的结缔组织,在气管下方穿一条粗线备用。

（2）颈外静脉的分离:家兔和犬的颈外静脉比较粗大,是头颈部的静脉主干。颈外静脉分布比较表浅,在颈部皮下胸锁乳突肌的外缘(图 5-11-2)。打开颈部切口以后,用手指将一侧切开的皮肤自外面向上顶起,就可以看到较粗大的呈暗紫色颈外静脉。用钝头止血钳或玻璃针,沿着静脉走行方向,平行地轻轻将颈外静脉周围的结缔组织分离下来。注意分离静脉时动作一定要轻,切不可用手术刀或剪刀直接切除周围组织,更不能直接触及血管,因为颈外静脉管壁非常薄,容易被损伤而造成出血。一般分离颈外静脉的长度为 3~4cm,分离完毕后,在静脉下穿两根丝线备用。

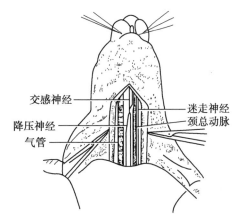

图 5-11-1　家兔颈部气管、血管和神经分布

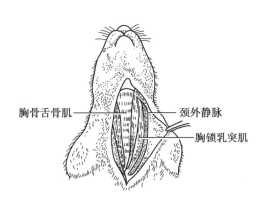

图 5-11-2　家兔颈外静脉位置

（3）颈总动脉的分离:颈总动脉位于气管两侧,走行于胸骨舌骨肌和胸骨甲状肌背侧,左右各一条。分离覆盖于气管上面的胸骨舌骨肌和侧面斜行的胸锁乳突肌,深处可见呈粉红色较粗大的血管,用手触之有搏动感,即为颈总动脉。颈总动脉与颈部神经被结缔组织包在一起,称颈动脉鞘。颈动脉鞘中有颈总动脉和迷走神经、降压神经和交感神经走行。小心地分离开结缔组织,即打开颈动脉鞘就可以看到颈总动脉和神经(图 5-11-3)。为了便于插管和测量血压等操作,颈总动脉分离得应尽量长一些,一般家兔为 3~4cm,犬为 4~5cm,分离完毕后在颈总动脉下方穿两根丝线备用。

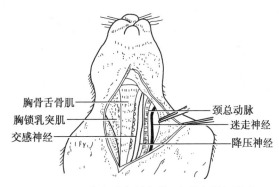

图 5-11-3　家兔颈部的气管、血管和神经分布

（4）迷走神经、交感神经和降压神经的分离:打开颈动脉鞘,在颈总动脉周围可见有数条神经伴行,根据各条神经的形态、位置和走向等来辨认:迷走神经最粗,外观色泽最白,位于颈总动脉外侧;交感神经较迷走神经稍细,呈浅灰色,位于颈总动脉内侧;降压神经最细,位于迷走神经和交感神经之间,在家兔为独立的神经,沿交感神经外侧走行(图 5-11-3)。在人类和犬,降压神经不是独立的一支,而是并行于迷走神经内。将神经细心分离,降压神经易受损伤,宜先用玻璃分针把其周围的结缔组织分离,然后再分离其他神经。一般神经分离长度为 2~3cm,分离完毕后用细线分别穿好,并各打一虚

结备用。细线应提前用生理盐水浸湿,以减少对神经的刺激。不同的神经最好用不同颜色的细线,便于识别。如实验需要分离两侧神经时,一侧分离好后,用同样的方法在对侧分离。

5. 气管及颈部血管插管术

(1)气管插管术:气管分离完毕后,在气管中段,两个软骨环之间,用剪刀或解剖刀将气管前壁横向切开,再用剪刀向头端作一小纵行切口,使之成为倒"T"形,用镊子夹住倒T形切口的一角,将适当口径的气管插管自切口向肺方向插入气管腔内,再用粗线结扎后,然后将结扎线固定于Y形气管插管分叉上,以免气管插管脱出。

(2)颈外静脉插管术:颈外静脉插管用于注射、取血、输液或测量中心静脉压等。首先准备导管,取长短适当的塑料管或硅胶管,插入端剪成斜面,另一端插入粗细适当的钝针头,针座上连接三通活塞。用盛有低浓度肝素(20U/mL)生理盐水的注射器插入三通活塞,将肝素生理盐水充满导管,关闭活塞。插管时先用动脉夹夹住静脉近心端,待静脉充盈后再结扎远心端。用眼科剪刀在静脉管壁上,靠近远心端结扎处呈45°剪一小口,其宽度约为管径的1/3,从切口处插入导管,用已经穿好的线打一个结,取下动脉夹,将导管送入所需的长度(犬、兔一般2~3cm;若测量中心静脉压,家兔需插入5~8cm,此时导管口位于上腔静脉近右心房入口处),然后打第二个结,并将远心端结扎线围绕导管打结使之固定。

(3)颈总动脉插管术:颈总动脉插管主要用于测量动脉血压或用于放血。动脉导管的准备同颈外静脉导管。必要时可使动物全身肝素化。首先将颈总动脉远心端结扎(尽量靠近远心端,而且一定要结扎牢固),然后用动脉夹夹住近心端,使两端的长度尽量长一些。用一根准备好的细丝线打一活扣置于动脉夹与远心端结扎线之间。用左手小指或示指从血管后轻轻托起血管,右手持眼科剪,在靠近远心端结扎线处,向近心端方向与动脉呈45°角剪一小口(为动脉管径的1/3左右),将动脉导管的尖端斜面与动脉平行地向近心端方向插入动脉内,用细丝线扎紧,再用余下的线在导管上打结固定,避免导管脱出(图5-11-4)。

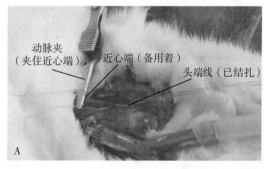
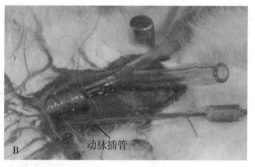

图5-11-4 家兔颈总动脉插管术
A. 分离颈总动脉,结扎远心端,夹闭近心端;B. 颈总动脉插管。

(4)左心室插管术:在计算机监视下插入左心室导管,结扎右颈总动脉远心端,近心端夹一动脉夹,在动脉壁上剪一斜口,插入左心室导管(管内充满0.3%肝素生理盐水)。先用丝线打一单结固定,接压力换能器,与BL-420生物机能实验系统相连,打开动脉夹,监测动脉血压波,将导管继续插入6~7cm,动脉压波形变小,并明显感到阻力,此时不能强行插入,应旋转、提插导管,或退出一段后再插入。当动脉压波突然转变为心室压波时,表明导管已进入左心室,此时再插入约1cm,结扎固定。将心室内压力信号经微分处理后,即可测得室内压微分曲线。

二、股部血管、神经分离及插管技术

股部手术分离股动脉、股静脉、股神经,并进行血管插管,供放血、输血、输液及注射药物等用。家

兔、犬等动物手术方法基本相同,其基本步骤如下:

1. 固定、剪毛　将家兔仰卧位固定于兔台上,在腹股沟部位剪毛。

2. 麻醉　用手触摸股动脉,辨明动脉走向,局部皮下注射适量的 1% 普鲁卡因溶液,做局部浸润麻醉。

3. 股动脉、股静脉和股神经的分离　沿动脉走行方向做 3~5cm 长皮肤切口。用止血钳分离皮下组织和筋膜,就可看到股动脉、股静脉及股神经,三者的位置由外向内依次为股神经、股动脉及股静脉,股动脉的位置在中间偏后,恰好被股神经和股静脉所覆盖(图 5-11-5)。用蚊式钳小心分离股神经、股动脉及股静脉之间的结缔组织,注意一定不要损伤血管分支,分离出股神经、股动脉和股静脉各长 2~3cm,穿线备用。

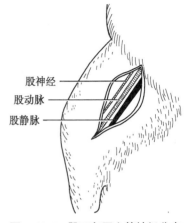

股神经
股动脉
股静脉

4. 股动脉、股静脉插管术　分别结扎血管的远心端,用动脉夹夹住血管近心端,在动脉夹后方穿线备用。用眼科剪朝向心方向将血管剪一小口(剪口位置应尽量靠近血管远心端结扎线),然后用一连有注射器的塑料插管,从剪口处沿向心方向插入血管内(注意插入时,导管尖端应与血管保持平行,以免导管尖端戳破管壁)。插入 1~2cm 后,用线结扎固定。

图 5-11-5　股三角区血管神经分布

三、开腹手术

家兔开腹手术主要是为了观察腹腔脏器(如观察肠系膜微循环)或进行某一手术(如复制急性肝性脑病时肝脏的大部切除和十二指肠插管术)。具体步骤如下:

1. 固定、剪毛　将家兔仰卧位固定于兔台上,剪去腹部被毛。

2. 麻醉　以剑突为标志,在剑突下沿手术切口注射适量的 1% 普鲁卡因溶液,做局部浸润麻醉。

3. 打开腹腔　在腹部正中自胸骨剑突下端向下切开皮肤,长 8~10cm,分离皮下结缔组织,可看到腹部两侧肌肉在腹部正中会合成腹白线。在腹白线两侧分别用止血钳提起腹部肌肉,用剪刀沿腹白线作一小切口,然后持一止血钳自切口处伸入腹腔,把肌肉层向上挑起,再用剪刀小心沿腹白线打开腹腔,注意不要用剪刀直接剪开腹部肌肉,以免伤及腹部脏器,引起大出血。

四、输尿管插管术

1. 动物麻醉后,固定于手术台上。

2. 剪去耻骨联合以上腹部正中的被毛。

3. 在耻骨联合上缘约 0.5cm 处,向上沿腹白线切开腹壁肌肉层组织,注意勿伤及腹腔内脏器官。基本方法是:沿腹白线切开腹壁约 0.5cm 小口,止血钳夹住切口边缘并提起。用手术刀柄上下划动腹壁数次(分离腹腔脏器),然后向上、向下切开腹壁层组织 3~4cm。

4. 寻找膀胱(如膀胱充盈,可用 50mL 的注射器将尿液抽出),将其向上翻移至腹外,辨清输尿管进入膀胱背侧的部位(即膀胱三角)后,细心地用玻璃分针分离出两侧输尿管。

5. 在输尿管背侧靠近输尿管膀胱入口 3~4cm 处穿一丝线,扣一松结备用。离此点向尾侧约 1cm 处,用小指或眼科弯镊从背侧托起输尿管,用眼科剪剪开输尿管(约输尿管管径的 1/2),用镊子夹住切口的一角,向肾脏方向插入输尿管导管 1~1.5cm(事先充满生理盐水),用丝线将插入导管的输尿管结扎、固定,防止导管滑脱,平放输尿导管,直到见导管出口处有尿液慢慢流出(图 5-11-6)。

6. 同样方法插入另一侧输尿管导管。

7. 手术完毕后,用温热(38℃左右)生理盐水纱布覆盖腹部切口,以保持腹腔的温度。如果需要长时间收集尿样本,则应关闭腹腔。可用皮肤钳夹住腹腔切口(双侧)关闭腹腔或者采用缝合方式关闭腹腔。

五、胆总管插管术

胆总管插管可用于记录胆汁流量,观察其成分,检测神经、体液和药物对胆汁分泌的影响,是消化系统机能实验常用技术。

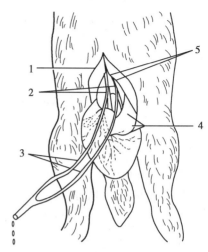

图 5-11-6　家兔输尿管导尿法
1. 腹部切口;2. 导尿管插入处;3. 导尿管;4. 膀胱;5. 输尿管。

1. 家兔胆总管插管术　将家兔麻醉、仰卧位固定,剪去上腹部被毛,在上腹部正中线切开皮肤约 10cm,显露腹白线。用止血钳夹持腹白线两侧组织,用组织剪沿腹白线剪开腹壁约 0.5cm,进入腹腔,在看准腹腔内脏的条件下,向上和向下剪开腹白线至皮肤切口长度。以胃幽门为标志找到十二指肠,将十二指肠向尾侧翻转,可见到其后壁上略呈红黄色的奥迪括约肌,以此为标志找到胆总管。用玻璃分针仔细分离胆总管周围的结缔组织,游离胆总管 2~3cm,并在其下穿过两根丝线备用。用一根丝线结扎胆总管十二指肠端,在近结扎线处的肝脏侧剪开胆总管直径 1/3~1/2。将适当粗细(相当于颈总动脉插管)的玻璃导管(最好弯成直角,每侧长 2~3cm,一端插入胆总管,另一端连于软质塑胶管)插入胆总管 2~3cm,并结扎固定。在胃前壁做一荷包,在荷包中部剪一小口进入胃腔,将一导尿管插入胃腔,随后拉紧结扎荷包缝线,在手的引导下继续插入导尿管至十二指肠。将胆总管插管连于莫菲管上部记录胆汁滴数,莫菲管下部与导尿管相连接,将流出的胆汁记滴后再引流至十二指肠,以防胆汁丢失。此种胆总管插管法适用于记录胆汁流量。如果要测定胆总管内压,可在肝叶部分分离一根肝叶胆管,由该部位将导管插入胆总管,以检测记录胆总管内压。

2. 大鼠胆总管插管术　取大鼠称体重,生理盐水灌胃 2.5mL,腹腔注射 3% 戊巴比妥钠溶液(30mg/g)麻醉,仰卧固定,腹部正中线剃毛,切开皮肤及腹膜,从幽门部为标准,翻转引出十二指肠乳头部,再追踪胆总管,在乳头部上方 3~5cm 处,用眼科镊子将覆盖在上面的被膜连续剥离,使胆总管完全暴露。再经过剥离的胆管乳头及其上方,穿过两根丝线,将靠近乳头部的线牢固扎紧,用眼科剪刀在胆管上做一切口,从切口向肝方向插入直径约 1mm 的塑料管,确认胆汁流出后,用预先穿过的线固定套管,由此管收集胆汁。

六、开颅术

在研究中枢神经系统的功能时(如大脑皮层诱发电位、皮层功能定位等),往往需打开颅骨,安置或埋藏各种电极、导管。颅骨开口及位置大小视实验需要而定。现以家兔为例介绍开颅方法:动物麻醉后行气管插管术,固定家兔于脑立体定位仪上。剪去头顶部的毛,沿矢状线切开头皮,分离皮下组织及肌肉,钝性分离骨膜,暴露前囟、人字缝和矢状缝。确定开颅位置,在其中心钻一小孔。调好颅骨钻头的钻进深度,将钻头中心轴插入小孔,垂直向下压并旋转钻头。钻至内髓板时有突破感,此时应减轻力度,缓缓钻进,以免损伤硬脑膜及脑组织,当旋转至有明显突破感时则可打开颅骨。如需扩大颅骨开口,可用咬骨钳一点点咬除,不能大块撕扯,以免出血难止。咬除矢状静脉窦处的颅骨时尤需小心。一般应保留前囟、人字缝等骨性标志。如需剪除硬脑膜,可用弯针尖挑起,用眼科剪小心剪开,勿损伤皮层小血管。

第十二节　实验动物的处死方法

一、家兔、犬、豚鼠

1. 空气栓塞法　向动物静脉内注入一定量的空气,使之发生栓塞而死。空气注入静脉后,可在右心随着心脏的搏动使空气和血液相混致血液呈泡沫状,随血液循环到达全身。如进入肺循环,可阻塞其分支,进入心脏冠状动脉,造成阻塞,发生严重的血液循环障碍,动物很快死亡。家兔一般注射20~40mL 空气即可致死,犬注射 80~150mL 即可致死。

2. 急性失血法　使动物轻度麻醉,暴露股三角区,用手术刀在股三角区做一横切口,把股动脉和股静脉全切断,不断擦去切口周围的血液,保持股动脉切口处不被阻塞,动物即可在 3~5min 内出血死亡。采用此处死方法,动物比较安静,对脏器无损伤。

3. 破坏延髓法　如果急性实验后脑已经暴露,可用器具将延髓破坏,导致动物死亡。

4. 开放性气胸法　将动物开胸,造成开放性气胸。肺脏因受大气压缩发生肺萎陷,纵隔摆动,动物窒息死亡。

5. 化学药物致死法　静脉注射氯化钾,使心脏停搏而致死。家兔由耳缘静脉注射 10% 氯化钾溶液 5~10mL;犬由其前肢或后肢静脉注射 20~30mL,即可导致动物死亡。豚鼠可皮下注射士的宁而致死,其用量为 3.0~4.4mg/kg。上述动物也可采用麻醉过量而致死。

二、大鼠和小鼠

1. 颈椎脱臼法　实验者一手拇指和示指用力向下按住鼠头部,同时另一手抓住鼠尾用力向后拉,将其颈椎脱臼,断开脊髓,鼠可立即死亡(图 5-12-1)。

2. 断头法　用剪刀在鼠颈部将鼠头剪掉。断头时实验者可戴上棉纱手套,用右手握住鼠头部,左手握住背部,露出颈部,助手用剪刀在鼠颈部将鼠头剪掉(图 5-12-2)。鼠由于剪断了脑脊髓,同时大量出血,会很快死亡。

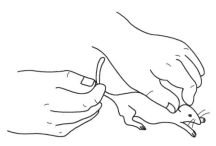

图 5-12-1　小鼠颈椎脱臼法

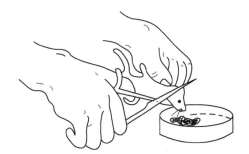

图 5-12-2　小鼠断头术

3. 击打法　右手抓住鼠尾部提起,用力击打其头部,鼠发生痉挛后很快死亡。也可用小木棰用力击打鼠头部致死。

4. 急性失血法　可采用眼眶动脉和静脉急性大量失血法使鼠很快死亡。

5. 化学致死法　吸入 CO,大鼠和小鼠在 CO 浓度为 0.2%~0.5% 的环境中即可中毒死亡。

皮下注射士的宁(小鼠用量为 0.76~2.0mg/kg,大鼠为 3.0~3.5mg/kg)、吸入乙醚、三氯甲烷均可致死。大鼠也可静脉注射 25% 氯化钾溶液 0.6mL 致死。

三、蛙类

常用金属探针插入枕骨大孔破坏脑脊髓的方法处死蛙类。实验者左手持蛙,并且用示指按压其头部前端,拇指按压背部,使蛙头前俯;右手持金属探针由头前端沿中线向尾部刺触,触及凹陷处即枕骨大孔所在。将探针由凹陷处垂直刺入,刺破皮肤即入枕骨大孔。这时将探针尖端转向头方,向前探入颅腔,然后向各方搅动,以捣毁脑组织。脑组织捣毁后,将探针退出,再由枕骨大孔刺入并转向尾方,与脊柱平行刺入椎管,以破坏脊髓,这时四肢肌肉的紧张性完全消失。拔出探针,用干棉球将针孔堵住,防止出血。

第十三节　实验动物使用注意事项及动物福利

实验动物作为科学实验对象大大推动了生命科学的发展,特别是医学的发展。虽然目前开始使用一些动物模型以外的细胞、组织、器官以及基因材料用于科学研究和教学实验,但这些模型和材料不能完全模仿与替代人体或动物机体复杂的生理环境。因此,研究生命科学仍需要使用活的动物进行实验,以进一步促进人类和动物健康相关的生命科学发展。

一、实验动物使用注意事项

在进行动物实验中应该特别注意:

1. 正确选择实验动物,对所用动物必须了解其整体情况。

2. 保证动物应享有的福利权,在使用动物进行医学或行为学的研究、检验和教学时,要有道德上的职责。要尽量照顾动物,尽量避免给动物带来不必要的痛苦或伤害。完善操作规程,防止或减轻因实验对动物造成的不适和痛苦。包括使用适当的镇静、镇痛或麻醉方法;禁止不必要的重复。

3. 在使用动物进行一些传染性疾病的研究时,必须保护好实验者和周围的环境,防止感染和污染。所以实验人员必须了解动物实验的原则和要求。

二、实验动物的福利待遇

实验动物是经人工饲养、繁育,对其携带的微生物及寄生虫实行控制,遗传背景明确或者来源清楚的,应用于科学研究、教学、生产和检定以及其他科学实验的动物。实验动物与其他各种动物是存在极大差别的,从它出生的那一刻起就一直被人类的活动所影响和掌控,它的存活完全依赖于人类,不管是日常的活动和生存环境还是最终的死亡,它存在的价值就是完完全全地贡献于人类。

实验动物虽然在某些方面区别于其他动物,但也像其他动物一样享有动物福利。动物福利分为两种,包括生理福利和心理福利。生理福利体现在动物在食物上享有不受饥渴的自由,生活环境应该舒适的自由,同时应享有不受痛苦伤害和疾病威胁的自由。心理福利在科学家通过多年的研究后总结认为,动物应享有生活无恐惧感和悲伤感的自由。

实验动物在医学发展中做出了巨大贡献,医学生对实验动物应有敬畏和感激之心,善待实验动物也是对医学生的基本要求。在进行动物实验时要遵循"3R"原则,即替代(replacement)、减少(reduction)原则和优化(refinement)原则。"替代"是指尽量使用无知觉的实验材料代替活体动物,或者使用低等动物代替高等动物进行实验的科学方法,而现在比较先进的做法是编写程序,运用计算机技术进行模拟实验,这在很大程度上是对实验动物福利的一种解放;"减少"即指在科学研究中进行整体动物实验时,使用比较少量的动物来获取同样多的实验数据或者使用一定数量的动物尽量获得更多实验数据的科学方法;"优化"则是指在进行实验设计时实验方案及指标选取的优化,以及实验过程中实验技能和实验条件的优化。如今这一原则已获得广大科研工作者的认同,这一观念也越来越深入人心。2005年,美国芝加哥伦理化研究国际基金会还在"3R"的基础上提出了"4R"原则,增加了responsibility(责任)作为第4个原则,要求人们在生物学实验中增强伦理观念,呼吁实验者对人类和动物都要有责任感。

（王传功　王　友）

第六章

医学机能学实验常用仪器及操作技术

第一节 实验室一般装置

一、电极

在进行电刺激或引导生物电信号时,电极是生物体与设备之间的电路连接环节。根据实验目的和实验精度的不同,选用不同的电极。一般电刺激或记录较强的信号时可选用普通电极;记录微弱生物电信号时可选用银/氯化银电极;记录细胞内生物电活动时应选用微电极。

1. 普通电极(金属宏电极) 普通电极是由同种金属材料制成的电极。电极的材料可选用不锈钢、银、镍、钨、铜等材料,形状制成针状、片状、钩状,电极的电阻很小。因普通电极的形态、用途、附属结构不同而具有不同的名称,如刺激电极、保护电极、记录电极等。普通电极易形成电极电位,影响实验记录结果(特别是低频谱成分),因此不能用于记录微弱生物电信号。

2. 银/氯化银电极 银/氯化银电极是用化学方法在银电极表面镀一层氯化银制成的电极。银/氯化银电极具有电极电位小的特点,电极噪声比普通电极小得多,用于引导微弱生物电信号。根据不同用途可将银/氯化银电极做成针状、盘状、杯状、片状。制备好的电极应避免光照、干燥和摩擦。

3. 微电极 微电极有金属微电极和玻璃微电极两类。金属微电极是一种除尖端以外的部分涂有绝缘漆或玻璃绝缘层的高强度金属细针。金属细针部分由钨、不锈钢或铂铱合金经拉制和在酸性电解液中电解腐蚀制成。金属微电极的尖端形状、绝缘状态难以保持一致,制备难度大,应用较少。玻璃微电极是用硬质玻璃管制成的微电极。根据需要可将玻璃微电极制成单管、双管或多管微电极。因制备相对容易,电极电阻相对一致,玻璃微电极被广泛应用于跨膜生物电活动的研究。

二、换能器

换能器是把非电能量转换成电量的装置,又称传感器。在机能学实验中,有许多被测量是非电量,如血压、肌肉收缩、体温变化等。为便于记录和分析上述各参量,需用换能器将它们转换成电参量。换能器的种类很多,如压力换能器、张力换能器、心音换能器、呼吸换能器等。机能学实验中最常用的是前两类换能器(图 6-1-1)。现分别介绍如下:

1. 压力换能器 主要用于测量血压、胃肠道内压等。换能器内部是一套桥式电路,即平衡电桥,该电桥部分由压力敏感元件构成,它可以把压力的变化转换成电阻值的变化。无外界压力作用时,电桥平衡,换能器输出为零;当外界压力作用于换能器时,敏感元件的电阻值发生改变,引起电桥失衡,即有电信号输出。信号的大小与外加压力的大小呈线性相关。

实验时要将换能器的测压管和侧管分别连接三通开关,防止液体泄漏。从换能器侧管缓缓注入抗凝液体,并排出换能器内的气泡。将换能器与大气相通以确定零压力基线,然后将换能器与充满抗凝液体的测压导管相通,即可进行压力测量。用完后应及时清除换能器内的液体或血液,并用蒸馏水轻轻洗净、晾干,以备再用。

2. 张力换能器　主要用于记录张力变化曲线。其工作原理与压力换能器相似。使用时用丝线一端与测量点连接,另一端与换能器的应变梁相连,尽量使受力方向与应变梁运动方向一致。开启记录、显示装置,选择适当的灵敏度,即可描记出收缩曲线。测量微弱张力时(如血管环张力),测量点与换能器的应变梁之间应用细金属丝连接。

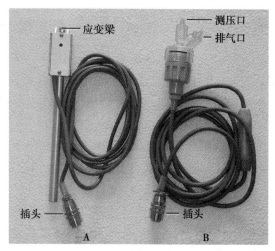

图 6-1-1　张力换能器和压力换能器
A. 张力换能器;B. 压力换能器。

三、电子刺激器与电刺激隔离器

电子刺激器按其输出方式可分为恒压刺激器和恒流刺激器。前者刺激量的大小是以电压表示的,一般用于对刺激定量要求不高或者在实验过程中实验对象的电阻抗变化不大的场合;后者刺激量的大小是以电流表示的,一般用于对刺激定量要求较高或实验过程中实验对象的电阻抗会明显改变的场合。在一般机能学实验教学中通常使用恒压刺激,因此,常用的刺激器多为恒压输出。

电刺激隔离器是刺激器的一个重要附件。目前普遍应用的是高频振荡隔离器或光电隔离器。高频振荡隔离器包含一个高频振荡器,振荡频率约为 15MHz。此振荡器由刺激器的输出电流方波供给其所需能量,刺激器输出方波幅度越大,则振荡越强,振荡电压幅度越大。振荡通过一个高频变压器耦合到次级,经二极管整流和电容滤波后输出。由于振荡频率很高,高频变压器的体积可以做很小,对地的分布电容小,隔离效果较好。在方波输出期间,振荡一直持续着,故输出方波没有平顶下降的缺点。另外振荡频率高,滤波电容可以很小,使脉冲上升、下降时间很短。

四、锌铜弓

锌铜弓是由锌条和铜条组成两臂,用锡在两者的一端焊接而成。当锌铜弓接触湿润的活体组织时,由于 Zn 较 Cu 活泼,易失去电子成为正极,使细胞膜超极化;而 Cu 得电子成为负极,使细胞膜去极化而兴奋。电流方向从 Zn →活体组织→ Cu 方向流动。常用于对神经肌肉标本施加刺激,以检查其兴奋性。

第二节　BL-420 系列生物机能实验系统

BL-420 生物机能实验系统是一台程序可控的,带 4 通道生物信号采集与放大功能,并集成高精度、高可靠性以及宽适应范围的程控刺激器于一体的设备。它由微机、BL-420 系统硬件及 TM_WAVE 生物信号采集与分析软件等 3 个主要部分构成。TM_WAVE 生物信号采集与分析软件利用微机强大的图形显示与数据处理功能,可同时显示 4 通道从生物体内或离体器官中探测到的生物电信号或张力、压力等生物非电信号的波形,并可对实验数据进行存储、分析及打印。

一、BL-420 生物机能实验系统软、硬件安装

BL-420 生物机能实验系统安装包括硬件安装和软件安装两部分。在使用 BL-420 生物机能实验系统进行实验之前,首先应该将 BL-420 系统硬件通过 USB 接口与计算机进行连接,并且在 Windows 操作系统下安装 BL-420 系统的设备驱动程序与 USB 版本的 TM_WAVE 生物信号采集与分析软件。

(一) 硬件安装

BL-420 生物机能实验系统硬件无须打开计算机机箱进行安装,只需使用 USB 接口连线将 BL-420 系统与计算机相连,并接好系统电源线,即完成系统的硬件连接。

(二) 软件安装

TM_WAVE 生物信号采集与分析软件对所运行的计算机系统建议配置硬件要求为:P4 2.8G CPU、512MB 内存、80G 硬盘;计算机软件环境要求安装有 WinXP 操作系统。具体安装步骤如下:

1. 启动计算机,进入到 WinXP 操作系统中。

2. 将 TM_WAVE 软件的安装光盘插入到计算机的光驱中。

3. 用鼠标右键单击 WinXP 操作系统左下角的"开始"按钮,在弹出菜单中选择"资源管理器"打开资源管理器应用程序,在资源管理器中找到 BL-420/820 软件的安装程序,一般放在"光盘:\ 泰盟软件 \BL-420S(420/820S)系统安装盘"子目录下。双击"setup.exe"安装程序开始软件安装,您可以跟随安装向导的提示完成软件安装。安装完成后,TM_WAVE 软件的快捷启动方式将被插入到 WinXP"开始"菜单的"程序"组件中以及操作系统桌面。

二、TM_WAVE 软件总体介绍

TM_WAVE 信号显示与处理软件以图形化的 WinXP 操作系统为基础,采用图形化的程序设计方法,在出色完成各项功能的基础上,以尽量方便用户使用为设计准则,使用户通过直接点击直观的、有意义的图标为主要操作手段,来完成大部分的功能。下面简单介绍软件使用的相关知识。

(一) 启动 BL-420 生物机能实验系统

开机进入 Windows 系统,双击 BL-420 生物机能实验系统图标，进入如图 6-2-1 所示主界面。

主界面从上到下依次主要分为:标题条、菜单栏、工具条、波形显示窗口、数据滚动条及反演按钮区、状态条等 6 部分;从左到右主要分为:标尺调节区、波形显示窗口和分时复用区 3 部分。在标尺调节区的上方是刺激器调节区,其下方是 Mark 标记区。分时复用区包括:控制参数调节区、显示参数调节区、通用信息显示区和专用信息显示区 4 个分区,它们分时占用屏幕右边相同的一块显示区域,可以通过分时复用区顶端的 4 个切换按钮在这 4 个不同用途的区域之间进行切换。

BL-420 软件主界面把复合显示窗口分成左、右两个视,每一个视均包含 6 个子窗口,它们从上到下分别是:时间显示窗口、4 个通道的波形显示窗口、数据滚动条及反演按钮区。左、右视的区分使在 BL-420 软件中同时具有了两套完整的波形显示系统。左、右视的大小并不固定,水平拉动左、右视分隔条可以同时改变左、右视的大小,一个视变大的同时另一个视变小,当把左、右视分隔条移动到最左边或最右边,那么其中一个视消失,另一个视变为最大。如果左、右视同时出现(图 6-2-1),在实时实验过程中,可以使用右视观察即时出现的波形,同时使用左视观察已记录波形,这样,在不暂停或停止实验的情况下,可以观察本次实验中任何时段的波形;在数据反演时,可以利用左、右视比较不同时段或不同实验条件下的波形,这些都是单视系统所无法达到的好处。BL-420 软件主界面上各部分功能清单参见表 6-2-1。

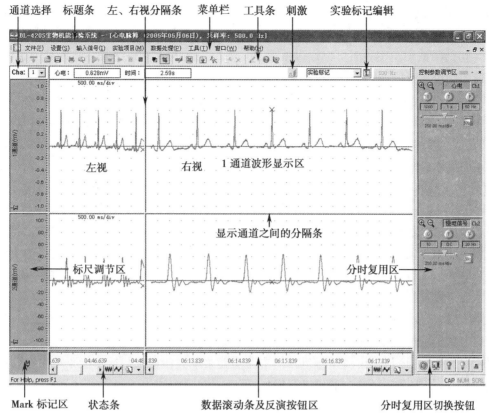

通道选择　标题条　左、右视分隔条　菜单栏　工具条　刺激　实验标记编辑

左视　　右视　　1 通道波形显示区

显示通道之间的分隔条

标尺调节区　　　　　　　　　　　　　分时复用区

Mark 标记区　　状态条　　数据滚动条及反演按钮区　　分时复用区切换按钮

图 6-2-1　TM_WAVE 生物信号采集与分析软件主界面

表 6-2-1　BL-420 软件主界面上各部分功能一览表

名称	功能	备注
刺激器调节区	调节电刺激器参数及启动、停止电刺激	包括两个按钮
标题条	显示 BL-420 软件的名称以及实验标题等信息	
菜单栏	显示所有的顶层菜单项,可以选择其中的某一菜单项以弹出其子菜单。最底层的菜单项代表一条命令	菜单栏中一共有 8 个顶层菜单项
工具条	常用命令的图形表示,使常用命令的使用变得方便、直观	其中含下拉式工具按钮
左、右视分隔条	用于分隔左、右视,也是调节左、右视大小的调节器	左、右视面积之和相等
实验标记编辑	用于编辑特殊实验标记,选择特殊实验标记,然后将选择的特殊实验标记添加到波形曲线旁边	包括特殊标记选择列表和打开特殊标记编辑对话框按钮
标尺调节区	在数据反演时调节软件放大倍数。选择标尺单位及调节标尺基线位置	
波形显示窗口	显示生物信号的原始波形或数据处理后的波形	
显示通道之间的分隔条	用于分隔不同的波形显示通道,也是调节波形显示通道高度的调节器	4 个显示通道的面积之和相等
分时复用区切换按钮	用于在五个分时复用区(硬件参数调节区、显示参数调节区、通用信息区、专用信息区和刺激参数调节区)中进行切换	
Mark 标记区	用于存放 Mark 标记和选择 Mark 标记	在光标测量时使用
状态条	显示当前系统命令的执行状态或一些提示信息	
数据滚动条及反演按钮区	用于实时实验和反演时快速数据查找和定位,反演时横向压缩或扩展波形	实时实验中显示简单刺激器调节参数

（二）生物信号波形显示窗口

1. 生物信号波形显示窗口的组成和调节 生物信号波形显示窗口有 4 个通道,可以同时观察 4 个通道的生物信号波形。实验时可以通过波形显示窗口之间的分隔条调节各波形显示窗口的高度。波形显示窗口高度调节的原则是:调节某一个显示窗口下部的通道分隔条以改变该窗口的显示高度,这种调节不影响该显示窗口上面显示窗口的大小,而只影响其下面波形显示窗口的高度,如果将本窗口的高度调窄,则在该窗口被调窄的过程中紧挨着它下面的显示窗口的高度变宽;如果将本窗口的高度调宽,则它下面显示窗口中离它最远的显示窗口的高度首先变窄,其次是次远的显示窗口。比如,我们调节 2 通道显示窗口下面的分隔条来变窄 2 通道显示窗口的高度,那么在 2 通道显示窗口变窄的同时,3 通道显示窗口的高度变宽;如果我们调节 2 通道显示窗口下面的分隔条使 2 通道的显示高度变宽,那么首先是 4 通道的显示高度变窄而不是 3 通道,直到 4 通道的高度变为零才会影响到 3 通道。

如果各个通道显示窗口的高度被调乱,这时可在任何一个显示窗口上双击鼠标左键,将该窗口变为最大化或者将其恢复到原始大小。在某一个通道显示窗口上双击鼠标左键,首先将这个窗口变为最大化,即其他显示窗口的高度均为零;然后,再在这个最大化的显示窗口上双击鼠标左键,将把所有的通道显示窗口恢复到初始大小。

2. 生物信号波形显示窗口的快捷功能菜单 在通道显示窗口中有一个快捷功能菜单可供选择。在信号窗口上单击鼠标右键时,软件将会完成两项功能:一是结束所有正在进行的选择操作和测量操作;二是将弹出这个通道显示窗口中所包含的快捷功能菜单。在这个快捷功能菜单中包含的命令大部分与通道相关,如果需要对某个通道进行操作,就直接在那个通道的显示窗口上单击鼠标右键,弹出与那个通道相关的快捷菜单。

区域选择是指在一个或多个通道显示窗口中选择一块区域,并且该区域以反色方式显示。很多功能与区域选择相关,包括显示窗口快捷菜单中的数据剪辑和数据导出功能;另外,在进行区域选择的同时,软件内部还完成了选择区域参数测量和选择区域图形复制等操作。区域选择的具体操作方法是:在将要选择区域的左上角按下鼠标左键确定选择区域的左上角,然后在按住鼠标左键不放的情况下向右下方拖动鼠标以选择区域的右下角,松开鼠标左键即完成区域选择操作。

下面对显示通道快捷菜单中每个命令进行详细介绍:

（1）数据导出、数据剪辑、图形剪辑:这三个命令属于数据提取的范畴,在"数据提取"部分作详细介绍。

（2）基线显示开关:该命令用于打开或关闭该通道的标尺基线（参考 0 刻度线）显示。

（3）门限显示开关:该命令用于打开或关闭频率直方图或序列密度直方图中用于选择分析数据范围的上、下门限线的显示。

（4）叠加波形开关:该命令在刺激触发方式下有效。它用于打开或关闭在刺激触发方式时得到的波形曲线的叠加波形显示,叠加波形以金黄色显示。当显示叠加波形时,在通道显示窗口的右上角将显示到目前为止刺激触发的总次数,也就是叠加次数。

（5）叠加平均波形开关:该命令在刺激触发方式下有效。它用于打开或关闭在刺激触发方式时得到的波形曲线的叠加平均波形显示。

（6）最近 10 次波形开关:该命令在刺激触发方式下有效。使用该命令可以打开或关闭最近 10 次刺激触发波形的显示。显示最近 10 次波形有助于对前后波形的比较。在同时显示的 10 次波形中,最上面的一条波形是时间最近的一条波形曲线,越下面的波形时间越远,每两条波形之间相隔 15 个像素值。

（7）比较显示:该命令用于打开或关闭通道的比较显示方式。比较显示是指将所有通道的波形一起显示在 1 通道波形显示区中进行比较。这个功能在进行神经干动作电位传导速度的测定实验中非常有用。

（8）信号反向：该命令用于将选择通道的波形曲线进行上下反向显示。

（9）平滑滤波：该命令用于对选择通道的显示波形进行平滑滤波。

（10）添加 M 标记：参见 Mark 标记选择区。

（11）添加特殊标记：该功能在实时实验和反演状态有效。在需要添加特殊标记处单击鼠标右键，此时弹出的窗口快捷菜单中该命令有效，选择该命令，将弹出"特殊标记编辑"对话框。在这个对话框的编辑框中输入新添加的特殊实验标记内容，然后按下"确定"按钮，该特殊实验标记将添加在单击鼠标右键的地方；如果按下"取消"按钮，那么此次添加无效。特殊实验标记不能超过 30 个汉字。

（12）拾取零值：用于调节由于传感器的漂移造成的基线偏移。在传感器无负荷的状态下，应用该功能，将当前传感器输出的数值作为参考零值，以消除因传感器漂移造成的测量误差。应用该功能将会单向减小测量范围。

3. 数据提取　数据提取是指从记录的原始实验数据中以某种形式（如图形、BL-420 格式数据、通用文本格式数据等）提取出有用的某一段或多段数据，并将其存储为其他格式文件或插入到其他应用程序。数据提取方式有 4 种，它们分别是：数据导出、数据剪辑、图形剪辑和区间测量数据结果的导出。

（1）数据导出：数据导出是指将选择的一段反演实验波形的原始采样数据以文本形式提取出来，并存入到相应的文本文件中。数据导出功能只有在对某个通道的实验数据进行了区域选择之后这个命令才变为可用状态。具体操作步骤如下：

1）在整个反演数据中查找需要导出的实验波形段。

2）将需要导出的实验波形段进行区域选择。

3）在选择的区域上单击鼠标右键弹出通道显示窗口快捷菜单，然后选择数据导出命令，就完成了选择段波形的数据导出。

执行数据导出命令后，得到选择波形段的原始采样数据以文本形式存入到 \BL-NewCentury\data 子目录下以 "datan.txt" 命名的文本文件中，其中 n 代表通道号，例如，从 1 通道上选择的数据段导出到 data1.txt 文本文件中，从 2 通道上选择的数据段导出到 data2.txt 文件中，以此类推。需要注意的是每次只能从原始波形中导出一段采样数据，如果重新选择一段波形数据并使用数据导出功能，那么上次导出的数据将被覆盖。

（2）数据剪辑：数据剪辑是指将选择的一段或多段反演实验波形的原始采样数据按 BL-420 的数据格式提取出来，并存入到指定名字的 BL-420 格式文件中。这种剪辑方法是实验结果处理的主要方法。由于数据剪辑提取的数据格式为 BL-420 数据格式，所以该剪辑数据可以被 BL-420 生物机能实验系统的软件所读取，并能继续在该数据上进行分析以及数据提取等操作。数据剪辑的具体操作步骤如下：

1）在整个反演数据中查找需要剪辑的实验波形。

2）将需要剪辑的实验波形进行区域选择。

3）按下工具条上的"数据剪辑"命令按钮，或者在信号显示窗口任意一点单击鼠标右键弹出快捷菜单并且选择数据剪辑功能，就完成了一段波形的数据剪辑。

4）重复以上 3 步，对不同波形段进行数据剪辑。

5）停止反演时，一个以 "cut.tme" 命名的数据剪辑文件将自动生成，存储在 \BL-NewCentury\data\ 子目录下，其文件扩展名为 tme。操作者也可以按自己设定的路径和文件名贮存。以后，可以使用打开反演数据文件的方法打开这个数据剪辑文件进行反演，也可以对这个剪辑后的数据文件再次进行数据剪辑。

（3）图形剪辑：图形剪辑是指从通道显示窗口中选择的一段波形连同从这段波形中测出的数据

一起以图形的方式发送到 Windows 操作系统的一个公共数据区内,将这块图形粘贴到 BL-420E+ 软件的剪辑窗口中或任何可以显示图形的 Window 应用软件如 Word、Excel 或画图中,方法是选择这些软件"编辑"菜单中的"粘贴"命令即可。图形剪辑的操作步骤如下:

1)在实时实验过程或数据反演中,按下"暂停"按钮使实验处于暂停状态,此时,工具条上的图形剪辑按钮 处于激活状态,按下该按钮将使系统处于图形剪辑状态;

2)对感兴趣的一段波形进行区域选择,可以只选择一个通道的图形或同时选择多个通道的图形;

3)进行区域选择以后,图形剪辑窗口出现,上一次选择的图形将自动粘贴进入到图形剪辑窗口中;

.4)选择图形剪辑窗口右边工具条上的退出按钮 退出图形剪辑窗口;

5)重复以上步骤剪辑其他波形段的图形,然后拼接成一幅整体图形,可以打印或存盘,也可把这张整体图形复制到其他应用程序,如 Word、Excel 中。

(4)区间测量数据结果的导出:关于区间测量的说明参见"数据处理菜单说明"中关于区间测量的介绍。在一次实验中使用区间测量进行数据测量时,区间测量的结果将以 Excel 文件的格式自动存储到当前目录的 data 子目录下,1 通道的测量数据存储为"result1.xls"文件,2 通道的测量数据存储为"result2.xls"文件,以此类推;同时,这些数据也以相同的文件名但后缀名为 txt 的形式存储为标准的 Windows 文本文件。

(三)菜单界面及功能介绍

1. 菜单栏功能介绍　在顶级菜单栏上一共有 8 个菜单选项,它们是:文件、设置、输入信号、实验项目、数据处理、工具、窗口及帮助。

(1)文件菜单:文件菜单中包含有打开、另存为、保存配置、打开配置、打开上一次实验配置、高效记录方式、安全记录方式、打印、打印预览、打印设置、最近文件和退出等 12 个命令。

1)打开:该命令用于打开一个反演数据文件。BL-420 系统数据文件默认地采用"年 - 月 - 日 - No.tme"的命名方法,No 是两位数字的文件编号,从 01 到 99 循环使用,文件后缀名为".tme"。选择该命令,将弹出打开文件对话框,直接在打开文件对话框中选择要打开的文件,然后按"打开"按钮就可以打开一个已存储文件。

2)另存为:该命令只在数据反演时起作用,同时可以将正在反演的数据文件另外起一个名字进行存储,或者将该文件存储到其他目录的位置。

3)保存配置:在 BL-420 生物机能实验系统中,用于可以自定义自己的实验模块。方法如下:首先根据实验老师自己设计的实验模块,通过通用"输入信号"菜单选择相应通道的相应生物信号,然后启动波形采样并观察实验波形,通过调节增益、时间常数、滤波和刺激器等硬件参数以及扫描速度来改善实验波形。在满意于自己的实验波形后,选择"保存配置"命令,系统会自动弹出"另存为"对话框,只需在这个对话框中输入自定义实验模块的名字,然后按下"保存"命令按钮,则当时选择的实验配置就被保存起来,自定义实验模块的名字以".mod"为后缀名,以后可以通过"打开配置"来启动自定义实验模块。

4)打开配置:选择该命令后,会弹出一个"自定义模块选择"对话框,从自定义模块名下拉式列表中选择一个原来存储的实验模块,然后按"确定"按钮,系统将自动按照这个实验模块存储的配置进行实验设置,同时启动实验。

5)打开上一次实验配置:当一次实验结束之时,本次实验所设置的各项参数均被存储到了计算机的磁盘配置文件 config.las 中,如果想要重复做上一次的实验而不想进行烦琐的设置,那么只需选择"打开上一次实验配置"命令,计算机将自动把实验参数设置成与上一次实验时完全相同。

6)打印:选择该命令,首先会弹出"定制打印"对话框(图 6-2-2)。"打印比例"组框中有 100%、70% 和 50% 三个可选项,100% 打印比例为正常打印,在这种情况下,在一张打印纸上只能打印一份图形。70% 打印比例在一张纸上打印两张图形,但需要在打印设置中将打印方向设置为横向,否则第二幅图形会超出打印纸的范围。50% 打印比例使打印出来的图形为原始图形大小的 50%,在这种打印方式下,我们可以指定图形在打印纸上的位置,也可以实现在一张打印纸上同时打印 4 份相同的图形,可以有效地节约打印纸。用户可以任意指定打印通道,凡是在通道号前面打一个小勾"√",即认为该通道需要被打印。默认情况下,TM_WAVE 软件自动选择有数据显示的通道为打印通道。

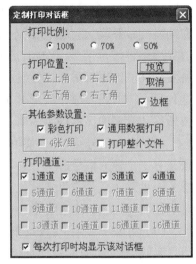

图 6-2-2　"定制打印"对话框

"打印位置"选项只有在 50% 打印比例时有效,该选项用于设定打印图形的位置。"其他参数设置"组框中包括 4 个可设置参数:"彩色打印""通用数据打印""4 张 / 组"和"打印整个文件"。"彩色打印"选项是指按照屏幕上波形显示的颜色进行打印,如果安装的是黑白打印机,最好不要选择这个参数,否则将得到较差的打印效果。"通用数据打印"选项是在每一个通道下面打印出从该通道测量出的通用数据,包括最大值、最小值和平均值等。"4 张 / 组"选项只有在打印比例为 50% 时有效,设置这个参数,将在一张打印纸上打印出 4 幅相同的图形。"打印整个文件"选项可把反演的整个数据文件打印出来,一般而言不要轻易设置这个参数,比较好的做法是用数据剪辑功能将有用的数据剪辑在一起组成一个较小的数据文件,然后再使用"打印整个文件"功能。

7)打印预览:选择该命令,首先会弹出"定制打印"对话框,根据该对话框选择好打印参数之后,按下"预览"命令按钮可以进入到打印预览状态,打印预览显示的波形与从打印机打印出的图形是一致的。

(2)设置菜单:包括工具条、状态条、实验标题、实验人员、实验相关数据、记滴时间、光标类型和定标等 17 个菜单选项,其中工具条、显示方式、显示方向和定标等子菜单下还有二级子菜单。

1)工具条:选择该菜单选项,将弹出工具条菜单的子菜单,该子菜单内包含标准工具条、分时复用区和定制三个命令。标准工具条命令用于打开和关闭标准工具条。分时复用区命令用于打开和关闭主界面右边的分时复用区窗口。定制命令用于定制菜单项或工具条。

2)状态条:状态条命令用于打开或关闭 TM_WAVE 软件窗口底部显示信息的状态条。

3)实验标题:选择该命令后,将弹出"设置实验标题"对话框,可以通过该命令来改变实验标题,并且可以为同一个实验设置第二个实验标题。

4)实验人员:该命令用于设定实验人员名字,它对学生实验中的网络打印特别有用,否则学生将很难从网络打印中找到自己打印的实验图形,因为很多学生都共享一台网络打印机。

5)实验相关数据:可以通过该命令来设置一些与实验相关的实验参数。

6)记滴时间设置:选择该命令,将弹出"记滴时间选择"对话框。它用于选择统计记滴的单位时间,即每次在选定的时间间隔内统计液体滴数。如果选择"影响尿生成的因素"实验模块,那么 BL-420 软件不仅实时地统计尿滴的总数,而且统计单位时间的尿滴数。

在实时实验中,每次添加特殊实验标记时,即使计时的单位时间已经经过一段时间,也将重新开始计时,以统计下一个单位时间内的尿滴数。

7)数据剪辑方式:该菜单包含两个命令——单通道数据剪辑和多通道数据剪辑。单通道数据剪辑只剪辑选择通道数据形成一个新的".tme"文件。这个功能非常有用,它使我们可以从多通道数据中只提取我们感兴趣通道的有用数据。多通道数据剪辑所剪辑的数据与原始数据具有相同的记录通道数。

8）显示方式:TM_WAVE 软件内部支持 3 种显示方式。①连续扫描方式是指波形从左向右或从右向左连续移动,这是默认的显示方式;②示波器方式是指波形从左向右移动,波形移动到屏幕的右边界后整屏波形消失,新的波形又从左边出现向右移动,这种方式与传统示波器上的方式相似,刺激触发采样的波形都采用这种显示方式;③扫描显示方式是指以心电监护仪的工作方式进行波形显示,这种显示方式是指整个波形并不移动,每次只刷新需要改变的一部分波形。这种显示方式可以减少波形移动带来的显示抖动感觉,较少使用。

（3）输入信号菜单:该菜单中包括有 1~4 通道菜单项,它们与硬件输入通道相对应,每一个菜单项又有一个输入信号选择子菜单,每个子菜单上包括多个可供选择的信号类型,当为某个输入通道选择了一种输入信号类型之后,这个实验通道的相应参数就被设定好了,这些参数包括:采样率、增益、时间常数、滤波、扫描速度等。

（4）实验项目菜单:该菜单包含 9 个子菜单项,它们分别是肌肉神经实验、循环实验、呼吸实验、消化实验、感觉器官实验、中枢神经实验、泌尿实验、药理学实验模块和病理生理学模块。当选择了一个实验模块之后,系统将自动设置该实验所需的各项参数,包括采样通道、采样率、增益、时间常数、滤波以及刺激器参数等,并且将自动启动数据采样,使实验者直接进入到实验状态。当完成实验后,根据不同的实验模块,打印出的实验报告包含有不同的实验数据。

（5）数据处理菜单:数据处理菜单中包括微分,积分,频率直方图,频谱分析,三维频谱分析,记滴趋势图,计算直线回归方程,计算 PA_2、PD_2 和 PD_2',计算药效参数 LD_{50}、ED_{50},计算半衰期,t 检验,细胞放电数测量,心肌细胞动作电位测量和血流动力学参数测量等命令。

1）微分:微分命令用于设置微分参数并启动微分处理功能。单击该命令后,将弹出"微分参数设置"对话框。利用对话框中的调节按钮来设置微分参数,如果满意于设置,请按"确定"按钮确认选择;如果不想显示微分图形或不满意于设置,请按"取消"按钮撤销选择。打开微分通道之后,如果又想关闭它,只需再次选择微分命令,在弹出的"微分参数设置"对话框中选择"关闭"按钮即可。

2）积分:积分命令用于设置积分参数并启动积分处理功能。单击该命令后,将弹出"积分参数设置"对话框。可以利用对话框中的调节按钮来设置积分参数和积分方式,其中积分方式分为:正常积分、正波积分、负波积分和绝对值积分四种:①正常积分是按照数学上的积分公式进行积分处理;②正波积分是只取 Y 值为正的信号进行积分,而忽略 Y 值为负的信号;③负波积分是只取 Y 值为负的信号进行积分,而忽略 Y 值为正的信号;④绝对值积分是在对 Y 值为负的信号进行了取绝对值处理后再进行积分处理,因而积分的结果始终为正。绝对值积分在生物机能实验中用得较多。

选择了积分参数和积分方式后,按"确定"按钮确认选择;如果不想显示积分图形或不满意于所选的设置,按"取消"按钮撤销选择;打开了积分通道之后又想关闭它,只需再次选择积分命令,然后在弹出的"积分参数设置"对话框中选择"关闭"按钮。

3）频率直方图:频率直方图命令用于设置频率直方图的参数并启动频率直方图处理功能。单击此命令后,将弹出"频率直方图设置"对话框,利用该对话框中的调节按钮来设置其参数,满意于所选的设置后,按"确定"按钮确认选择。此时,在需要对其进行直方图处理的通道（比如 1 通道）上显示两条水平直线,这两条直线用于确定信号分析的上、下门限,绝对值幅度超出上门限或小于下门限的信号将不被处理（这样就可以避免一些小的干扰信号对频率直方图的影响）。用鼠标上下移动来调节这两条水平直线的位置,调节的方法是在上或下门限水平线附近按下鼠标左键,然后在按住鼠标左键不放的情况下上下移动鼠标,就可以按照操作者的需要随时改变频率直方图分析的上、下门限,在改变上或下门限的同时,所计算出的频率直方图波形也跟随变化。

如果不想显示频率直方图或不满意于所选的设置,可按"取消"按钮撤销选择;打开了频率直方图通道之后,又想关闭它,只需再次选择频率直方图命令,然后在弹出的"频率直方图参数设置"对话框中选择"关闭"按钮。

4）面积直方图：意义与积分相似，操作与频率直方图相同。

5）频谱分析：生物信号是多种频谱成分组成的复合信号，频谱分析对研究生物信号的频谱能量分布有重要意义。当单击此命令后，将弹出"频谱分析参数设置"对话框。利用对话框中的调节按钮来设置其参数，取得满意的设置后，按"确定"按钮确认选择；如果不想显示频谱分析图或不满意所选的设置，按"取消"按钮撤销选择；打开了频谱分析通道之后，又想关闭它，只需再次选择频谱分析命令，然后在弹出的"频谱分析参数设置"对话框中选择"关闭"按钮。只有在频谱分析通道打开之后，"关闭"按钮才可以使用。

6）计算直线回归方程：该命令用于计算任意给定两组数据的直线回归方程。选择该命令，将弹出"计算直线回归方程"对话框。只需在"计算直线回归方程"对话框的原始数据框中输入(X_i, Y_i)，选择正确的回归点数，然后按"计算"按钮，即可计算出指定点数的直线回归方程以及这组数据的相关系数和标准差。直线回归方程的形式为：$y=a+bx$。回归点数的选择范围为2~20点，默认值为20点。如果输入的"回归点数"值小于20，比如输入5，那么计算机自动从前5个(X_i, Y_i)编辑框中取值进行计算。

7）计算PA_2、PD_2和PD_2'：该命令用于计算药物的拮抗参数PA_2、PD_2和PD_2'。

8）计算药效参数LD_{50}、ED_{50}：该命令用于计算某种药物的半数致死量LD_{50}（或半数有效量ED_{50}）。由于LD_{50}和ED_{50}的计算方法完全相同，因此只给出一个计算对话框即可，需要注意的是，计算ED_{50}时，在"死亡动物数"栏目下实际输入的是有效动物数即可。选择该命令，将弹出"用寇氏法计算LD_{50}（ED_{50}）"对话框。按照要求在对话框中输入相关数据并选择正确的"有效实验组数"，然后按"计算结果"按钮，计算机将自动计算出LD_{50}（或ED_{50}）以及其95%的置信限。

9）计算半衰期：该命令用于计算某种药物在血液中的半衰期及消除速率常数。选择该命令，会弹出"半衰期计算"对话框。按照要求在对话框中输入相关数据，然后按"计算"按钮，计算机将自动计算出半衰期及其消除速率常数。

10）t检验：选择该命令，会弹出"t检验计算"对话框。按照要求在对话框中输入相关数据，然后按"计算"按钮，计算机将自动计算出t值和P值。

（6）工具菜单：工具菜单的作用是集成Windows操作系统中的工具软件和其他Windows应用软件，如记事本、画图、Windows资源管理器、计算器、Excel、Word等。选择工具菜单上的某一个命令，将直接从TM_WAVE软件中启动选择的Windows应用程序。如要启动画图软件，然后将区域选择的图形复制到画图软件中进行拼接，那么选择工具菜单中的画图命令将直接进入到画图程序，在画图的"编辑"菜单中选择"粘贴"命令，即可将选择的图形连同数据一起复制到画图软件中。当第一次安装TM_WAVE软件后，在工具菜单中有5个默认的工具，分别是：记事本、画图、Windows资源管理器、计算器和软件公司网站，因为这5个工具都是Windows操作系统内部集成的，只要计算机使用的是Windows操作系统，那么一旦安装TM_WAVE软件之后便可以使用这些工具。

2. 工具条功能介绍　TM_WAVE软件的工具条上一共有24个工具条按钮，代表着24条不同的命令。这些命令（从左向右）分别代表着系统复位、拾取零值、打开、另存为、打印、打印预览、打开上一次实验配置、数据记录、开始、暂停、停止等命令。下面将对在实验中常用的工具条按钮做详细的介绍。

（1）■ 系统复位：选择系统复位命令将对BL-420生物机能实验系统的所有硬件及软件参数进行复位，即将这些参数设置为默认值。

（2）■ 打开反演数据文件：该命令与"文件"菜单中的"打开"命令功能相同。

（3）■ 另存为：该命令与"文件"菜单中的"另存为"命令功能相同。

(4) ▇打印:该命令与"文件"菜单中的"打印"命令功能相同。

(5) ▇打印预览:该命令与"文件"菜单中的"打印预览"命令功能相同。

(6) ▇打开上一次实验配置:该命令与"文件"菜单中的"打开上一次实验配置"命令功能相同。

(7) ▇记录:该命令通过按钮标记的不同变化来表示两种不同的状态。当记录命令按钮的红色实心圆标记处于蓝色背景框内时,说明系统现在正处于记录状态,否则系统仅处于观察状态而不进行观察数据的记录。

(8) ▇启动:选择该命令,将启动数据采集,并将采集到的实验数据显示在计算机屏幕上;如果数据采集处于暂停状态,选择该命令,将继续启动波形显示。

(9) ▇暂停:选择该命令后,将暂停数据采集与波形动态显示。

(10) ▇停止实验:选择该命令,将结束当前实验,同时发出"系统参数复位"命令,使整个系统处于开机时的默认状态,但该命令不复位您设置的屏幕参数,如通道背景颜色,基线显示开关等。

(11) ▇切换背景颜色:选择该命令,显示通道的背景颜色将在黑色和白色这两种颜色中进行切换。

(12) ▇格线显示:这是一个双态命令,当波形显示背景没有标尺格线时,单击此按钮可以添加背景标尺格线;当波形显示背景有标尺格线时,单击此按钮可以删除背景标尺格线。

(13) ▇区间测量:该命令用于测量任意通道波形中选择波形段的时间差、频率、最大值、最小值、平均值、峰峰值、面积、最大上升速度(dmax/dt)及最大下降速度(dmin/dt)等参数,测量的结果显示在通用信息显示区中。

(14) ▇打开 Excel:选择该命令,将打开 Excel 电子表格。使用这个命令打开 Excel 电子表格后,Excel 电子表格就和 TM_WAVE 软件之间建立了一种联系,以后的区间测量,心肌细胞动作电位测量和血流动力学测量的结果将会自动被写入 Excel 电子表格中。

(15) ▇添加通用标记:在实时实验过程中,单击该命令,将在波形显示窗口的顶部添加一个通用实验标记,其形状为向下的箭头,箭头前面是该标记的数值编号,编号从 1 开始顺序进行,箭头后面则显示添加该标记的时间。

(16) ▇心电图参数测量子命令按钮:用于手动测量某一通道心电图参数。具体操作如下:

1)用鼠标左键单击该子命令按钮。

2)选择屏幕右侧分时复用区处于专用信息显示状态。

3)打开 Excel 并使 Excel 表格最小化。

4)用区域选择的方法选择两相邻 P 波之间的区域。

5)单击鼠标右键弹出心电图参数测量快捷菜单,从中选择"整体测量"选项,心率等 13 项心电图测量结果显示于专用信息显示区,并存于 Excel 表格中。

3. 实验标记编辑的使用 实验标记编辑区包括实验标记编辑组合框和打开实验标记编辑对话框两个项目。

实验标记编辑组合框的功能非常强大,您既可以从中选择已有的实验标记,也可以按照自己的需要随时输入,然后按"Enter"键确认新的输入,新的输入自动加入标记组中。如果某个实验模块本身预先设置有特殊实验标记组,当选择这个实验模块时,实验标记编辑组合框就会列出这个实验模块中所有预先设定的特殊实验标记。

单击打开实验标记编辑对话框按钮,将弹出"实验标记编辑"对话框。在这个对话框中可以对实验标记进行预编辑,包括增加新的实验标记组,增加或修改新的实验标记;也可以直接从中选择一个预先编辑好的实验标记组作为实验中添加标记的基础,选择标记组中所有的实验标记将自动添加到特殊实验标记编辑组合框中。

4. 分时复用区功能介绍 在 TM_WAVE 软件主界面的最右边是一个分时复用区,参见图 6-2-1。在该区域内包含 5 个不同的分时复用区域:控制参数调节区、显示参数调节区、通用信息显示区、专用信息显示区以及刺激参数调节区,它们通过分时复用区底部的切换按钮进行切换。◉按钮用于切换到控制参数调节区,按钮用于切换到显示参数调节区,按钮用于切换到通用信息显示区,按钮用于切换到专用信息显示区,按钮用于切换到刺激参数调节区。下面介绍一下控制参数调节区的使用。控制参数调节区是 TM_WAVE 软件用来设置 BL-420 系统的硬件参数以及调节扫描速度的区域,对应于每一个通道有一个控制参数调节区,用来调节该通道的控制参数,参见图 6-2-3。

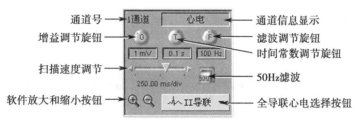

图 6-2-3 一个通道的控制参数调节区

(1) 通道信息显示区:用于显示该通道选择信号的类型,如心电、压力、张力、微分等。当您选定一种信号之后,信号名称就已经确定。

(2) 增益调节旋钮:用于调节通道增益(放大倍数)挡位。具体的调节方法是:在增益调节旋钮上单击鼠标左键将增大一挡该通道的增益,而单击鼠标右键则减小一挡该通道的增益。

(3) 时间常数调节旋钮:用于调节时间常数的挡位。具体的调节方法是:在时间常数调节旋钮上单击鼠标左键将减小一挡该通道的时间常数,而单击鼠标右键则增大一挡该通道的时间常数。更改某一通道的时间常数值之后,时间常数调节旋钮下的时间常数显示区将显示时间常数的当前值。

(4) 滤波调节旋钮:用于调节低通滤波的挡位。具体的调节方法参见时间常数调节旋钮的调节方法。

(5) 扫描速度调节器:其功能是改变通道显示波形的扫描速度。

(6) 50Hz 滤波按钮:用于启动 50Hz 抑制和关闭 50Hz 抑制功能。50Hz 信号是交流电源中最常见的干扰信号,如果 50Hz 干扰过大,会造成有效的生物机能信号被 50Hz 干扰淹没,无法观察到正常的生物信号。此时,需要使用 50Hz 滤波来削弱电源带来的 50Hz 干扰信号。

(7) 软件放大和缩小按钮:用于实现信号波形的软件放大和缩小;最大软件放大倍数为 16 倍,最大软件缩小到原来波形的 1/4。

(8) 全导联心电选择按钮:用于打开和关闭全导联心电信号,可以通过下拉式按钮选择标准 12 导联心电中的任何一种,也可以关闭全导联心电输入。

5. 图形剪辑窗口介绍 图形剪辑是指从通道显示窗口中选择的一段波形连同从这段波形中测出的数据一起以图形的方式发送到 Windows 操作系统的一个公共数据区内,以后可以将这块图形粘贴到 BL-420 生物机能实验系统的剪辑窗口或任何可以显示图形的 Window 应用软件如 Word、Excel 或画图中。图形剪辑一是为了实现不同软件之间的数据共享;另一个目的是将多幅波形图剪辑在一起,形成一张拼接图形,然后打印。

(1) 图形剪辑的操作步骤

1) 在实时实验过程或数据反演中,按下"暂停"按钮使实验处于暂停状态,此时工具条上的图形剪辑按钮处于激活状态,按下该按钮将使系统处于图形剪辑状态。

2) 对感兴趣的一段波形进行区域选择,可以只选择一个通道的图形或同时选择多个通道的图形。

3）进行区域选择以后，图形剪辑窗口出现，上一次选择的图形将自动粘贴进入到图形剪辑窗口中。

4）选择图形剪辑窗口右边工具条上的退出按钮 ，退出图形剪辑窗口。

5）重复步骤1）、2）、3）、4）剪辑其他波形段的图形，然后拼接成一幅整体图形，此时您可以打印或存盘，也可把这张整体图形复制到其他应用程序，如 Word、Excel 中。

（2）图形剪辑窗口介绍：图形剪辑窗口是 BL-420 生物机能实验系统的一个特色，可以在该窗口中完成一些基本的图形操作。进入图形剪辑窗口的方法有二：一是执行图形剪辑操作后自动进入；二是选择工具条上的"进入图形剪辑窗口"命令按钮 或选择"窗口"菜单上的"图形剪辑窗口"命令。退出图形剪辑窗口的方法只能是选择图形剪辑工具条上的退出命令按钮 。下面对图形剪辑窗口（图 6-2-4）做全面的介绍。

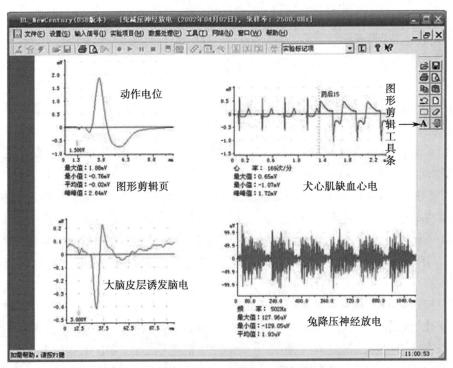

图 6-2-4　BL-420 系统中的图形剪辑窗口的构成

图形剪辑窗口分为图形剪辑页和图形剪辑工具条两部分。图形剪辑页在图形剪辑窗口的左边，占图形剪辑窗口的大部分空间，图形剪辑页用于拼接和修改从原始数据通道剪辑的波形图。剪辑的图形只能在剪辑页的白色区域内移动。当刚进入图形剪辑窗口的时候，图形剪辑工具条上的大部分命令按钮处于不可用的灰色，这是因为图形剪辑工具条上的命令按钮与图形剪辑页相联系，只有选择了图形剪辑页后，图形剪辑工具条上的命令按钮才可以使用。选择图形剪辑页的方法是在图形剪辑页的任意位置单击鼠标左键。下面将对常用的命令按钮分别进行说明：

1） 打开已存储位图文件（bmp 文件）：这个命令与通用工具条上的打开文件命令类似，但其打开的文件类型不同。选择该命令，将弹出"打开"对话框，该对话框只显示以".bmp"为后缀名的文件。BMP 文件为 Windows 通用格式的位图文件类型，这种格式的文件不仅可以在 BL-420 生物机能实验系统的图形剪辑窗口中打开，也可以在通用的 Windows 绘图软件，如画图中打开。

2） 另存为：它与"文件"菜单中的"另存为"命令相似，但是在图形剪辑窗口中选择这个命令，将把图形剪辑页中的当前图形存储到文件中保存，以后可以在图形剪辑页中重新打开这个文件，或者在 Windows 的其他应用软件中打开或插入这个图形。

3）🔍打印预览：与"文件"菜单中的"打印预览"命令功能相似，用于显示图形剪辑页中图形的打印预览波形。

4）📋复制选择图形：在没有选择图形剪辑页上任何一块图形区域的情况下，该功能不可使用，当您使用图形剪辑工具条上的"选择并移动"命令从图形剪辑页上选择了一块图形区域，该命令变得可用。该命令可将选择的一块图形区域复制到 Windows 剪辑板中，然后选择图形剪辑页中的"粘贴"功能将复制的图形再一次放入到图形剪辑页中，也可以在任何的 Windows 应用程序，如 Word、Excel 中选择粘贴命令，将所选择的图形插入到这些应用程序中以实现 Windows 中数据共享的强大功能。

5）📋粘贴选择区域：该命令将 Windows 公共数据存储区——剪辑板中的数据插入到图形剪辑页中。可以通过这个命令将 Windows 剪辑板中的图形粘贴到图形剪辑页的左上角。使用上面介绍的"复制"功能可以改变 Windows 剪辑板中的内容。

6）↩撤销上一次操作：如果使用了图形剪辑工具条上的"粘贴""刷新""选择并移动""擦除""写字"等功能，将可能改变剪辑页上原来的图形显示，但改变显示的操作可能是误操作带来的剪辑页改变。此时可以通过这个"撤销"命令来取消上一次的操作，这样剪辑页将恢复到原来的显示。

7）📄刷新整个剪辑页：选择这个命令将清空整个剪辑页，即将剪辑页上所有图形全部擦掉，只留下一张空白的剪辑页。

8）▦选择并移动：可以使用这个命令在图形剪辑页上选择一块区域，然后复制它或者将其移动到图形剪辑页的其他位置。当选择这个命令后，在剪辑页中移动的鼠标将变为一个中空的"十"字，首先移动鼠标到您需要选择区域的左上角，然后按下鼠标左键；在按住鼠标左键不放的情况下移动鼠标选择区域的右下角，此时有一个虚线方框随着鼠标的移动而移动，虚线方框代表选择的区域，见图6-2-5。选择好区域以后，松开鼠标左键即完成了图形剪辑页的区域选择。此时，图形剪辑条上的"复制"功能变得可用。如果将鼠标移动到这块剪辑区域上，鼠标将变为一只手的形状🖐，表明可以移动这块选择的区域。在剪辑页中，刚粘贴或刚选择的区域都是可以移动的区域，可以通过"撤销"命令取消上一次的"选择并移动"操作。

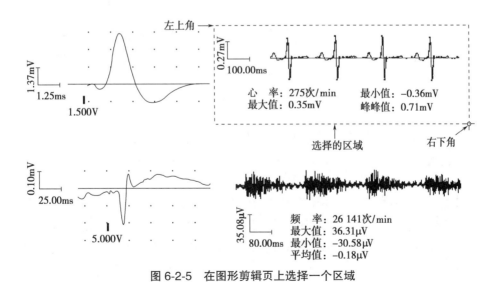

图 6-2-5　在图形剪辑页上选择一个区域

9）✏擦除选择区域：选择该命令后，在剪辑页中移动的鼠标将变为一个中空的"十"字，使用与"选择并移动"命令相同的方法选择需要擦除的区域，松开鼠标左键将擦除选择的区域。

10）🅰写字：该命令可以在图形剪辑页上写字，比如为了给某一个图形加以注释。选择该命令后，在剪辑页中移动的鼠标将变为一个中空的"十"字,使用与"选择并移动"命令相同的方法选择写字区域,松开鼠标左键将出现一个矩形的写字区域,有一个文本光标在写字区域内闪烁,指定写字的位置,参见图6-2-6。书写完注释后,在剪辑页上写字区域以外的任何地方单击鼠标左键,将完成本次写字操作。

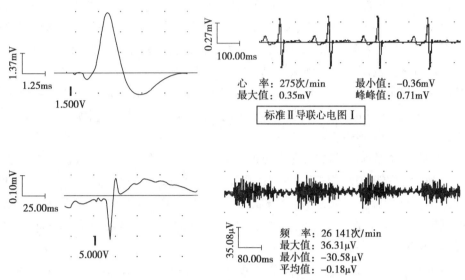

图 6-2-6　在图形剪辑页上写字

11）回退出:该工具条按钮代表退出图形剪辑页命令。选择该命令将从图形剪辑页中退出,并显示正常的通道显示窗口。选择这个命令是唯一退出图形剪辑页的方法。

6. 数据滚动条及反演按钮区　数据滚动条及反演按钮区在系统主界面通道显示窗口的下方（图6-2-7）。

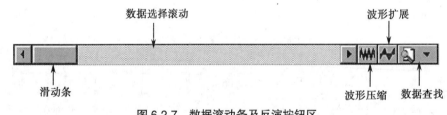

图 6-2-7　数据滚动条及反演按钮区

在 BL-420 生物机能实验系统中,波形曲线可以在左、右视中同时观察。在左、右视中各有一个数据滚动条及反演按钮区,它们的功能基本相同,只是在实时实验的过程中有一些差别,表现为在实时实验过程中右视的滚动条被用作简单刺激参数调节区。

（1）数据选择滚动条:数据选择滚动条位于屏幕的下方,它的作用是通过对滚动条的拖动,来选择实验数据中不同时间段的波形进行观察。该功能不仅适用于反演时对数据的快速查找和定位,也适用于实时实验中,将已经推出窗口外的实验波形重新拖回到窗口中进行观察、对比（仅适用于左视的滚动条）。

（2）反演按钮:反演按钮位于屏幕的右下方,平时处于灰色的非激活状态,当进行数据反演时,反演按钮被激活。有 3 个数据反演按钮,它们分别是:波形压缩和波形扩展两个功能按钮和一个数据查找菜单按钮。

波形压缩:波形压缩命令是对实验波形在时间轴上进行横向压缩,便于观察波形的整体变化规律。

　　波形扩展:波形横向扩展命令是对实验波形在时间轴上进行横向扩展,便于观察波形的细节。

　　数据查找:这是为便于实验结果查找设计的一个菜单按钮,在该按钮的右边有一个下拉箭头,指示这个按钮可以进行展开。用鼠标左键单击这个按钮时,在这个按钮上方弹出一个数据查找菜单,有按时间查找、按通用标记查找和按特殊标记查找 3 种查找方式。

　　1）按时间查找:选择"按时间查找"命令时,会弹出一个"按时间查找"对话框。对话框中,最上面的文件记录时间是指所打开的反演数据文件所记录的时间长度(比如 1 小时 10 分)。这个文件记录时间给出了进行数据查找的时间范围,即从 0 到文件记录时间。在文件记录时间的下方是请操作者自己输入的查找时间,比如要查找 10 分 28 秒位置的数据,在查找时间输入框中输入:10 分 28 秒,然后按"确定"按钮,系统自动将数据定位在 10 分 28 秒处,并且自动刷新屏幕显示。需要注意的是,所查找的位置以显示窗口的最左边为基准,并且查找点为显示数据的起点。

　　2）按通用标记查找:选择"按通用标记查找"命令时,会弹出一个"按通用标记查找"对话框。在"通用标记查找"对话框上方显示通用标记总数,这个数值表明了能够选择的查找范围,从 0 到通用标记总数。如果通用标记总数为 0,说明在实验过程中没有添加通用实验标记,当然也就不能进行查找了,此时"确定"按钮变灰,表示查找功能不能使用。如果通用标记总数不为 0,就可以指定一个在通用标记总数范围内的通用标记号进行查找。

　　3）按特殊标记查找:按特殊标记查找是最常用的查找方式。选择"按特殊标记查找"命令时,会弹出一个"按特殊标记查找"对话框。该对话框上方显示特殊标记总数。在标记总数的下面有一个只读编辑框,用于显示当前选择的特殊实验标记,在编辑框的下面是实验过程中添加的全部特殊实验标记的列表。如果要查找某一个特殊实验标记,只需要使用鼠标左键单击需要选择的特殊实验标记,此时该特殊实验标记将进入列表框上面的只读编辑框中,按"确定"按钮,就可以完成此次查找。如果特殊实验标记总数为 0,说明在实验过程中没有添加过特殊实验标记,无法进行特殊实验标记的查找。

　　7. 电刺激器设置

　　(1) 刺激器调节区:刺激器调节区内部包含两个与刺激器调节相关的按钮,分别是"打开刺激器调节对话框"按钮和"启动 / 停止刺激器"按钮(图 6-2-8)。

　　打开刺激器调节对话框按钮:打开刺激器调节对话框按钮用于打开或关闭刺激器设置对话框。刺激器设置对话框中有"电刺激"和"程控"两个属性页,每个属性页相当于一个子对话框。

　　启动 / 停止刺激器按钮:用于启动或停止电刺激。如果选择的刺激方式为单刺激、双刺激或串刺激,那么每单击该按钮一次,刺激器将发出一次组合的刺激;如果选择的刺激方式为连续刺激,单击该按钮,将不停地连续发出刺激,直到再一次按下这个按钮时才会停止连续刺激。

　　(2) 电刺激属性页:使用"电刺激"属性页来设置刺激器的各参数。各刺激参数的详细介绍见本章第一节"三、电子刺激器与电刺激隔离器"。除刺激模式和刺激方式列表框外,电刺激属性页中的每一个元素具有图 6-2-9 的形式。实验中根据具体刺激条件调节每一个元素。

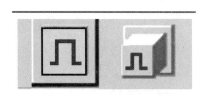

图 6-2-8　刺激器调节区

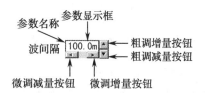

图 6-2-9　刺激器对话框电刺激属性页的元素分解图

　　当对话框元素的粗调按钮与微调按钮变为浮雕形式时,表明该参数此时无效,也不能被调节。某个参数当前的有效性主要由刺激方式确定。

三、BL-420 生物机能实验系统使用操作

（一）开机

1. 开机前检查实验所用的传感器、信号输入线、刺激输出线是否与相应通道连接。

2. 开启实验台电源、显示器、计算机电源,计算机进入视窗操作系统,屏幕显示 BL-420 生物机能实验系统图案。

3. 接通 BL-420 生物机能实验系统放大器电源。

4. 用鼠标左键双击 BL-420 生物机能实验系统图案,软件进入 BL-420 生物机能实验系统主界面。

（二）实验

实验过程一般包括实时实验和反演两个阶段。实时实验包括信号的换能、放大、采集、标记、数据处理和存储,通过这一过程将生物信号转变为原始数据存于硬盘。标记是实时实验过程中对实验条件改变所做的便于反演时查找的记号,可采用通用标记和特殊实验标记两种:通用标记是以标记序号和标记符号(如箭头)组成的标记,特殊实验标记是以文字和标记符号组成的标记。反演是对原始信号再现的过程,在反演过程中对原始信号进行剪辑提取,形成简洁的剪辑资料,便于打印和书写实验报告。实验过程中,应根据具体实验内容,选择相关操作(详见本节相关内容),进行实验。实验完毕后,用鼠标左键单击软件主界面右上角"×"号,或选择顶级菜单"文件"中"退出",系统回到视窗界面。

（三）关机

按视窗操作系统要求关闭计算机、显示器、实验台电源。

四、注意事项

1. BL-420 生物机能实验系统因版本不同,操作可有一定差别,应根据具体版本灵活运用。

2. 防止液体滴溅到仪器上而损坏仪器,保持实验台面及地面干燥。

3. 实验台面及地面应尽量减少动物绒毛。

4. 仪器应接地良好。

第三节　动物呼吸机

一、HX-300S 动物呼吸机工作原理

HX-300S 动物呼吸机是定容型正式呼吸,以电机为动力,由驱动电路控制,有节律地输出气流,经吸气管进入动物肺内,使肺扩张以达到气体交换的目的。与人用呼吸机类似,该动物呼吸机可以给出不超出肺部压力的正确的潮气量。

二、HX-300S 动物呼吸机性能指标

1. 潮气量　1~300mL 可调。

2. 吸呼时比　(1~5):(1~5)(吸、呼值均可在 1~5 调节,共有 25 种吸呼时比可调)。

3. 呼吸频率　1~200 次 /min 可调。

4. 呼吸末正压功能。

三、HX-300S 动物呼吸机主要功能介绍

（一）呼吸机前面板各部分功能介绍

1. 呼气口　控制动物的呼气动作。

2. 潮气输出口　呼吸机的潮气由该口输出。

3. 呼吸末正压调节　8、4、2、1 四个选项组合调节正压值。

4. 潮气调节旋钮　调节潮气量增大或减小。

5. 吸呼时比调节按钮　调节吸呼时比值。

6. 频率调节旋钮　调节呼吸频率。

7. 启动 / 停止按钮　在"启动"或"停止"状态之间进行切换。

8. 参数显示窗　实时显示设定的各项工作参数。

9. 气压表　显示动物呼气压力。

HX-300S 动物呼吸机前面板格局分布图，见图 6-3-1。

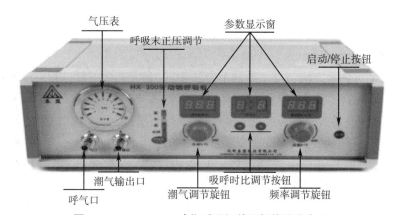

图 6-3-1　HX-300S 动物呼吸机前面板格局分布图

（二）呼吸机后面板功能介绍

1. 进气口　气缸进气。

2. 电源开关　设备电源开关。

3. 电源插座　外接 220V 电源插口。

四、HX-300S 动物呼吸机使用方法

（一）系统初始化

呼吸机开机后，系统将进行初始化操作，这个过程约持续 10s。在系统初始化的起始时期，系统将进行自检操作，此时参数显示窗中的 8 个数码管全亮，显示数字 8；系统自检完成后，数码管将暂时熄灭 2s，然后，系统设置实验的初始参数值，系统进入到待机状态，在待机状态下，您可以改变呼吸机的工作参数，也可以直接按"启动 / 停止"按钮开始使用呼吸机进行实验。

（二）具体操作

1. 准备　主机平置，接上电源，然后将两皮管分别插入到潮气输出口及呼气口接头。

2. 操作　首先估计实验动物所需的潮气量、呼吸频率、吸呼时比，然后操作呼吸机，步骤如下：

（1）用数字旋转编码器将吸呼时比、呼吸频率调整到所需位置，每旋转一格，数字增大或减小 1，这是针对高精度微调的操作。如果选择大范围粗调，那么可以用手轻轻向内按下旋钮同时旋转，此时每旋转一格，数字增大或减小 10，即粗调。

（2）将潮气量调整到所需位置,调节方式同上。

（3）按"呼吸末正压调节"按钮调节呼吸末正压值:①第1个指示灯亮,表示关闭呼吸末正压功能;②第2个指示灯亮,表示产生一个低压力的呼吸末正压,压力值为2cmH$_2$O左右;③第3个指示灯亮,表示产生一个中压力的呼吸末正压,压力值为5cmH$_2$O左右;④第4个指示灯亮,表示产生一个高压力的呼吸末正压,压力值为8cmH$_2$O左右。

（4）将三通一头用软管头与动物气管插管连通。

（5）按启动键即开始控制呼吸。

（6）当动物进行机控呼吸时,应及时注意观察所选的参数对动物是否适用,在一般情况下,主要是潮气量的选择是否适应,如觉不适,应及时修正。

外控特征:①呼吸频率为1~200次/min;②吸呼时比为(1~5):(1~5),即在1~5可调。

（7）潮气量调节:通过"潮气调节"旋钮来改变潮气量大小,顺时针旋转旋钮增大潮气量,逆时针旋转旋钮减小潮气量。

（8）吸呼时比调节:按下吸呼时比下面相应的按钮即可单独对吸呼时比进行调节,每按下一次相应按钮,其值增加1,吸和呼的可调范围均在1~5,当某个数值增加到5后,再按下相应按钮则其值变回1,如此周而复始。所以,吸呼比可以设定为1~5的任意比例关系。比如,我们想将吸呼比设置为1.25:1,即5:4,那么将吸的值设为5,呼的值设为4,即吸呼比为1.25:1。

（9）呼吸频率调节:调节方法与潮气量调节方法相同,参见上面的潮气量调节说明。

（10）启动/停止调节:"启动/停止"按钮在系统"启动"或"停止"状态之间进行切换。系统可在工作过程中随时改变其工作参数,调节工作参数时,系统将暂停运行(调节潮气量除外),调节好工作参数后,按"启动/停止"按钮,系统将按照新设置的参数启动工作。

（11）潮气量、吸呼时比和呼吸频率三者之间会相互制约,比如,当吸呼时比为1:1,潮气量为300mL时,呼吸频率的上限只能达到33次/min。

第四节　紫外-可见分光光度计

一、基本原理

当物质在紫外及可见光区电磁辐射的作用下,多原子的价电子发生能级跃迁,测量由此发生的对光的吸收效应。由于物质的分子对光的吸收具有选择性,各自具有其特征的吸收光谱,因此对某些用一般化学方法不易分离的物质,以此可以获得定性信息。利用选定波长下测量吸收光度与浓度的关系,可对被测物质进行定量分析测定。物质的吸光度大小可用光吸收定律,即:朗伯-比尔定律(Lambert-Beer law)来表述。

$$\log I_0/I = KcL, A = KcL$$

式中I_0为入射光强度,I为透射光强度,K为物质的吸收系数,单位cm^{-1}(g/L)$^{-1}$,L为溶液的厚度,单位cm,c为溶液浓度,单位为mol·L^{-1}或g·L^{-1},A为吸光度。

从以上公式可见,当入射光吸收系数和溶液的厚度不变时,透过光的强度随溶液浓度而变化,吸光度与溶液的浓度成正比。

二、分光光度计基本结构

分光光度计包括电源、光源、光学系统、吸收池及检测系统5部分(图6-4-1)。由光源提供连续辐射,利用色散元件如棱镜或光栅将连续光源的入射光色散为红、橙、黄、绿、青、蓝、紫各种波长的光谱带。当连续谱带透射到狭缝上以后,可将波长范围窄小到几纳米(nm)的单色光,被待测物质吸收。吸收程度经检测系统的光电元件将光能转换为电能,然后以电信号的方式由读数系统显示、记录。

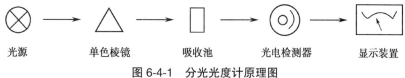

光源　　　　单色棱镜　　　　吸收池　　　　光电检测器　　　　显示装置

图 6-4-1　分光光度计原理图

（一）光源

1. 对光源的要求

（1）要求光源在需要的波长范围能产生具有足够辐射功率的辐射,使用参比液标定时,入射光强度为透射比 100%。

（2）所用的波长具有连续辐射,辐射的强度与相应波长的变化基本平缓,没有突变。

（3）保证测量过程所需时间内辐射功率稳定。

2. 可见光源　用于可见分光光度计的光源有钨灯、卤钨灯,可供给 340~1 000nm 可见及近红外区的连续辐射能。

3. 紫外光源　用于紫外分光光度计的紫外波段的光源有氢灯、汞灯和氙灯,可供给 165~370nm 紫外区连续辐射能。早期的仪器常用光源有氢灯,新型仪器多用氙灯,它的强度大,稳定性好。

（二）单色系统

分光光度计的单色系统是由棱镜或光栅等光学元件组成,将连续辐射光分散成其各组成波长,并从中分出任一所需部分的单色光。一个单色系统包括单色器狭缝、透镜系统和波长调节装置。

1. 光栅单色器　随着科学技术的发展,目前生产的分光光度计大多使用光栅作为色散元件,它的色散原理是光栅衍射。光栅主要有下列优点:

（1）在可见及近红外区比石英棱镜具有更大的色散率。

（2）由温度变化引起的波长误差很小,保证了较高的波长精确度。

（3）光栅在很宽的波长范围内具有相同的色散率。故在固定的狭缝条件下获得单色光的纯度不随波长而变化,并保证波长线性标尺的准确,更便于自动扫描。

2. 单色器狭缝　较精密的分光光度计,其狭缝的宽度可调节。狭缝机构应注意防尘;减少狭缝时,应缓慢旋转狭缝旋钮,以免损伤刀口。

（三）吸收池及样品室

1. 吸收池　形态通常为长方形,也有圆柱形。其材料(比色杯)用能通过所需光谱的材料制成,常用的有玻璃、石英石。石英石吸收池可用于 190~1 000nm 波长范围,玻璃吸收池只用于 340~1 000nm 波长范围。吸收池的池壁通常是烧结而不是粘结,因而十分牢固,耐酸耐碱,可进行一般溶液的浸泡清洗。

2. 样品室　有一个可以对应光路平行移动的吸收池座,样品室要求涂墨,应用时样品室盖应盖严,避免外部光线漏入。吸收池座有 2 个、4 个或多个池座,但测试样品时要使每一个吸收池都垂直于光路上,这就必须靠拉动吸收池座将参比液与被测样品置于光路中。

（四）光电检测器

经溶液吸收后的透射光转换为易于测量的电讯号是各类分光光度计的特征之一,或称光电转换器。为适应仪器的设计需要:

1. 光电检测器的波长响应范围应能覆盖仪器工作的全部光谱区域。

2. 对低功率的辐射也有较大响应(灵敏度要高)。

3. 对辐射的响应要快速易放大且噪声低。

4. 产生的电讯号与射入其上的光束辐射功率成正比,线性范围愈大愈好。

(五)显示装置

光电检测器输出的光电讯号,经放大输出至显示装置。新近设备的显示装置多为数码显示,并能与计算机联机。

三、仪器简介

(一)752 型紫外光栅分光光度计

使用方法及操作步骤:

1. 将灵敏度旋钮调至"1"挡。

2. 按"电源"开关,钨灯点亮;按"氢灯"开关,氢灯电源接通;再按"氢灯触发"按钮,氢灯点亮。仪器预热 30min。

3. 选择开关置于"T"。

4. 打开试样室盖(光门自动关闭),调节"0%"(T)旋钮,使数字显示为"000.0"。

5. 将波长置于所需要测的波长。

6. 将装有溶液的比色皿放置比色皿架中。

7. 盖上样品室盖,将参比溶液比色皿置于光路,调节透光率"100"旋钮,使数字显示为100.0%(T)。

8. 将被测溶液置于光路中,数字显示器上直接读出被测溶液的透过率(T)值。

9. 吸光度 A 的测量　参照"4"和"7",调整仪器的"000.0"和"100.0",将选择开关置于"A"。旋动吸光度调整按钮,使得数字显示为"000.0"然后移入被测溶液,显示值即为试样的吸光度 A 值。

10. 浓度 C 的测量　选择开关由"A"旋至"C",将已标定浓度的溶液移入光路,调节"浓度"旋钮使得数字显示为标定值。将被测溶液移入光路,即可读出相应的浓度值。

(二)755B 紫外 - 可见分光光度计

使用方法及操作步骤:

1. 开机前应检查

(1)比色器械是否清洁。

(2)电源开关是否在关的位置。

2. 开机后的初始设定和检查

(1)打开电源开关,仪器显示"F755B",按"MODE"键,仪器显示 T"*·*"。

(2)检查仪器后面反射镜位置是否是你所需要的灯源位置,200~330nm 范围内用氖灯,330~1 000nm 范围用钨灯。预热 30min 后仪器即可使用。

3. 仪器使用

(1)调节波长旋钮,使波长移到所需之处。

(2)四个比色杯,其中一个放入参比试样,其余三个放入待测试样,将比色杯放入样品池内的比色座中,盖上样品池盖。

(3)将参比液推入光路,按"MODE"键,使显示 τ"T"状态或"A"状态。

(4)按"100%τ"键,显示"T100.0"或"A0.000"。

(5)打开样品盖,按"0%τ"键,显示"T0.0"或"AEI"。

(6)盖上样品池盖,按"100%"键,至显示"T100.0"。

(7)然后将待测样品推入光路,显示样品 τ(T)值或 A 值。

（8）如果将待测试样打印下来，只需按"PRINT"键即可。

四、注意事项

1. 仪器应稳固安放于工作台上，避免震动，并避开强光直射，避免灰尘及腐蚀性气体。

2. 比色杯盛液量达到容积量的 2/3 为宜，若不慎将溶液流出比色杯外，必须先用滤纸吸干，再用擦镜纸擦干净才能放入比色座。严禁用手拿比色杯光学面。

3. 每套分光光度计的比色杯不能随意更换。

4. 仪器连续使用一般不应超过 2h。热天更不能用电风扇直接向仪器吹风，防止灯丝发光不稳定（特别是钨丝灯）。

5. 使用每台仪器前，应首先阅读仪器说明书，了解仪器的基本结构和工作原理，特别是仪器旋钮、按键的功能。

6. 用完比色杯后，应立即用自来水冲洗再用蒸馏水洗干净。若用上述方法洗不干净时可加洗衣粉或用超声波洗涤器清洗。玻璃比色杯可用重铬酸钾 - 硫酸液浸泡数小时后，再用水洗干净，石英比色杯不能用酸浸泡，严禁用毛刷洗刷比色杯的光学面和加热干燥。

第五节　心 电 图 机

一、基本原理

心电图是在体表记录心脏兴奋的产生、传导和恢复过程中的生物电变化。心脏生物电的异常变化可在不同导联的心电图上得以体现。心电图机可将微弱的心电信号从不同的导联提取、放大，通过描记装置记录在纸上，供研究者参考，因此心电图是机能学实验中一项重要的研究手段。动物心电图与人体心电图在记录原理、方法、基本波形等方面无本质区别，但在具体记录方法、波形参数等方面与人体心电图有一定差异。

二、基本结构

心电图机种类多，结构不同，但都有以下基本功能单元（图 6-5-1）。

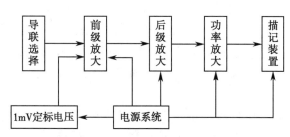

图 6-5-1　心电图机的基本结构框图

三、ECG-6511 心电图机操作方法

1. 在使用机器之前，注意确认地线是否连接完善，所有电缆是否正确完整地连接；按下记录开关的"STOP（停止）"键，操作导联选择按键由 Ⅰ ~V$_6$ 导联，确认电极异常指示灯是否点亮，如有发亮时再次查明该导联的电极安装情况，并做适当处理。

2. 心电图记录纸的走纸速度有两种,一种为 25mm/s,即每小格代表 0.04s;一种为 50mm/s,即每小格代表 0.02s。通常使用 25mm/s。

3. 安装导联线,将导联线各插头和受试者相应部位的电极连接。导联线有 5 种颜色,分别为:RA(右手)—红色;LA(左手)—黄色;LF(左脚)—绿色;RF(右脚)—黑色;C—白色,胸导联:红(V_1)—C_1、黄(V_2)—C_2,绿(V_3)—C_3,茶(V_4)—C_4、黑(V_5)—C_5,紫(V_6)—C_6。

4. 按下记录开关的"START(走纸)"键,走纸后再按下"1mV 定标"键描记 1mV 方波。

5. 描记心电图 按下"LEAD SELECT(导联选择)"键选择 I 导联;按下"CHECK(观察)"键观察有无伪差;按下"START(走纸)"键描记数搏 I 导联心电图;描记 I 导联后按下"1mV"定标键描记一次 1mV 方波;按下"CHECK"键,停止走纸;按下"导联选择"键,选择 II 导联。以下同样地反复操作到完成 V_6 胸导联之后,按下"停止"键,停止描记(由于本机具有全自动封闭电路,只要操作"导联选择"键就可以连续描记全导联的心电图,不必在转换导联时,每导联都要反复按下"观察"键,停止一次走纸)。

第六节 血气分析仪

一、血气分析原理

血气分析仪又名酸碱分析仪,主要用来检测血液、溶液酸性和碱性生化指标、氧和二氧化碳指标以及气体氧和二氧化碳分压等,广泛应用于临床医学检验及基础医学机能学学生实验教学和科学研究。

血气分析仪 pH、PO_2、PCO_2 三个电极的工作原理一般为两大类:光电原理和电化学原理。光电原理:运用红外型激发光,即具有很低能带。荧光化学物的电分子被激活后,可发射出特定能量带颜色的衍射光带;不同物质或分子对特定光带频率特异性识别和吸收,通过光密度读数分析物质含量;分析对象含量的测定结果是由已知的标定点与检测到分析含量的荧光测定差计算而得出。

1. PO_2 测定 根据 Stern-Volmer 方程定量测量。

$$I_0/I = 1 + K \times P$$

式中 I_0,荧光激发静态(临界)发射密度值;I,荧光发射密度;K,为常数值;P,分压。

当 PO_2 分压增加时,代表动态变化的荧光发射密度值"I"减少。与常用的电化学转换"Clark"(克拉克)PO_2 电极之间不同的是,在测定过程中,氧电光变换电极不吸收氧分子。

2. pH 测定 pH 光电测定是根据固定在电极中的荧光剂随 pH 不同,发光强度发生改变的特点,通过 Mass-Action 改良的化学公式($I_0/I = 1 + I_0^{pKa-pH}$),测定和计算溶液的 pH。

式中 I_0:荧光激发静态(临界)发射密度值;I:荧光发射密度;pK_a:荧光剂的特征常数;pH 光电电极不需要参比电极即可测量 pH。

3. PCO_2 测定 二氧化碳分压(PCO_2)光敏电极的结构与 Severinghaus CO_2 电极结构相似,利用不透离子的膜将溶液中的离子与 pH 光电极隔开,即可通过 pH 光电极测定液体中的 CO_2 分压。

4. 电解质钠离子、钾离子、钙离子和氯离子测定 采用不同特性的离子载体制成的离子选择电极,可特异性地结合离子。液体中离子的浓度不同,结合的量也不同,发光强度也随之变化。根据发光强度,即可测定溶液中的离子浓度。

二、测量指标

1. 液体样本直接测定值 可测定全血、血清及血浆中 pH(或 H^+ 浓度)、PO_2、PCO_2、Hb,全血、血清

及血浆中 K^+、Na^+、Cl^- 浓度。适中性溶液中 pH（或 H^+ 浓度）、PO_2、PCO_2、Hb；适中性溶液中 K^+、Na^+、Cl^- 浓度。

2. 气体样本直接测定值　PO_2、PCO_2、O_2 和 CO_2 的浓度。

3. 分析计算值　①实际碳酸氢盐（AB）；②标准碳酸氢盐（SB）；③血浆总二氧化碳（TCO_2）；④实际碱剩余（ABE）；⑤标准碱剩余（SBE）；⑥缓冲碱（BB）；⑦血氧饱和度（SAT）和血氧含量（O_2CT）。

三、操作方法

以 OPTI 型血气分析仪为例：

1. 检查仪器电源、打印机上是否有打印纸和气瓶安装就位无误，开启电源。

2. 应用荧光测定微处理标定板，插入仪器检测光路窗口刷卡，仪器进行自动条纹码识别并自动记忆条纹码数值。

3. 此时仪器显示屏显示出操作规程对话框。按照顺序输入设定温度、日期和测定指标等。

4. 掀起电极工作室盖板，按指定方向放置标准测试处理板并放下盖板，进行测定前所有被测参数校正。待仪器校正工作完毕，取出校正处理板并妥善安置以备后用。

5. 装有被测样本 1mL 的注射器，拿掉注射器前端密封头，快速插入样本检测处理板上，按指定位置放置到测定室里，盖上电极工作室盖板，仪器自动测定，同时打印出结果。

四、注意事项

1. 测试工作时测定室盖板一定要盖上；该仪器样本测试板为一次性使用。

2. 血气分析仪的具体操作依据不同型号的仪器虽略有差别，但正确的测定结果往往取决于正确的取样。一般血液样本应该强调密闭式的动脉采血同时应测体温。用 1~2mL 清洁注射器连注射针头，抽取肝素生理盐水溶液（300U/mL），将针头朝上排尽注射器内的气体及多余的肝素溶液，使肝素溶液均匀黏附于注射器内壁并充满所有空隙（注射器内切勿有气泡）。然后从动脉采血 0.5~1mL（小动物可用容量为 90μL 的毛细玻璃管采血），注意血样内决不能混入气泡。针头拔出后立即刺入一橡皮塞内或在注射器针头套上眼药水瓶的小帽，以保证血样与外界空气完全隔绝。将注射器在手掌内来回搓动 10 次左右，使血样与肝素充分混合，尽快测定。

3. 注意防尘、防震，保持工作环境条件，如温度和湿度。

第七节　BI-2000 图像分析系统

由于数码照相、数码摄像技术的出现及图像捕获技术的应用，使机能学实验中对结构（如微循环）或某些生命活动规律（如血细胞的流动）的静态和动态图像的观察成为可能。本节主要介绍 BI-2000 图像分析系统。

一、BI-2000 图像处理系统的硬件安装

1. 带摄像接口专用显微镜的安装步骤

（1）将显微镜小心取出，轻放在平稳的工作台面上。

（2）按普通显微镜说明书安装步骤，装好物镜、目镜和光源系统。

（3）取下摄像接口支架，放好备用。

（4）取出摄像头，移去摄像头护罩。如果装有镜头，请轻轻旋出，放入镜头盒中。

（5）把摄像接口支架按照镜头安装方式与摄像头连接，旋紧，重新装回显微镜架上，螺丝固定。

（6）检查摄像 USB 连接是否正常。

2. 使用前检查系统硬件部分是否已经安装完毕。须确认摄像头 USB 接线是否良好，电源指示灯亮；微机到摄像头 USB 信号连线是否正确、稳固；如果一切检查通过，可以连接好计算机主机电源，开机进入 Windows XP 系统进行系统软件部分的安装。

二、BI-2000 图像处理系统的软件安装

1. 在断电状态下，把软件授权使用证书插入机箱后面的并口槽上固定；如果并口上连有打印机，应先取下并口接头，在安装好的授权使用证书上并接打印机。

2. 打开计算机，进入 Windows XP/2000 系统。

3. 放入 BI-2000 安装光盘，进入安装光盘中的"BI-2000 图像分析系统"，用鼠标左键双击"BI-2000-Setup.exe"安装文件，开始按照提示进行安装。安装完成后，系统自动设置运行环境，修改配置。单击"完成"，表示软件已经安装完毕。

三、界面操作说明

选择微循环程序，系统弹出微循环观察测量窗口界面如图 6-7-1 所示。从图中可以看出，微循环图像观察、测量和分析均在单个界面中完成，不必在多个窗口来回切换。整个界面分成视频控制、实验参数设定、数据处理、录像分析和微循环各步骤测量记录五大部分。

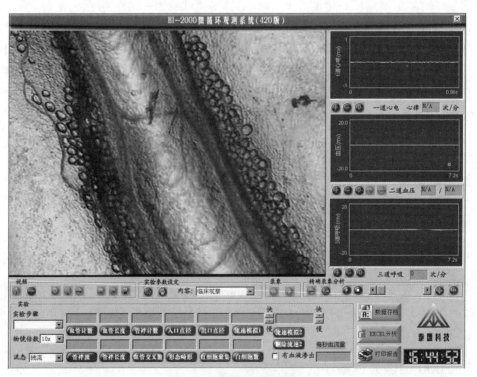

图 6-7-1 微循环观测界面

在窗口的左上部是供用户动态观察的视频图像，可以实时观察显微镜下微循环图像，调整视野范围和焦距，达到最佳状态。

视频控制部分可以控制视频图像的亮度、色度、对比度和饱和度参数，及捕获图像大小选择等参数设定；同时用户可以用鼠标点击视频区实现满屏切换，屏幕切换可以让用户更好地观察目标；数字

录像功能可以实现即时录像,视频数据采用 MPG-4 格式动态实时压缩,视频冻结按钮可以冻结画面,便于教学和细微观察,并可保存图像。录像分析可以对数字录像进行分析。数字电子时钟显示系统当前时钟,用户可以方便、准确地控制实验进度,如失血/用药时间等。

1. 全屏幕切换 用鼠标点击视频区图标 ● 可实现满屏切换,屏幕切换有效地放大视频图像,可以更好地观察目标。

2. 数字录像和分析 如某一段视频需要记录,可以选择 ● 功能,这时系统自动进行记录,同时还可以继续观察测量。开始录像后,按钮自动变成 ●。要停止录像,选择 ● 按钮。如果要分析录像中目标的运动长度、速率等参数,可以选择点击"精确录像分析" ● 按钮,在系统弹出的录像文件对话框中选择要分析的录像文件,点击"确定"。系统调出录像图像到视频区域中,点击滑动条的左、右箭头,录像按 1/25 秒速度播放变化图像,在滑动条的左右区域中点击鼠标,录像按 1s 的跳跃播放变化的图像,同时还可以拖动滑动条,快速定位到相应的录像位置。找到目标变化的起点位置,点击测量区域"精确录像分析"中的"目标定位" ● 按钮,移动鼠标到目标位置点击左键,点击滑动条的左、右箭头,确定目标的变化后位置,点击"流速测定" ● 按钮,移动鼠标到目标位置点击左键,目标流速值显示在"流速模拟"上方的数值框内。

3. 设置实验内容和步骤 点击"实验参数设定"按钮,弹出下列对话框,可以让用户编辑新的实验内容和相应的实验步骤。

4. 实验参数测量 在测量每个参数前,首先确定相应的物镜倍数。计数类测量,如"血管计数",点击相应功能按钮后,只需要用鼠标点击相应的计数位置,系统自动显示计数值,点击计数完毕,请点击鼠标右键退出计数。直线类测量时,点击相应功能按钮后,在测量的起始点按下鼠标左键不放,拖动到终点放开鼠标左键,测得的长度信息自动记录到相应的栏内。

5. 数据存档和分析 数据处理部分功能包括所有步骤的测量结果保存为 Excel 数据文件、马上调出 Excel 程序进行分析、实验结果可以打印微循环图文报告等。

(王　友　朱凡河)

第七章

常用观察指标及其测量

第一节　机能学实验常用观察指标

一、一般性观察指标

这类观察指标以机体的整体功能状态为主,包括体重、体温、呼吸、脉搏、精神状态、皮肤黏膜等全身一般情况。

二、生物功能性观察指标

主要包括各器官系统的功能学观察:如血压测定、心功能测定、呼吸功能测定、泌尿功能测定等。

三、生物电信号观察指标

这类指标主要观察细胞、组织或器官的生物电变化,来反映组织或器官的功能状态。如动作电位、诱发电位、心电图(ECG)、肌电图(EMG)、脑电图(EEG)、胃电图(EGG)等。

四、血液学观察指标

主要包括血常规检测,如红细胞、白细胞计数及分类,血小板计数,血红蛋白测定,止凝血功能检查等方面的指标。

五、生物化学观察指标

这类观察指标是指用生物化学方法,检测机体中某些代谢产物、体液因子、细胞因子、电解质浓度、酸碱平衡状态、核酸和蛋白质检测等。

六、免疫学观察指标

这类观察指标是指利用免疫学抗原抗体具有特异结合的方法,检测机体内特异抗原或抗体的量以及存在的部位,帮助定位。

七、形态学观察指标

这类观察指标主要描述器官、细胞的形态改变特征。可以用肉眼大体上观察描述,也可以借助显微镜描述微细结构。例如肉眼观察到的心脏扩张、肺水肿、下肢水肿及肾脏缺血等;显微镜下见到的细胞器肿胀、细胞核缩小破裂、线粒体破裂、微血管口径、血细胞流态、流速等。

第二节　确立观察指标的原则

选择准确、恰当的观察指标,对实验结果进行定性、定量的分析说明,是实验研究工作中不可忽视的大问题,它直接影响实验工作的质量。因此,在确立实验观察指标时应该遵守以下原则。

一、特异性指标与非特异性指标结合

指标是指可以准确地反映对所施加处理问题后的实际效应,可分为特异性、非特异性两类。特异性指标是某一疾病所特有的表现体征,例如复制失血性休克疾病模型时,动脉血压是特异性的指标。非特异性指标是指除反映所施加处理因素的效应外,还受到其他相关因素的影响。例如上面谈到的,家兔失血性休克,放血可导致血压下降是特异性的指标,但是血压下降程度的不同是非特异性的,即不同的体重、不同性别的家兔,在控制放血量为 20mL 时,血压也许会处在 50mmHg,也许会处在 40mmHg,这就是观察指标的非特异性的特征。在一组实验中,将特异性指标和非特异性指标有机地组合在一起,全面分析问题是十分重要的原则。

二、首选客观性较强的指标

指标中又分为客观指标和主观指标。客观指标包括:体温、心率、血压、血细胞计数等;主观指标包括:疼痛、食欲不佳、睡眠不佳、周身不适等。一般情况下,我们对客观指标可以进行定性、定量测量,从而给予准确评价;主观指标却受主观意向和心理因素多方面的影响,不宜也很难客观地给予衡量和验证。因此,实验中首选客观性较强的观察指标。

三、指标的科学性与可行性结合

依据实验目的确立实验观察指标,其观察指标必须具有科学性,必须可以反映所施加处理后的真实效应,有利于我们通过实验研究更为准确地认识事物的真实本质。如果不切实际地、盲目地追求"高、新、精、尖",既是不可取的,也是无法实现的。例如在临床研究中,如用 X 线检测就能达到目的,就不应该选用 CT 检测,这也是一条基本的原则。

第三节　常用观察指标的测量技术

一、动脉血压的测量技术

动物实验中血压的测量一般可分为间接测压法和直接测压法,急性实验中多采用直接测压法。直接测压法是将导管直接插入动物较大的动脉内(如家兔、大鼠的颈总动脉)用检压计进行测量,由于导管开口正对血流,血流的动能部分也将变成压强能,所测得的血压为端压,其数值稍高于侧压。根据检压计不同,又分为水银检压计、水检压计和换能器测压法。现在急性动物实验中多采用通过压力换能器由机能实验分析系统记录血压,方法如下:

1. 校正压力换能器(换能器的调零和定标)　打开 BL-420 生物机能实验系统,点击菜单栏上的设置,选择该菜单选项,将弹出定标菜单的子菜单,该子菜单内包含有两个子命令:调零和定标。

（1）调零：执行该命令可以使 BL-420 生物机能实验系统处于输入端悬空状态时，偏离红色基线（0 校准线）的直流输入信号波形回到基线位置，即起到消除初始信号直流偏置的作用。

具体操作步骤如下：

1）从"定标"子菜单中选择"调零"命令，此时会弹出一个提示对话框，参见图 7-3-1。

2）在提示对话框中按"确定"按钮，会弹出一个"放大器调零"对话框，同时，4 个通道自动启动数据采样和波形显示。通过"放大器调零"对话框进行调零处理。参见图 7-3-2。

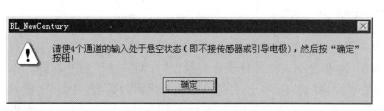

图 7-3-1　调零功能中显示的"提示"对话框

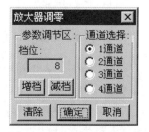

图 7-3-2　"放大器调零"对话框

如对 1 通道进行调零处理，如果 1 通道的波形显示在基线的下方，那么就按"增挡"按钮，直到显示的波形曲线处于离标准零基线最近的位置为止。然后可以对 2 通道进行调零处理，首先在"通道选择"区中将通道设定为 2 通道，再开始调零，如果 2 通道的波形显示在基线的上方，那么就按"减挡"按钮，直到显示的波形曲线处于离标准零基线最近的位置为止，依次类推为 3 通道、4 通道进行调零处理。当每个通道均调节完毕后，按"确定"按钮存储调零结果并且结束本次调零操作。

"放大器调零"对话框中的"清除"按钮用于清除上一次调零的结果，"取消"按钮用于结束本次调零操作，但不将本次调零的结果存储到磁盘上。

（2）定标：当选择定标命令后，会弹出一个定标密码输入对话框，参见图 7-3-3，请输入定标密码。如果输入了正确的定标密码，将进入到定标过程中，此时，4 个信号采集通道将自动启动数据采样，采样后的波形显示在 4 个通道的波形显示窗口中，并且在 BL-420 实验系统主界面的左下方将弹出一个"定标"对话框，参见图 7-3-4。通过选择定标对话框中的不同参数就能够在一次定标处理过程中完成 4 个通道的传感器信号的定标操作。

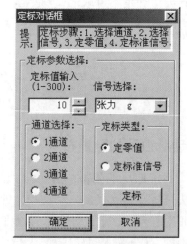

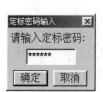

图 7-3-3　定标密码输入对话框

图 7-3-4　定标对话框

定标过程如下：

1）如果要为压力信号进行定标处理，则需要将信号选择参数选为压力信号。

2）首先对 1 通道进行定标。将定标类型参数设定为"定零值",然后将压力传感器插入到 1 通道上并使之与大气相通。通过观察 1 通道出现的波形,调节张力传感器的零点,使其输入信号线处于离 1 通道标准零基线最近的位置。当输入信号稳定后,用鼠标按下定标对话框中右下方的"定标"按钮。

3）将定标类型参数设定为"定标准信号",然后将压力传感器接通标准的台式血压计,并通过血压计给压力传感器加压 90mmHg,然后在"定标值输入"编辑框中输入"90"。观察 1 通道波形显示窗口中输入信号线的位置,当输入信号稳定后,用鼠标按下"定标"对话框中右下方的"定标"按钮,完成 1 通道压力信号的定标。

4）将通道选择参数设定为 2 通道,定标类型参数设定为"定零值",然后将同一个压力传感器插入到 2 通道的信号输入接口上,但需注意,此时无论 2 通道的输入信号线是否在基线上,均不可再调节压力传感器的零点,否则 1 通道的定标值将不准确。重复步骤 2）、3）完成 2 通道的定标操作。一般而言,为了获得精确的测量结果,不同的通道应该使用不同的传感器。

5）用与 2 通道定标同样的方法为 3 通道、4 通道定标。

6）如果需要为其他传感器信号如张力信号、温度信号、气体流量信号等定标,其方法与压力信号定标的方法完全一样,只需要将"信号选择"参数改为其他信号的名称即可。

7）定标完成后,如果按"确定"按钮,定标结果将被存储;如果按"取消"按钮,本次定标无效,定标结果将不被存储。以后,若不再进行定标操作,计算机将一直使用此次定标的结果;如果又重新进行定标,那么新的定标结果将被存储并将被系统所使用。

2. 将校正过的压力换能器充满生理盐水或 0.3% 肝素生理盐水,与颈总动脉插管相连,压力换能器连至 BL-420 生物机能实验系统面板的相应插座。

3. 从实验系统界面的菜单栏选择"输入信号",在"输入信号"的下拉式菜单中选相应的通道,在所选的通道选择输入信号的类型——血压。在主界面右边的参数控制区中,增益 Ⓖ、时间常数 Ⓣ、滤波 Ⓕ 分别定为 50、DC、30Hz。然后按工具栏中的"开始"按钮,就可在屏幕上见到血压描记曲线。

二、中心静脉压的测定技术

中心静脉压是指右心房和胸腔内大静脉的血压,反映了机体的血容量、心功能和血管张力等的综合情况。中心静脉压的测量一般采用直接测压法,即通过右颈外静脉插管直接插入胸腔大静脉或右心房内用检压计进行测量,检压计可采用水检压计或换能器检压计。目前急性动物实验中多采用通过压力换能器由生物机能实验分析系统计量血压。以 BL-420 生物机能实验系统为例,中心静脉压测量大致步骤为:①为动物行右颈外静脉插管术;②将校正过的压力换能器充满生理盐水或 0.3% 肝素生理盐水,与静脉插管相连,压力换能器与 BL-420 生物机能实验系统面板的相应插座连接;③从实验系统界面选择"输入信号"并在其下拉式菜单中选择相应的通道,在所选通道中选定输入信号的类型——血压;④在主界面右侧的参数控制区,调节增益 Ⓖ、时间常数 Ⓣ、滤波 Ⓕ,然后按工具栏中的"开始"按钮,就可在计算机屏幕上直接测量血压曲线。

三、呼吸的测量技术

机能实验教学中常用的呼吸测量方法有:①鼻插管法;②气管插管法;③呼吸围带法。此三法均需插管,呼吸围带可与压力换能器相连或与气鼓相连,气鼓再与张力换能器相连,用生物机能实验系统记录呼吸的频率和幅度。用带小钩的丝线勾住剑突附近皮肤,将丝线与张力换能器相连,用生物机能实验系统记录呼吸的频率和幅度。还有在科学研究中使用的多功能呼吸记录仪来测量、评价被测对象的呼吸功能状况。现介绍气管插管法用 BL-420 生物机能实验系统测量呼吸参数的技术。

气管插管的侧管通过橡胶管与压力换能器相连,将压力换能器的导线连接到计算机的通道接口与 BL-420 生物机能实验系统相连。实验参数控制区中的⑥、时间常数①、滤波⑥、滤波分别可调为 10 000、5s、3Hz。然后按工具栏中的"开始"按钮,即可在屏幕上见到呼吸曲线。为了能够获得最佳的实验效果,在实验过程中可以调节各个实验通道的实验参数。

四、肠系膜微循环的观察

机能学实验如休克、DIC 等常将肠系膜微循环作为观察项目。BI-2000 在 10 倍物镜下可清晰观察微循环,40 倍下可以看到白细胞和红细胞形态。BI-2000 不仅可以利用计算机屏幕或电视直观观察活体微循环图像,同时也可以直接在视频图像上交互测量,同时模拟流速测定和记录输入管径、输出管径、血管数目、血管长度、管袢长度、管袢数目、管袢顶、血管交叉数、形态畸形、红细胞聚集个数、白细胞数、是否渗出、血液流态、血液模拟流速、血液参照模拟流速等参数。下面以家兔肠系膜微循环实验为例,用 BI-2000 图像处理系统说明实验操作过程。

1. 安装显微镜,用 4 倍、10 倍两个物镜。目镜安装 10× 或者 16× 均可。

2. 安装好聚光镜,向外旋出不锈钢螺丝,把聚光镜上有螺丝钉的一头对准后部缺口并轻轻推入到位,旋紧不锈钢螺丝固定。

3. 安装摄像头,连接 USB 线到计算机上,摄像头灯亮。

4. 调节聚光镜的光路。打开显微镜电源,物镜使用 4×,聚光镜光圈调整到最小位置,适当上下调节聚光镜的位置,可以在屏幕上看到一个发白的光斑,可以通过调节两个铜螺丝使光斑居中,然后调整光圈白色扩大到整个视野,保证图像亮度均匀。

5. 把平台降到最低位置,恒温盒安装固定到平台上,连接恒温控制器,恒温盒中加入生理盐水以淹没电阻丝为宜,注意不要太满,因为肠子放进去会抬高水位。

6. 血压的定标 血压定标采用血压计,运行微循环 420 程序,连接医用血压计,在 0mmHg 时,待血压波形稳定,点击血压波形框下的图形按钮 0,系统取得血压 0 值,加气到 105mmHg 关闭球头泄气阀,待波形稳定后,点击血压波形框下的图形按钮,定标过程完成。一次定标后系统自动记录,以后可以不用再定标。

7. 进行家兔开腹手术,找到回盲部肠袢,把兔台对准显微镜平台轻轻推入,兔台表面略低于水盒挡水板的下表面,拖出肠系膜,放入恒温盒中;注意兔台高度可以通过 4 个支撑脚调节。

8. 观察微循环 把显微镜物镜调整到 4×,调节显微镜上下旋钮,缓慢提高显微镜平台,上下左右调整观察范围(用显微镜平台下的两个旋钮),可以看到大小血管。应该适当调节光的强度和光圈的大小,使成像效果最佳。如果切换到 10× 物镜,需要稍微下降显微镜平台,以免玷污显微镜镜头或挂伤组织,再重新提升平台聚焦。

9. 操作注意 如下:①在拖出肠系膜过程中尽量不要出血,尤其血流入恒温盒中会干扰图像背景;如果发生出血情况,应该及时止血并用注射器抽换恒温盒中的生理盐水。②可采用保鲜膜覆盖肠系膜表面的方法观察,即采用家用透明保鲜膜贴住水面(注意不要留空气间隙)完整覆盖肠系膜表面,一方面可以防止肠系膜发干,还可以长时间观察;另外可防止镜头被水蒸气雾化。注意肠系膜水面略低于观察表面,防止肠系膜漂移不稳定。③肠系膜蠕动太厉害时可以适当调节降低水温到 32℃ 左右,因为加热管比较靠近肠壁,数字温度传感器所处位置测得的温度往往比较低。

五、体液电解质测定方法

(一)血钠的测定

钠是细胞外液的主要阳离子,其主要功能是维持体液正常的渗透压及体内的酸碱平衡。

1. 火焰光度法

（1）原理：火焰光度测定法是一种发射光光谱分析，被测标本被去离子水适当稀释经压缩空气喷雾变成雾状后，与可燃气体混合燃烧形成火焰。由火焰激发后各元素可发射出特有的光谱，钠发射光一般在波长 589nm 处监测。溶液中钠浓度越高，所发射的光谱也越强，因此在一定激发条件下，钠浓度与火焰光度计的读数成正比。通过与已知标准液的比较，即可求得溶液中钠的浓度。

（2）标准溶液的配制

1）钠标准溶液（200mmol/L）：称取 NaCl（AR）11.691g，用去离子水溶解定容到 1L。

2）钠标准应用液（1.4mmol/L）：取钠标准贮存液 7mL，用去离子水稀释定容到 1L。

（3）操作步骤

1）仪器准备：按照仪器说明书做好实验前的准备。

2）标本准备：取不溶血的血清（或血浆）0.1mL，加去离子水 9.9mL（1∶100 稀释），充分混匀。

3）标本测定：①选择滤光板，进入光路；②以蒸馏水喷雾，校零点；③以钠标准液定标；④以标本液喷雾，读数。

（4）计算：血钠（mmol/L）= $\dfrac{测定读数}{标准读数} \times 1.40$

2. 离子选择电极（ISE）法

（1）原理：离子选择电极法是以测量电池的电动势为基础的定量分析方法。将离子选择电极和一个参比电极连接起来，置于待测的电解质溶液中，就构成一个测量电池，此电池的电动势（E）与被测离子活度的对数符合 Nernst 方程。

$$E = E^0 + \frac{2.303RT}{nF} \log a_x \cdot f_x$$

E = 离子选择电极在测量溶液中的电位。

E^0 = 离子选择电极的标准电极电位。

n = 被测离子的电荷数。

R = 气体常数［8.314J/（K·mol）］。

T = 绝对温度（273+t℃）。

F = 法拉第常数（96 485C/mol）

a_x = 被测离子活度。

f_x = 被测离子活度系数。

离子选择电极产生的电位由钠离子活度决定，与钠离子的浓度成正比。

（2）操作步骤

1）打开仪器，清洗管道。

2）用适合本仪器的低、高值斜率定标液进行两点定标。

3）采用间接电位法测量的样品由仪器自动稀释后再测定。直接电位法测定的样品可直接吸入电极管道进行测定。

4）测定结果由仪器内处理器计算后，直接打印出数据。

（二）血钾的测定

钾是细胞内液的主要阳离子，在维持细胞新陈代谢、保持细胞静息电位、调节细胞内外渗透压和酸碱平衡等方面起重要作用。

1. 火焰光度法

（1）原理：火焰光度分析法是一种发射光光谱分析，被测溶液经压缩空气喷雾变成雾状后，与可燃气体混合燃烧形成火焰。由火焰激发后各元素可发射出特有的光谱,钾的光谱呈红色,波长为767nm。溶液中钾浓度越高,所发射的光谱也越强,因此在一定激发条件下,钾浓度与火焰光度计的读数成正比。通过与已知标准液的比较,即可求得溶液中钾的浓度。

（2）标准溶液的配制

1）钾标准溶液（10mmol/L）:称取 KCl（AR）0.745 6g,用去离子水溶解定容到 1L。

2）钾标准应用液（1.4mmol/L）:取钾标准贮存液 4mL,用去离子水稀释定容到 1L。

（3）操作步骤

1）仪器准备:按照仪器说明书做好实验前的准备。

2）标本准备:取不溶血的血清（或血浆）0.1mL,加去离子水 9.9mL（1∶100 稀释）,充分混匀。

3）标本测定:①选择滤光板,进入光路;②以蒸馏水喷雾,校零点;③以钠标准液定标;④以标本液喷雾,读数。

（4）计算

$$血钾（mmol/L）=\frac{测定读数}{标准读数}\times 4$$

2. 四苯硼化钠比浊法　本法具有简单、快速,用血量少,显浊后浊度稳定等优点。缺点是所显浊度随加入四苯硼化钠速度的不同而不同,因此必须严格控制操作条件,才能获得准确结果。

（1）原理:血清中钾离子与四苯硼化钠作用,形成不溶于水的四苯硼化钾,产生的浊度与钾离子的浓度成正比,因此与同样处理的钾标准液比浊,即可求得血清中钾的含量。

（2）相关试剂的配制

1）磷酸氢二钠溶液（0.2mmol/L）:称取 7.160g 磷酸氢二钠,溶于 100mL 蒸馏水。

2）枸橼酸溶液（0.1mmol/L）:称取 2.10g 枸橼酸（AR）,溶于 100mL 蒸馏水中。

3）1% 四苯硼化钠液:取"1)"液 19.45mL 及 "2)"液 0.55mL,混匀,再加入 1g 四苯硼化钠,待溶解后稀释至 100mL。

4）蛋白沉淀剂:取 0.1mmol/L H_2SO_4 溶液 800mL,10% 钨酸钠 100mL,浓磷酸 0.3mL 混匀即可。

5）钾标准贮存液（5mmol/L）:称取恒重氯化钾 373mg,加入蒸馏水定容至 1L。

6）钾标准应用液（0.5mmol/L）:取钾标准贮存液 10mL,稀释至 100mL 即可。

（3）操作步骤

1）制备无蛋白血滤液:取血清 0.5mL,加蛋白沉淀剂 4.5mL,混匀,沉淀过滤,取滤液备用。

2）按表 7-3-1 操作。

表 7-3-1　血钾测定程序表

试剂	标准管（S）	测定管（R）	空白管（B）
蒸馏水	—	—	1.0mL
无蛋白血滤液	—	1.0mL	—
钾标准液	1.0mL	—	—
1% 四苯硼化钠	4.0mL	4.0mL	4.0mL

各管混匀,5min 后用波长 520nm 的滤光片于光电比色计中比浊。用蒸馏水调节光密度零点。

（4）计算

$$血钾浓度（mmol/L）=\frac{R-B}{S-B}\times 0.5 \times \frac{1}{0.1}$$

（5）注意事项

1）标本切忌溶血,因红细胞内钾浓度高。血液凝固后应立即分离血清,以免细胞内钾离子逸出。

2）所用器皿必须清洁。

3）四苯硼化钠必须提纯。

4）实验时加入四苯硼化钠的速度应力求一致,否则可影响浊度。

5）加入四苯硼化钠溶液混匀后,应等待 5min 再进行比浊。

3. 离子选择电极（ISE）法

见“血钠的测定中 2. 离子选择电极（ISE）法”

（三）血钙的测定

机体血液中的钙绝大部分存在于血浆中,有扩散型钙和非扩散型钙两种形式（通常血浆钙无法测定,因制备血浆时钙已被清除）。钙离子主要与降低神经肌肉的兴奋性、维持心肌及其传导系统的兴奋性和节律性、参与肌肉的收缩及机体的凝血过程等生理功能有关。

1. 甲基百里香酚蓝比色法

（1）原理:血清中的钙离子在碱性条件下与甲基百里香酚蓝（MTB）结合,生成一种蓝色的络合物（加入适量的 8- 羟基喹啉,可消除镁离子对测定的干扰）。与标准溶液对比即可求得样品的血清钙含量。

（2）相关试剂的配制

1）MTB 试剂:取去离子水 20mL,加入浓盐酸 1.2mL,再加入 8- 羟基喹啉 1.45g 溶解。另取甲基百里香酚蓝络合剂 0.114g,加入去离子水 500mL 溶解,再加入聚乙烯吡咯烷酮（PVP）1.5g 溶解,混合两液,加入 16.75g/L 乙二胺四乙酸二钠水溶液 2.2~2.4mL 混匀,加入去离子水定容到 1L。

2）显色基础液:取无水亚硫酸钠 24g,加入 700mL 去离子水溶解,再加 200mL 单乙醇胺混匀,以去离子水定容至 1L。

3）钙标准液（2.5mmol/L）:称取碳酸钙（AR）0.25g,加入稀盐酸（浓盐酸:去离子水 =1:9）7mL 溶解,加入 900mL 去离子水,然后用 500g/L 乙酸铵溶液调 pH 至 7.0,最后用去离子水定容至 1L,混匀备用。

（3）操作步骤

1）按照表 7-3-2 进行操作。

表 7-3-2　血钙测定程序表

试剂 /mL	测定管	标准管	空白管
MTB 试剂	2.00	2.00	2.00
显色基础液	2.00	2.00	2.00
血清	0.05	—	—
钙标准液	—	0.05	—
去离子水	—	—	0.05

混匀,静置 5min 后,用波长 610nm 或红色滤光板,光径 1.0cm 进行比色,以空白管调零。

2）计算

$$血清钙（mmol/L）= \frac{测定管吸光度}{标准管吸光度} \times 2.5$$

2. 离子选择电极法

（1）原理:离子选择电极是一种化学传感器,将离子选择电极和一个参比电极连接起来,置于待测的电解质溶液中,就构成一个测量电池,此电池的电动势(E)与被测离子活度的对数呈线性关系,符合 Nernst 方程。

（2）操作步骤

1）打开仪器,清洗管道。

2）用适合仪器的低、高值斜率定标液进行两点定标。

3）血清钙的测量:推出吸样针,取下两端的塞子,一头接上接头,接头另一端装在取样针上,按"测量"键至血清完全充满样品测量腔后,再松开"测量"键,进样泵即停止工作。注意样品测量腔中不要混有气泡。移去样品,擦净吸样针推回原位,在进样 8s 后即可显示并打印测量结果。

（四）血氯化物的测定

氯化物主要来源于食物中的食盐,经肠道吸收入血。氯离子是血浆中主要的阴离子,大多以氯化钠的形式存在,其主要参与调节机体的酸碱平衡、渗透压、水电解质平衡、胃酸的生成等。

1. 硫氰酸汞比色法

（1）原理:样品中的氯离子与硫氰酸汞结合生成难解离的氯化汞,并释放出硫氰酸离子。该离子可与试剂中的铁离子结合生成橙红色的硫氰酸铁,其显色程度与样品中的氯化物含量成正比。

（2）相关试剂的配制

1）饱和硫氰酸汞溶液:称取硫氰酸汞 2.0g,溶于 1L 蒸馏水中,置于室温下 48h,并经常摇动,用时取上清液即可。

2）硝酸汞溶液:称取 6.0g 硝酸汞,用 50mL 蒸馏水溶解,再加入 1mL 浓硝酸并稀释至 100mL。

3）显色应用液:称取 13g 硝酸铁,加水 400mL 溶解,再加入 5mL 硝酸汞,最后用水稀释至 1L,置室温下存放。

4）氯化物标准液（100mmol/L）:称取 5.845g 氯化钠（AR）,用去离子水溶解后,定容到 1L,混匀。

5）空白试剂:称取 13.0g 硝酸铁,溶于 400mL 蒸馏水,再加入浓硝酸 1.5mL,稀释至 1L。

（3）操作步骤

1）按照表 7-3-3 进行操作。

表 7-3-3　血氯化物测定程序表

试剂	测定管 /mL	测定空白管 /mL	标准管 /mL	试剂空白管 /mL
血清	0.05	0.05	—	—
氯标准液	—	—	0.05	—
空白试剂	—	3.0	—	—
显色应用液	3.0	—	3.0	3.0

混匀,置室温下 10min,以试剂空白管调零,在 460nm 波长比色,读取各管的吸光度。

2）计算

$$血氯化物（mmol/L）= \frac{测定管吸光度 - 测定空白管吸光度}{标准管吸光度} \times 100$$

2. 电极法

（1）原理:氯电极由电极基部和头部组成,头部含银 - 氯化银粒子,将其与一个参比电极连接起来,置于待测的电解质溶液中,就构成一个测量电池,此电池的电动势(E)与被测离子活度的对数呈线性关系,符合 Nernst 方程。

(2)操作步骤:与钠、钾电极测定法相似。可参考相关章节。

六、血氨的测定原理及方法

正常机体血液中含少量的游离氨,其来源主要是蛋白质代谢过程中通过氨基酸脱氨基,肾脏使谷氨酰胺分解和肠道内细菌的作用而生成。氨有毒性,因此机体需将氨转化为无毒或毒性较小的物质,并排出体外。大部分氨在肝内通过鸟氨酸循环合成尿素;少部分氨转变成氨基酸上的氨基及在肾内形成铵盐从尿液中排出。血氨在诊断治疗肝性脑病中占重要地位。血氨的测定方法有离子交换树脂法、直接法、电极法及酶法等,其中酶法因操作简单、特异性高而被广泛应用。

1. 原理

$$NH_4^+ + \alpha\text{-酮戊二酸} + NAD(P)H \xrightleftharpoons{GLDH} \text{谷氨酸} + NAD(P)^+ + H_2O$$

血浆氨的酶法测定基于上式反应,在过量 α- 酮戊二酸、NAD(P)H 和足量谷氨酸脱氢酶(GLDH)的条件下,NAD(P)H 转变成 NAD(P)$^+$,而使 340nm 吸光度的下降速率与反应体系中氨的浓度成正比。

2. 相关试剂的配制　全部试剂必须用去氨水制备。去氨水用蒸馏水经氢型阳离子交换树脂处理获得。

(1)KH$_2$PO$_4$ 溶液(66.7mmol/L):取 9.12g KH$_2$PO$_4$ 溶入去氨水中,定容到 1L,4℃保存。

(2)Na$_2$HPO$_4$ 溶液(66.7mmol/L):取 9.51g Na$_2$HPO$_4$ 溶入去氨水,定容到 1L,4℃保存。

(3)磷酸盐缓冲液(PB)[66.7mmol/L,pH(8.0±0.05)]:取 5mL"(1)"溶液及 95mL"(2)"溶液混合,4℃保存,稳定 3 周。

(4)α- 酮戊二酸(310mmol/L):称取 0.45g α- 酮戊二酸溶于 5mL 去氨水中,用 3mol/L 氢氧化钠调 pH 至接近 5.0 时,改用 0.1mol/L 氢氧化钠调 pH 至 6.8±0.01,切勿调得过高,因高 pH 可破坏 α- 酮戊二酸,以去氨水稀释到 10mL,4℃稳定 10d。

(5)NADPH 贮存液:称取 10mg NADPH(-20℃、干燥器保存)溶于 1mL PB 中,取出 50μL,以 PB 稀释到 5mL 为工作液,以 PB 调零,1cm 光径,在 340nm 波长读取 NADPH 工作液的吸光度,计算 NADPH 贮存液中实际浓度:

$$NADPH(mmol/L) = \frac{A_{340nm}}{6.22} \times 100$$

6.22 为 NADPH 的毫摩尔吸光系数,据上式计算结果确定制备 GLDH 工作液中加入 NADPH 贮存液的量,使达到 149μmol/L。

$$\text{需用 NADPH 贮存液体积(mL)} = \frac{149μmol/L \times \text{需配 GLDHmL 数(50)}}{NADPH \text{贮存液实际浓度(mmol/L} \times 1\,000)}$$

(6)GLDH 工作液:根据 GLDH 酶制品(-20℃干燥器中保存)的比活,称出酶活力为 992U 的相应量(如比活为 50U/mg 蛋白,则称 20mg)。如 GLDH 在甘油中,可按 U/mL 吸出 992U 的相应体积,置 50mL 量瓶中,称入 ADP(-20℃干燥器中保存)15mg,吸入计算量的 NADPH 贮存液,以 PB 稀释到 50mL,4℃保存可稳定 7d。

(7)氨标准贮存液(100mmol/L):称取(NH$_4$)$_2$SO$_4$ 660.7mg,溶于去氨水定容到 100mL,4℃保存。

(8)氨标准应用液:用去氨水分别稀释贮存液至 25μmol/L、50μmol/L、100μmol/L 及 150μmol/L 的浓度。

3. 操作步骤

(1)操作见表 7-3-4,按空白管,标准管,测定管先后顺序进行。

表 7-3-4　血氨测定程序表

加入物	空白管（B）	标准管（S）	测定管（U）
GLDH 工作液 /mL	1.5	1.5	1.5
去氨水 /mL	0.3		
标准液 /mL（100μmol/L）		0.3	
血浆 /mL			0.3
37℃水浴 10min			
α- 酮戊二酸 /μL	60	60	60

混匀, 于 10s 时读取 A_{10s}, 于 70s 时读取 A_{70s}, 求各管的 ΔA, 即 $\Delta A = A_{10s} - A_{70s}$。

（2）计算: 血浆 $NH_3（μmol/L）= \dfrac{\Delta A_U - \Delta A_B}{\Delta A_S - \Delta A_B} \times 100$

（王　友）

第八章

离体组织、器官机能学实验

实验一　坐骨神经 - 腓肠肌标本的制备

【实验目的】

掌握制备坐骨神经 - 腓肠肌标本的操作技术,为此后有关的神经肌肉实验打下基础。

【实验原理】

蛙或蟾蜍等两栖类动物的一些基本生命活动及生理功能与温血动物近似,而且其离体组织需要的生活条件非常简单,易于控制和掌握。因此在机能学实验中,坐骨神经 - 腓肠肌标本是研究神经肌肉生理最常用的对象,经常用来研究神经肌肉的兴奋性(excitability)、刺激(stimulus)与反应(response)的规律、肌肉收缩的特点、兴奋性的周期性变化等。

【实验对象】

蟾蜍或蛙

【实验材料】

蛙类手术器械一套(金属探针 1 根,粗剪刀、眼科剪刀各 1 把,圆头镊子、眼科镊子各 1 把,玻璃分针 2 根),蛙板和玻璃板各 1 块,培养皿、滴管、废物缸、锌铜弓各 1 个,缝线,棉花,林格液。

【实验方法和步骤】

1. 破坏脑和脊髓　常用的方法有 3 种:

(1)俯式捣毁法:是最常用的方法。以左手持蟾蜍,将其腹面朝向手心,前肢夹在示指和中指之间固定,后肢夹在无名指和小指之间固定,并用拇指按压蟾蜍头部使之下俯 30°~40°;然后右手持金属探针沿蟾蜍头部的中线下划,可触及一凹陷处即为枕骨大孔(图 8-1-1A)。将探针从枕骨大孔垂直刺入 1~1.5mm,再向前刺入颅腔,左右搅动(可感觉到探针与颅骨壁的碰击),破坏脑组织;再将探针退回至进针处,但不拔出而是转向后方刺入椎管,破坏脊髓。

(2)仰式捣毁法:将蟾蜍仰卧于蛙板上,拉开下颌,右手持探针在颅底两眼之间向前下刺入颅腔,用探针在颅腔内向四周捣毁脑组织,然后将探针退至黏膜下,针尖向后平行刺入椎管内以破坏脊髓。

(3)横断脊柱后捣毁法:左手持蟾蜍,右手持粗剪刀,在两腋窝稍下横断脊柱,然后在脊柱呈白色的脊髓断面处,向上插入探针破坏脑,再向下插入探针破坏脊髓。

以上方法破坏脑和脊髓成功后,蟾蜍出现四肢(尤其是后肢)瘫软,并常有尿失禁现象。

2. 剪去躯干上部及内脏　用粗剪刀在两侧腋部稍下(或在骶髂关节以上 1.5~2cm 处)剪断脊柱(图 8-1-1B)。用左手握住蟾蜍后肢,拇指按压骶骨,使蟾蜍头部及内脏自然下垂;避开腰骶神经丛后,右手用粗剪刀沿脊柱两侧剪开腹壁,在耻骨联合处将躯干上部及内脏剪掉,弃入废物缸内。

3. 剥皮　左手持大镊子夹住脊柱断端(小心勿伤神经),右手捏住脊柱断端的皮肤边缘,逐步向下剥去全部后肢皮肤(图 8-1-1C)。将剥好的标本放置在盛有林格液的培养皿中,或置于洁净的玻璃板上,滴加林格液备用。然后洗手并清洗用过的手术器械。

4. 分离左右腿　用圆头镊子夹住脊柱并提起,避开坐骨神经,用粗剪刀剪去向上突出的骶骨,沿脊柱正中线将脊柱从上向下分成两半,再从耻骨联合中央剪开(注意:剪开时应避免剪刀走"S"形,以保证坐骨神经的完整),将已分离的两腿浸入林格液备用。亦可在游离大腿部位的坐骨神经后再分离两腿。

5. 游离坐骨神经　取蟾蜍腿一条,用玻璃分针在大腿背面内侧沿坐骨神经沟(股二头肌与半膜肌之间)分离肌肉,暴露坐骨神经(图 8-1-1D)。向上将梨状肌及其附近的结缔组织剪断,然后用玻璃分针沿脊柱自上而下轻柔游离坐骨神经腹腔部(坐骨神经呈亮白色束状),用眼科剪刀剪断神经的所有分支,在近脊柱处穿线结扎,从脊柱根部将坐骨神经剪断。也可以不结扎、不剪断神经,而保留一小块与神经相连的脊柱(约 0.5cm×0.5cm),供握持神经用。

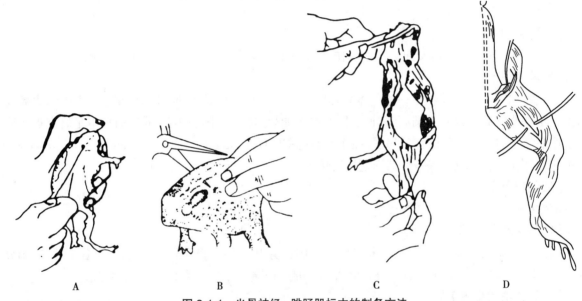

图 8-1-1　坐骨神经 - 腓肠肌标本的制备方法
A. 破坏脑和脊髓;B. 横断蛙身;C. 剥皮;D. 游离坐骨神经。

6. 游离股骨　将游离的坐骨神经轻轻搭在腓肠肌上,切断膝关节周围的大腿部肌肉,把股骨刮干净,然后剪去股骨小头并保留余下的股骨(1~1.5cm),以便在固定神经肌肉标本时使用。

7. 完成标本　用眼科镊子(或小剪刀)在跟腱下方穿一洞,向上游离腓肠肌至膝关节处。穿线结扎腓肠肌跟腱,左手提线,在结扎线远端剪断跟腱。将膝关节以下的小腿其余部分全部剪去。以上过程应注意避免损伤神经,并随时滴加林格液。至此即完成一个坐骨神经 - 腓肠肌标本(图 8-1-2)的制备。

8. 检查标本的兴奋性　用被林格液浸湿的锌铜弓接触坐骨神经,如腓肠肌迅速收缩,则表示标本的兴奋性良好,可供有关神经肌肉机能实验用。

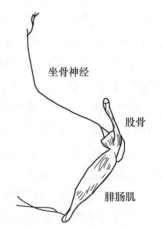

坐骨神经

股骨

腓肠肌

图 8-1-2　坐骨神经 - 腓肠肌标本

【注意事项】

1. 熟悉蟾蜍手术器械的使用方法,了解蟾蜍腿部的局部解剖及坐骨神经的走行。

2. 避免损伤蟾蜍背部的腺体(尤其是眼后的大腺体),防止其分泌物溅入实验者眼内或污染标本。

3. 勿剪破蟾蜍内脏,并及时清洗手及用过的器械;已剥去皮肤的组织应避免接触蟾蜍皮肤或其他不洁物;以防标本被污染。

4. 游离神经、肌肉时不可过度牵拉,应避免用手指、金属器械接触或夹持标本的神经肌肉部分,更不能用自来水冲洗标本。

5. 制备过程中应经常向标本上滴加林格液,防止神经因干燥而失去正常兴奋性。标本制成后需放在林格液中浸泡数分钟,使标本兴奋性稳定。

6. 移动制备好的标本时,先将游离的神经搭在腓肠肌上,再用双手分别提拿跟腱和股骨断端,防止神经受力过重。

【讨论题】

1. 通过制备坐骨神经 - 腓肠肌标本对机能学实验有何感想?

2. 损毁脑和脊髓后的蟾蜍有何表现? 若破坏脊髓不彻底,蟾蜍的四肢会有什么表现?

3. 为什么在本实验中应经常给标本滴加林格液?

4. 锌铜弓为何能用来检查标本的兴奋性?

(亚白柳)

实验二　刺激频率和刺激强度对骨骼肌收缩的影响

【实验目的】

观察刺激强度与骨骼肌收缩力量的关系及刺激频率对骨骼肌收缩形式的影响,了解单收缩、强直收缩的产生机制及其意义。

【实验原理】

肌肉组织具有兴奋性(excitability),受到刺激后会发生反应,表现为肌肉收缩。当刺激坐骨神经 - 腓肠肌标本时,在一定范围内,随着刺激强度的增大,参与兴奋的神经纤维和骨骼肌纤维的数目随之增多,骨骼肌的收缩力量也随之增强。改变刺激频率,肌肉可出现不同形式的收缩反应。肌肉受到一次刺激,爆发一次动作电位,引起一次收缩,称为单收缩(single twitch)。其全过程可分为潜伏期、缩短期和舒张期 3 个时期。单收缩是骨骼肌其他收缩形式的基础。当给予骨骼肌 2 个以上相继有效的刺激时,肌肉将出现连续的收缩。改变刺激频率,即可使肌肉出现不同形式的收缩反应。如果刺激频率较低,刺激间隔时间大于肌肉单收缩的持续时间,肌肉的反应表现为一连串的单收缩;若逐渐增加刺激频率,使刺激间隔时间逐步缩短,使后一次的收缩反应落在前一收缩的舒张期内,则引起锯齿状的不完全强直收缩(incomplete tetanus);若继续增加刺激频率,使后一次收缩反应落在前一收缩的缩短期内,则出现收缩曲线呈平滑的完全强直收缩(complete tetanus)。这种肌肉收缩波形的部分或全部重合,又称为复合收缩。所以,有效刺激的频率决定了肌肉收缩的形式。在正常机体内,骨骼肌的收缩几乎全是强直收缩。

【实验对象】

蟾蜍或蛙

【实验材料】

BL-420 生物机能实验系统,张力换能器,蛙类手术器械一套,蛙板,玻璃板,培养皿,滴管,缝线,棉花,肌动器,铁支架,林格液。

【实验方法和步骤】

1. 制备坐骨神经 - 腓肠肌标本　制备坐骨神经 - 腓肠肌标本方法同前,将制备出的标本在林格液中浸泡 10~15min。

2. 装置连接　将坐骨神经 - 腓肠肌标本的股骨固定在肌动器上,腓肠肌跟腱用线扎紧并与张力换能器相连,须注意让肌肉处在自然长度;将坐骨神经轻放在肌动器电极上,并注意保持局部湿润。

3. 仪器调试　打开计算机,进入 BL-420 生物机能实验系统操作界面,点击实验项目→肌肉神经实验→刺激频率与反应的关系→设置各项参数→经典实验。

4. 观察项目

(1) 刺激强度与反应的关系:程控调整电刺激强度,由小到大对标本施加有效手控刺激,可记录到一组幅度逐渐增大的单收缩曲线,并由此确定最大刺激的强度。

(2) 刺激频率与反应的关系:程控连续最大刺激,由低到高调节刺激频率,即记录出单收缩、不完全强直收缩、完全强直收缩曲线(图 8-2-1)。

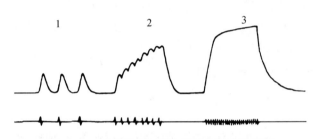

图 8-2-1　刺激频率与骨骼肌收缩形式的关系
1. 单收缩;2. 不完全强直收缩;3. 完全强直收缩。

【注意事项】

1. 实验过程中经常用林格液湿润标本,以保持标本的兴奋性良好,但要注意两刺激电极间不要留存液体,以免短路。

2. 固定标本时,肌肉要保持自然长度。

3. 为防止标本疲劳,每次刺激后应让肌肉短暂休息(20~30s),而且每次连续刺激一般不超过 5s。

【讨论题】

1. 为什么在阈刺激和最大刺激之间,肌肉收缩幅度随刺激强度的增加而增加?

2. 不完全强直收缩和完全强直收缩分别是如何形成的?

3. 记录肌肉的复合收缩时,若同时记录肌肉的动作电位,动作电位是否会融合?

4. 从刺激神经开始,到肌肉产生收缩,标本发生了哪些生理变化? 按顺序描述其发生的过程和机制。

(亚白柳　林　娜)

实验三　家兔离体肺顺应性的测定

【实验目的】

学习离体肺顺应性的测定方法,理解并观察肺顺应性与肺泡表面张力的关系。

【实验原理】

肺顺应性(lung compliance, C_L)是指肺在外力作用下的可扩张性,弹性阻力(elastic resistance, R)是阻碍肺扩张的力量。常用顺应性来度量弹性阻力的大小。弹性阻力大者可扩张性小,即顺应性小;相反,弹性阻力小者可扩张性大,即顺应性大。所以,顺应性是弹性阻力的倒数,可表示为:顺应性(C)= 1/ 弹性阻力(R)。R 大时,C 小,组织难以扩张;R 小时,C 大,组织容易扩张。临床上,肺顺应性的大小

常用单位跨肺压变化所引起的肺容积变化来表示,单位是 L/cmH_2O,即:

$$肺顺应性(C_L) = 肺容积的改变(\Delta V) / 跨肺压的改变(\Delta P)$$

考虑到肺总量不同其顺应性不同的特点,用不同跨肺压所引起肺容积变化的关系曲线(即肺顺应性曲线)能够更全面地反映肺顺应性或肺弹性阻力。肺的弹性阻力主要来自两方面,一是肺泡内表面的液 - 气界面所形成的表面张力(约占 2/3),二是肺组织本身的弹性回缩力(约占 1/3)。在分析以上两种成分的作用时,可分别向离体兔肺内连续分次定量地抽注气体,或向经充灌生理盐水后去除了肺泡表面活性物质(pulmonary surfactant)的肺内抽注气体,以改变肺的容量,同时测定相应时刻的跨肺压。由于前者肺泡内有表面活性物质而后者没有,故二者的压力 - 容积曲线不同。通过对以上两种情况下的肺顺应性曲线进行比较,可验证肺泡表面张力(surface tension)对肺顺应性的影响,以及正常情况下肺泡表面活性物质所起的降低肺泡表面张力的作用。

【实验对象】

家兔

【实验材料】

哺乳动物手术器械一套,直形兔气管插管,水检压计,铁支架,橡皮接管,"T"形三通管 2 个,100mL 注射器一支,20mL 注射器一支,20mL 烧杯(或小量筒)2 个,100mL 烧杯一个,内径相等的 0.1mL 刻度吸管 2 个,弹簧夹,生理盐水。

【实验方法和步骤】

1. 实验装置准备　如图 8-3-1 所示,安装充气检压装置,在水检压计一端侧管上连接一 "T" 形玻璃三通管。三通管的另两端各连一小段橡皮管,其中之一与气管插管相通,另一皮管接上 "T" 形玻璃三通管,三通管另两端分别连接 100mL 注射器和一个短皮管,该皮管上用一弹簧夹控制启闭,用来调节检压系统内的压力平衡。在充气用的 100mL 注射器针芯上涂少量液体石蜡,以防漏气。

2. 制备气管 - 肺标本　用榔头猛击兔头的枕部使其猝死,将其仰卧固定在手术台上,剪掉颈部及胸部正中区域及胸腹交界处的被毛。先作颈部正中切口,分离出气管,切断并插入直形气管插管,用棉线扎紧。在胸骨剑突下剪开腹壁并向两侧扩大创口,在两侧肋膈角处小心探入止血钳,刺破壁层胸膜,造成气胸,使肺回缩。由下向上将胸骨两侧肋软骨剪断直至锁骨,除去胸骨,暴露胸腔,提起气管插管,小心地将气管与周围组织分离,取下离体肺标本,置于烧杯中。也可将肺保留在胸腔中,将胸骨和双侧肋软骨靠近胸骨部分一起剪除后,双侧肋骨断缘用浸润生理盐水的双层纱布覆盖,以防肋骨断缘将肺刺破造成漏气,或者不剪开胸骨及双侧肋软骨,将肺保留于胸腔中进行实验,避免取出肺的过程中出现损伤造成漏气。

3. 观察项目

(1)绘制肺压力 - 容积曲线:先把充气检压装置的弹簧夹打开,将注射器内吸入 100mL 空气,然后夹闭弹簧夹,此时应使检压计的液面保持零位,整个检压系统保持密闭。缓慢推进注射器向肺内充气,每次注入 10mL 空气,待水检压计内上升的水柱稳定后,读出并记录肺容量增加 10mL 时水检压计上显示的相应跨肺压。用同样方法递增充入 10mL 空气数次,分别记录跨肺压值。以充气时的压力变量为横坐标(单位为 cmH_2O),以充气的容积变量为纵坐标(单位为 mL),绘制压力 - 容积曲线(图 8-3-2A)。

(2)冲洗肺内表面:用 20mL 注射器抽取生理盐水 15mL,通过气管插管注入肺内,尽可能使生理盐水冲洗到每一肺叶,然后将冲洗液抽出倒入 20mL 小量筒待用。再按上述方法冲洗肺泡 2~3 次,冲洗液弃掉。冲洗完毕,尽量将肺内液体抽出。

(3)绘制冲洗后的肺压力 - 容积曲线:连接充气检压装置,重复项目(1),将所得结果记录在曲线(A)所在的坐标内,得到另一压力 - 容积曲线(图 8-3-2B),比较两条曲线的不同,说明两曲线分别代表的意义。

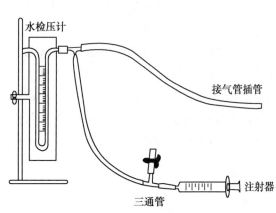

图 8-3-1　充气检压装置示意图

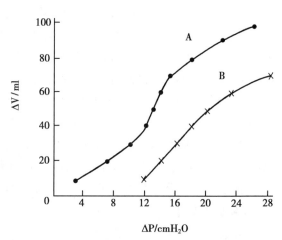

图 8-3-2　双侧家兔肺充气时的压力 - 容积曲线
A. 正常；B. 生理盐水冲洗肺泡后。

（4）比较表面张力：另取一 20mL 小量筒，加入生理盐水使之液面与项目（2）中冲洗液的液面水平一致。用毛细管法测其相对表面张力，即：将两支 0.1mL 的刻度吸管分别插入生理盐水与冲洗液的底部，读取两种液体在吸管内上升的高度。液面上升高者表面张力大，反之表面张力小。

也可用上述方法做注生理盐水时的压力 - 容积曲线，并与充气时的曲线相比较，说明两曲线的不同之处及原因。

【注意事项】

1. 制备无损伤的气管 - 肺标本是实验成败的关键，整个手术过程要非常细心，若不慎造成一侧肺漏气时，可将该侧肺的支气管结扎，用单侧肺进行实验，但实验时注气、注水量应相应减少。

2. 注射器与橡皮管接口处可用棉线结扎以防漏气，注气或注水时要注意容量准确。注射器抽取空气时一定要将弹簧夹打开，否则会将水检压计中的水误抽入皮管中。

3. 注气、注水速度不宜过快、过多（双侧肺一般不宜超过 80mL），以免肺泡胀破。

4. 在注气、注生理盐水使肺完全扩张后，可分别再进行抽气、抽生理盐水操作，并按观察项目（1）和（3）的方法顺序记录抽气、抽生理盐水的容积与相应的跨肺压，直至跨肺压降至 0cmH_2O 为止，将结果在上述同一坐标内分别绘制出抽气、抽生理盐水的压力 - 容积曲线。

【讨论题】

1. 比较注气和注生理盐水的肺顺应性，并分析其机制。

2. 形成肺弹性阻力的主要因素有哪些？试分析之。

3. 本实验的结果是否能证明肺泡表面活性物质的作用？为什么？

（成洪聚）

实验四　乙酰胆碱的量效关系

【实验目的】

观察乙酰胆碱对蟾蜍腹直肌的兴奋作用及维库溴铵拮抗乙酰胆碱的作用，以进一步了解药物的量效关系（doseeffect relationship）。

【实验原理】

乙酰胆碱通过激动腹直肌上的 N_M 受体引起腹直肌收缩。维库溴铵为 N_M 受体拮抗药，可竞争性

拮抗乙酰胆碱对 N_M 受体的激动作用。

【实验对象】

蟾蜍

【实验材料】

1. 药品 3×10^{-1}mol/L 氯化乙酰胆碱（acetylcholine chloride），10^{-6}mol/L 维库溴铵（vecuronium），林格液，磷酸缓冲液（pH=5.5）。

2. 器材 平滑肌固定装置、BL-420 生物机能实验系统、注射器（0.25mL、1mL、10mL、20mL）、烧杯（500mL）、手术器械、木槌、HW-300 型恒温平滑肌浴槽、张力换能器、L 形钩、铁支架、双凹夹、螺旋夹、氧气瓶、培养皿、手术盘。

【实验方法和步骤】

1. 打开 HW-300 型恒温平滑肌浴槽，恒温在 25℃。启动计算机，确认 USB 接口已经连通，打开 BL-420 生物机能实验系统软件。在"实验项目"下拉菜单中选择"消化道平滑肌活动"，或在"输入信号"下拉菜单中选择"1 通道"的"张力"，在"1 通道"连接张力换能器。

2. 取蟾蜍一只，破坏蟾蜍大脑与脊髓，仰卧位固定于蛙板上，剪开腹部皮肤，暴露腹直肌，在腹白线一侧的耻骨端及胸骨端剥离一段腹直肌，宽 0.5~0.8cm、长 2~3cm，两端用线结扎后剪下（不可牵拉腹直肌）。标本制成后，以林格液洗净，放入置有林格液的烧杯内，备用。

3. 将腹直肌标本一端固定在通气钩上，浸入含 20mL 林格液的平滑肌浴槽中（调整线的长度，使腹直肌完全浸入林格液）；另一端连接张力换能器及记录仪，调节好高度，使肌肉负荷为 1g。

4. 稳定 10min 后，描记一段离体腹直肌正常活动曲线，记录张力平均值。

5. 给药，观察氯化乙酰胆碱对腹直肌的作用及维库溴铵对氯化乙酰胆碱作用的影响。

（1）单剂量法

1）从低浓度开始，依次向浴管内加入各浓度的氯化乙酰胆碱 0.1mL，观察离体腹直肌对不同浓度氯化乙酰胆碱的反应。每次加入氯化乙酰胆碱，待离体腹直肌收缩反应达到最大后，用林格液冲洗 3 次，使腹直肌恢复到给药前状态，然后再加入下一个浓度的氯化乙酰胆碱。每次冲洗时，可暂停记录。

2）上述腹直肌经冲洗恢复正常后，向林格液中加入维库溴铵，使其浓度为 10^{-8}mol/L，用含有维库溴铵的林格液作为营养液，重复步骤 1）。

（2）累积法

1）从低浓度到高浓度依次向浴管内累加乙酰胆碱，其顺序：3×10^{-7}mol/L 氯化乙酰胆碱 0.1mL，0.2mL；3×10^{-6}mol/L 氯化乙酰胆碱 0.07mL，0.2mL；3×10^{-5}mol/L 氯化乙酰胆碱 0.07mL，0.2mL……每次加入氯化乙酰胆碱后，当反应达到最大时立即加入第二个剂量，如此以 1，2，7，20，70，200，700……的剂量增加下去，累积后就成为 3，10，30，100，300，1 000……直到腹直肌对氯化乙酰胆碱的反应不再增大为止。记录每次给药后张力变化数值，填入表 8-4-1 中。

2）上述离体腹直肌经冲洗恢复正常后，向浴管内加入 10^{-6}mol/L 维库溴铵 0.2mL，使其浓度为 10^{-8}mol/L，稳定 5~10min 后重复步骤 1）。记录每次给药后张力变化数值，填入表 8-4-1。

表 8-4-1 乙酰胆碱对蟾蜍腹直肌张力的影响

给药次数	张力平均值 /g		张力变化百分率（E）/%		ACh 摩尔浓度负对数（$-\lg D$）
	未加维库溴铵	加入维库溴铵	未加维库溴铵	加入维库溴铵	
0					
1					

续表

给药次数	张力平均值 /g		张力变化百分率(E)/%		ACh 摩尔浓度负对数 ($-\lg D$)
	未加维库溴铵	加入维库溴铵	未加维库溴铵	加入维库溴铵	
2					
3					
4					
5					
6					
7					
8					
9					
10					
11					
12					
13					
14					

6. 结果整理

（1）绘制累积量效关系曲线：以最大剂量氯化乙酰胆碱引起的收缩量为 100%，计算加入不同剂量氯化乙酰胆碱后的张力变化百分率，并以此为纵坐标，以氯化乙酰胆碱的摩尔浓度的负对数为横坐标，作图画出量效关系曲线。横坐标上相距 30mm 表示剂量相差 10 倍（以便利用附表 3-1，附表 3-3 计算 pD$_2$ 及 pA$_2$），从左到右数据越来越小。

（2）计算乙酰胆碱的 pD$_2$：先从量效关系曲线上找到引起 50% 反应的剂量之前的某一个已知量，并求得其负对数值 q，再量出该剂量与引起 50% 反应的剂量之间的距离 d$_1$(mm)，以此距离查附表 3-1 可得到 lgA，用下述公式求得 pD$_2$：

$$pD_2 = q - \lg A$$

（3）计算维库溴铵的 pA$_2$：根据加维库溴铵后，量效关系向高剂量方向平行移动的距离 d$_2$(mm)，查附表 3-3 可得 lg(X–1)，然后按下式计算 pA$_2$。

$$pA_2 = pA_x + \lg(X-1)$$

pA$_x$：拮抗剂摩尔浓度的负对数。

【附】

1. pD$_2$、pA$_2$ 及 pD$_2'$ 的含义

（1）pA$_2$：使激动剂的量效关系曲线向高剂量方向平行移动 2 倍所需的竞争性拮抗剂的摩尔浓度的负对数。

（2）pD$_2$：激动剂引起 50% 最大反应所需要的摩尔浓度的负对数。

（3）pD$_2'$：抑制激动剂引起最大反应达 50% 所需的非竞争性拮抗剂的摩尔浓度的负对数。

2. 计算 pD$_2'$ 的方法　先根据量效关系曲线上激动剂的最大反应被抑制的百分率，查附表 3-2 求得 lg(X–1)，然后按下式计算：

$$pD_2' = pD_x' + \lg(X-1)$$

pD_x':拮抗剂摩尔浓度的负对数。

【注意事项】

1. 悬挂标本时不要过度牵拉。

2. 加药时不要滴在线及浴管壁上。

3. 为正确地累积反应,应在标本对某剂量的反应达到最大后立即给予第二个剂量,若第一个剂量达到最大反应后慢慢观察,再给予第二个剂量,反应就难以累积,故可稍微提前一点加第二个剂量。

【讨论题】

结合实验,讨论测定药物 pD_2,pA_2 的临床意义。

(李　军　徐兴华)

实验五　药物对离体大鼠子宫的影响

【实验目的】

掌握离体子宫(isolated uterus)平滑肌的实验方法,观察子宫兴奋药和子宫抑制药对子宫平滑肌运动的影响。

【实验原理】

子宫平滑肌兴奋药对子宫的作用可因子宫的生理状态、药物品种及剂量的不同而有差异,或使子宫产生节律性收缩,或产生强直性收缩。子宫平滑肌上含有肾上腺素能 β 受体,且以 β_2 受体占优势,许多 β_2 受体激动药都有使子宫平滑肌松弛的作用。

【实验对象】

成熟雌性未孕大鼠

【实验材料】

1. 药品　5U/mL 垂体后叶素注射液(pituitrin injection);0.5% 噻吗洛尔溶液(timolol solution);0.005% 异丙肾上腺素注射液(isoprenaline injection);乐氏液(Locke solution)。

2. 器材　BL-420 生物机能实验系统,张力换能器,HW-400S 型恒温平滑肌浴槽,培养皿,缝线,1mL 注射器,10mL 注射器,手术器械一套。

【实验方法和步骤】

1. 打开 HW-400S 型恒温平滑肌浴槽,恒温 38℃ ± 0.5℃。加入乐氏液,缓慢通气(1~2 个气泡 /s)。

2. 启动计算机,确认 USB 接口已经连通,打开 BL-420 生物机能实验系统软件。在"输入信号"下拉菜单中选择"1 通道"的"张力"。在 1 通道的输入接口上安装张力换能器。增益调节 G=50,时间常数 T=DC,滤波调节 F=30Hz,扫描速度 S=12.5s/div。

3. 准备及悬挂标本　取成熟雌性未孕大鼠(160~240g)1 只,木槌猛击头部致死。迅速剖开腹腔,找出子宫,轻轻剥离周围脂肪组织,剪下两侧子宫角放入盛有乐氏液的玻璃皿中备用。从子宫两角相连处剪开,取一侧子宫角(长约 2cm),一端固定于 L 形小钩上,另一端与张力换能器相连,使子宫段保持一定张力(1~2g)。稳定 20min 后给药。

4. 给药　首先描记正常子宫平滑肌张力收缩曲线,然后按下列顺序加药,并记录收缩曲线的变化。每次换药时,应冲洗浴管 2~3 次,待子宫平滑肌收缩稳定后再加入下一种药物。加药顺序:

(1) 垂体后叶素(5# 针头)1 滴。

(2) 盐酸异丙肾上腺素注射液 0.2mL。

(3) 噻吗洛尔注射液 0.2mL。

【结果整理】

将描记曲线图适当剪贴,标明题目、时间、地点、室温等主要条件。

【注意事项】

1. 制备标本时动作要轻柔,避免过度用力牵拉,以免损伤子宫平滑肌。

2. 向浴管加药时不要触碰连接线,也不要把药滴在管壁上。实验中不可改变记录仪的灵敏度及标本的负荷。

3. 更换营养液后,应使标本稳定适当的时间再实验。每次加药的观察时间、更换新鲜营养液的次数以及两次加药间隔均应尽可能地保持一致。

4. 大鼠应在实验前 24~48h,肌内注射 0.1% 苯甲酸雌二醇 0.7mL/ 只,使动物处于动情期或动情前期,以增加子宫对药物的敏感性。

【讨论题】

垂体后叶素、噻吗洛尔和异丙肾上腺素分别对子宫平滑肌产生何作用?

（李　军）

第九章

动物在体机能学实验

实验一 反射弧的分析与反射时的测定

【实验目的】

观察某些脊髓反射,学习测定反射时的方法,分析反射弧各组成部分的功能及其完整性与反射活动之间的关系。

【实验原理】

机体在中枢神经系统的参与下,对内、外环境刺激所做出的规律性应答称为反射(reflex)。反射过程中生物信号经反射弧传递需要一定时间,从刺激开始至反射出现所需的时间为反射时,即兴奋通过反射弧(reflex arc)而引起外周效应所需要的时间。反射时可通过简单的方法初步测定。同时,反射只有在反射弧结构和功能完整的基础才能进行,若组成反射弧的感受器、传入神经、神经中枢、传出神经和效应器五部分中的任何一部分受到破坏,反射均不会发生。

【实验对象】

蟾蜍或蛙

【实验材料】

1. 药品及试剂 林格液,0.5% 稀硫酸。

2. 器材 BL-420 生物机能实验系统,蛙类手术器械一套,蛙板,玻璃板,铁支架,肌夹,刺激电极,培养皿,滴管,缝线,干棉球,秒表。

【实验方法和步骤】

1. 制备脊蟾蜍 取蟾蜍1只,用纱布裹紧蟾蜍的上下肢和躯干,露出头部。用剪刀开口的一侧伸入蟾蜍口裂根部,另一侧置于背部,齐鼓膜后缘剪去动物的头部,保留下颌和脊髓,即成脊蟾蜍。用棉球为创口止血。

2. 固定 用肌夹固定蟾蜍下颌,将其悬挂在铁支架上(图9-1-1)。

3. 仪器调试 打开计算机,进入 BL-420 生物机能实验系统操作界面,选择输入信号→1通道→肌电信号。调整刺激参数为:波宽1ms,强度 3~6V,频率 50~70Hz,连续单刺激。

4. 观察项目

(1)反射时测定:将蟾蜍左下肢的趾尖浸入稀硫酸液中,同时开动秒表,记录从浸入到肢体反射的时间。反射发生后,用清水反复洗去皮肤上的稀硫酸,用棉球擦去清水。重复测定3次,求时间平均值,

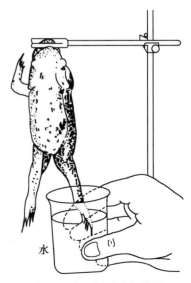

图 9-1-1 反射弧分析装置

此值即为反射时。

（2）反射弧的分析：①在右下踝关节上方做一环行皮肤切口，将趾部皮肤剥去，再用硫酸分别刺激左、右两侧趾尖，观察两侧肢体各有什么反应；②剪开左侧大腿背侧皮肤，在股二头肌和半膜肌之间找出坐骨神经，游离约1cm后做双结扎，并在两结扎线中间剪断神经，再用稀硫酸刺激该脚趾，观察反应如何；③启动BL-420生物机能实验系统的电刺激器，以重复电刺激坐骨神经中枢端，观察同侧和对侧肢体的反应有何不同；④用金属探针破坏脊髓后，重复步骤③；⑤重复电刺激坐骨神经外周端，观察同侧腿的反应；⑥直接电刺激左侧腓肠肌，观察其反应。

【注意事项】

1. 剥掉趾部皮肤时，一定注意趾尖处不要残留皮肤，否则刺激仍能引起反射。

2. 每次用稀硫酸刺激时，足趾浸入硫酸中的面积应相同；每次刺激后，应迅速用清水冲洗并用棉球擦干。

3. 浸入稀硫酸的部位应限于趾尖，勿浸入太多。

【讨论题】

1. 反射的生理意义有哪些？

2. 反射时的长短与哪些体内外因素有关？

（亚白柳）

实验二　期前收缩和代偿间歇

【实验目的】

学习在体蛙心心跳曲线的记录方法，并通过期前收缩与代偿间歇的观察，验证心肌有效不应期特别长的特征。

【实验原理】

心肌每发生一次兴奋，其兴奋性会发生一系列的周期性变化。心肌兴奋后兴奋性变化的特点是其有效不应期（effective refractory period）特别长，约相当于机械收缩的整个收缩期和舒张早期。在此期中，任何强大的刺激均不能使之产生动作电位。如果在心室肌的有效不应期之后、下一次窦房结兴奋到达之前，心室受到一次外来刺激，则可提前产生一次兴奋和收缩，分别称为期前兴奋（premature excitation）和期前收缩（premature systole）。期前兴奋也有其自己的有效不应期，当紧接在期前兴奋后的一次窦房结兴奋传到心室时，如果正好落在期前兴奋的有效不应期内，则不能引起心室的兴奋和收缩，形成一次兴奋和收缩的"脱失"，需待再下一次节律性兴奋传来时才能引起兴奋和收缩。这样，在一次期前收缩之后往往会出现一段较长的心室舒张期，称为代偿性间歇（compensatory pause）。

【实验对象】

蟾蜍或蛙

【实验材料】

1. 试剂　林格液。

2. 器材　BL-420生物机能实验系统，张力换能器，刺激电极，铁支架，双凹夹，蛙类手术器械，蛙板，蛙钉，蛙心夹，缝线，滴管。

【实验方法和步骤】

1. 手术准备　用探针破坏蟾蜍（或蛙）的脑和脊髓，将其仰卧在蛙板上。从剑突下向上"V"形剪开皮肤，提起剑突，用粗剪刀沿胸骨正中剪开胸腔，将两前肢拉向外侧用蛙钉固定，充分暴露心脏。

2. 连接实验装置　将与张力换能器相连的蛙心夹在心室舒张期夹住心尖约1mm。将刺激电极接触心室（或将两极分别夹在前肢肌肉和蛙心夹上），并作图9-2-1的连接。

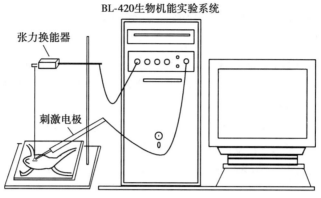

图9-2-1 记录在体蟾蜍心脏收缩的装置

3. 调试仪器 打开计算机,进入 BL-420 生物机能实验系统操作界面,选择菜单栏实验项目→循环实验→期前收缩和代偿间歇。

4. 观察项目

（1）描记心脏正常收缩曲线。

（2）用中等强度的单个阈上刺激,分别在心缩期的早、中、晚期各给予心室一次刺激,观察心跳曲线的变化。

（3）用同等强度的刺激,分别在心舒期的早、中、晚期各给予心室一次刺激,观察心跳曲线的变化。

【注意事项】

1. 破坏蟾蜍（或蛙）的脑和脊髓要完全。

2. 经常滴加林格液于心脏表面,保持心脏湿润。

3. 张力换能器与蛙心夹之间的连线应有一定的张力。

【讨论题】

1. 本实验为什么不能用连续刺激? 分别在心缩期的早、中、晚期以及心舒期的早、中、晚期分别给予刺激的实验设计思路是什么?

2. 心跳过快或过慢时,对期前收缩及代偿性间歇有何影响? 为什么?

（成洪聚）

实验三 蟾蜍心脏起搏点的观察

【实验目的】

观察蟾蜍心脏起搏点、心脏各部分活动顺序及心脏不同部位自律性的高低。

【实验原理】

心内特殊传导系统中各部分的心肌细胞都具有自律性,但其自律性高低存在较大差异。窦房结的自律性最高,每次兴奋依次激动心房、心室,引起心脏各部分的顺序活动。正常生理情况下窦房结为心脏起搏点（pacemaker）。其他部位的自律细胞并不表现出自身的自律性,称为潜在起搏点（latent pacemaker）。当窦房结的兴奋传导受阻时,心房或心室就受当时自律性最高的部位发出的兴奋节律支配而搏动。两栖类动物的心脏起搏点位于静脉窦。

【实验对象】

蟾蜍或蛙

【实验材料】

1. 试剂　林格液。

2. 器材　蛙类手术器械一套,蛙板,蛙钉,滴管,缝线,秒表。

【实验方法和步骤】

1. 手术准备　用探针破坏蟾蜍(或蛙)脑和脊髓后,将其仰卧于蛙板上。用镊子提起剑突处皮肤,用粗剪刀剪一小口,由剪口处向上呈"V"形剪开胸骨表面皮肤,剪掉剑突,然后将粗剪刀伸入胸腔内,紧贴胸壁(避免损伤心脏和血管)沿中线剪开胸骨,将两上肢向外拉开用蛙钉固定,尽量打开胸腔。用眼科镊子提起心包膜,并用眼科剪刀仔细剪开心包,暴露出心脏。

2. 识别蛙心结构　如图 9-3-1,从心脏腹面识别静脉窦、心房、心室,然后用玻璃分针将心尖翻向头端,从背面辨认。可见心房与静脉窦之间有一半月形白线,即窦房沟。用眼科镊子在主动脉干下穿线备用。

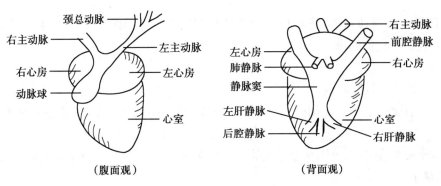

图 9-3-1　蛙心解剖图

3. 观察项目

(1) 观察静脉窦、心房、心室跳动顺序,并计算它们的跳动频率。

(2) 用玻璃分针将心尖翻向头端,将预先穿入的线沿窦房沟进行结扎(图 9-3-2A),阻断静脉窦和心房之间的传导(斯氏第一结扎),观察心房、静脉窦活动情况。

(3) 待心房、心室恢复跳动后,分别计数静脉窦、心房、心室跳动频率。

(4) 在心房、心室的交界处(房室沟)做斯氏第二结扎(图 9-3-2B),观察心房、心室活动情况。

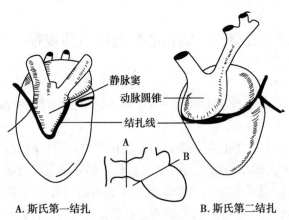

A.斯氏第一结扎　　　　　　　B.斯氏第二结扎

图 9-3-2　斯氏结扎的方法

(5) 待心室恢复跳动后,分别计数静脉窦、心房、心室跳动的频率,填入表 9-3-1。

表 9-3-1 心脏各部分活动频率的观察

实验条件	静脉窦/(次·min^{-1})	心房/(次·min^{-1})	心室/(次·min^{-1})
结扎前状态			
斯氏第一结扎			
斯氏第二结扎			

【注意事项】

1. 复习心脏兴奋的发生与传播等理论知识。

2. 手术过程要小心,避免出血。结扎应迅速、扎紧。

3. 实验中滴加林格液,使心脏保持湿润。

【讨论题】

1. 比较第一、第二结扎后心房、心室停搏的时间长短,并分析其原因。

2. 第一结扎后和第二结扎后的心室搏动频率是否相同? 为什么?

（成洪聚）

实验四　胸膜腔内压与气胸

【实验目的】

学习直接测定胸膜腔内压(intrapleural pressure)的方法,观察胸膜腔内压在呼吸周期中的变化及影响胸膜腔内压变化的因素。

【实验原理】

在平静呼吸时,胸膜腔(pleural cavity)内的压力虽随呼气和吸气而升降,但始终低于大气压,故称为胸膜腔内负压。因为胸膜腔内压＝肺内压－肺回缩力,所以平静呼吸时胸膜腔内负压是由肺的回缩力造成的:吸气时肺扩张,肺的回缩力增大,胸膜腔内负压加大;呼气时肺缩小,肺的回缩力减小,胸膜腔内负压也减小。当紧闭声门用力呼气时,由于肺内压大大超过肺回缩力,而使胸膜腔内压高于大气压;若因创伤或其他原因使胸膜腔与大气相通,形成开放性气胸(open pneumothorax),此时胸膜腔内压便与大气压相等而不再呈现负压。

【实验对象】

家兔

【实验材料】

1. 药品　20％乌拉坦,生理盐水。

2. 器材　BL-420 生物机能实验系统,兔手术台,哺乳动物手术器械一套,张力换能器,压力换能器,50cm长橡皮管一条,胸内套管或粗穿刺针头及与之相连的塑料管,20mL注射器和针头,气管插管。

【实验方法和步骤】

1. 麻醉与手术　经兔耳缘静脉注射 20％乌拉坦(5mL/kg),待兔麻醉后,将其背位固定于兔台上,剪去颈部、右侧胸部和剑突部位的被毛,在颈部正中切口,分离出气管,插入气管插管。

2. 呼吸运动信号输入方法

（1）膈肌运动记录法:切开胸骨下端剑突部位的皮肤,沿腹白线做一长 3cm 左右的切口,小心地将剑突表面组织剥离,暴露出剑突与胸骨柄,使剑突完全游离(注意不能剪得过深,以免造成气胸或剪断下面附着的膈肌)。此时可见剑突软骨完全随膈肌舒缩而上下移动。用长线穿过剑突软骨并结扎或用一带线的金属钩挂住软骨,线的另一端连至张力换能器,信号输入至 BL-420 生物机能实验系统,以描记呼吸曲线。此种描记方法可很好地反映呼吸频率、呼吸深度及呼吸的停止状态,缺点是在动物移动或稍有挣扎时基线变化较大,需要再次调整描记系统。

(2)腹壁运动记录法:这是一种较简便的记录呼吸运动的方法。即用一带线的金属钩直接勾起剑突下方腹壁活动较明显的皮肤,线的另一端连接张力换能器。张力换能器连至系统的 1 通道。其目的在于可以同步观察胸膜腔内压变化与呼吸运动的关系。

3. 胸膜腔内压信号输入 将胸内套管(或穿刺针头尾端的塑料管)连至压力换能器(换能器腔内不灌充生理盐水),换能器的输入线连至 BL-420 生物机能实验系统 2 通道输入端。在穿刺胸膜腔之前,换能器腔经针头与大气相通,此时记录曲线所指的压力高度与大气相等。沿兔右腋前线的第 4、5 肋骨之间做长约 2cm 的皮肤切口,用止血钳稍稍分离表层肌肉,将胸内套管的箭头形尖端从肋间插入胸膜腔。如见记录曲线下移,并随呼吸运动而上下移动,即表示已插入胸膜腔内,旋动胸内套管螺旋,将套管固定于胸壁(也可用粗穿刺针头代替胸内套管,操作更为方便,不需切开皮肤,直接将穿刺针头沿肋骨上缘斜插入胸膜腔,看到上述变化后,用胶布将针尾固定于胸部皮肤上,以防止针头移位或脱出)。读出并记录胸膜腔内负压的幅度($1mmHg=1.36cmH_2O$)。

4. 仪器调试 打开计算机,进入 BL-420 生物机能实验系统操作界面,由菜单栏输入信号→1 通道→张力信号,记录呼吸运动;再由菜单栏输入信号→2 通道→压力信号,以记录胸膜腔内压的变化。

5. 观察项目

(1)平静呼吸时的胸膜腔内压:记录平静呼吸运动 2~3min,对照胸膜腔内压曲线,比较吸气时和呼气时的胸膜腔内压,读出数值。

(2)憋气时的效应:在吸气末和呼气末,分别堵塞或夹闭气管插管,此时动物虽用力呼吸,但不能呼出肺内气体或吸入外界空气,处于用力憋气的状态。观察并记录此时胸膜腔内压变动的最大幅度,尤其注意用力呼气时胸膜腔内压是否可高于大气压。

(3)气胸时的胸膜腔内压:沿右侧第 7 肋骨上缘切开皮肤,用止血钳分离肋间肌,造成约 1cm 的伤口,使胸膜腔与大气相通而引起气胸,观察肺组织是否萎陷,胸膜腔内压是否仍低于大气压并随呼吸而升降。关闭此创口,用注射器将胸腔内的气体抽出,再观察此时胸膜腔内压是否可重新呈现负压。

【注意事项】

1. 掌握胸膜腔内负压的直接测量方法,并记录各项实验的胸膜腔内负压值,分析其机制。

2. 插胸内套管时,切口不可过大,动作要迅速,以免空气漏入胸膜腔过多。

3. 穿刺针不要插得过深,以免刺破肺组织和血管,形成气胸和出血过多。

【讨论题】

1. 平静呼吸时,胸膜腔内压为何始终低于大气压?

2. 什么情况下胸膜腔内压可以高于大气压?

3. 在胸壁贯穿而形成气胸时,胸膜腔内压和肺内压有何改变,为什么?

(王海英)

实验五 胃肠运动的观察

【实验目的】

观察胃肠运动的形式,了解神经和某些药物对胃肠运动的影响。

【实验原理】

胃肠运动的基本形式是紧张性收缩(tonic contraction)和蠕动(peristalsis)。整体情况下,胃肠运动受神经、体液的双重调节。改变神经、体液因素可使胃肠运动发生改变。

【实验对象】

家兔

【实验材料】

1. 药品 台氏液,20%乌拉坦,1/100 000乙酰胆碱,1/10 000肾上腺素,阿托品注射液等。

2. 器材 BL-420生物机能实验系统,哺乳动物手术器械一套,保护电极,注射器(1mL、2mL),兔手术台。

【实验方法和步骤】

1. 麻醉与固定动物 称量家兔体重,常规麻醉,仰卧固定于手术台上。颈部正中切口,插入气管插管,分离一侧颈部迷走神经,穿线备用。

2. 手术准备 剪去家兔腹部被毛,自剑突下沿腹部正中线切开腹壁,打开腹腔,暴露胃和小肠。

3. 仪器调试 打开计算机,进入BL-420生物机能实验系统操作界面,选择菜单栏实验项目→消化实验→消化道平滑肌活动,调整刺激参数,准备刺激用。

4. 观察项目

(1) 观察正常情况下胃肠运动。注意其紧张度(可用手触摸体会)和蠕动(蠕动波的起源、走向、频率、速度)以及小肠的分节运动。

(2) 结扎并剪断迷走神经,电刺激迷走神经外周端,观察胃肠运动的改变。

(3) 耳缘静脉注射1/10 000肾上腺素0.5mL,观察胃肠运动的改变。

(4) 耳缘静脉注射1/100 000乙酰胆碱0.5mL,观察胃肠运动的改变。

(5) 先电刺激迷走神经,待出现明显效应后,由耳缘静脉注射阿托品2mL,观察胃肠运动的改变。在此基础上再重复项目(2)、(4),观察结果有何不同。

【注意事项】

1. 复习消化道平滑肌的生理特性、胃肠运动的形式及其调节。

2. 用浸有温生理盐水的纱布覆盖胃肠,以防因暴露过久而干燥。腹部上方可用手术灯加温,以防热量散失。

3. 每进行一项实验后,应休息片刻,待胃肠运动恢复并稳定后再进行下一项实验。

【讨论题】

1. 消化道有哪几种运动形式? 其各有何意义?

2. 消化道平滑肌的运动和平滑肌细胞动作电位有何关系?

(王海英 林 娜)

实验六 大脑皮层运动功能定位

【实验目的】

观察刺激家兔大脑皮层运动区所出现的躯体运动,对皮层运动区的功能定位有明确的认识。

【实验原理】

大脑皮层的一些区域与躯体运动有比较密切的关系,这些区域称为大脑皮层运动区(cortical motor area)。刺激其不同部位,可引起特定肌肉或肌群的收缩。

【实验对象】

家兔

【实验材料】

1. 药品　20%乌拉坦溶液,生理盐水,骨蜡,液体石蜡。

2. 器材　BL-420生物机能实验系统,哺乳类动物常用手术器械一套,骨锯,小咬骨钳,电子刺激器,刺激电极,纱布。

【实验方法和步骤】

1. 动物手术

（1）用20%乌拉坦溶液(1g/kg),自耳缘静脉缓慢注射麻醉,然后将动物仰卧位固定于兔手术台上。

（2）剪去颈部兔毛,切开皮肤,分离皮下组织和肌肉暴露气管中段,在两软骨环之间剪一倒"T"形切口,插入气管插管固定。

（3）翻转动物,呈俯卧位。剪去头部兔毛,由两眉间至枕部将头皮纵行切开,再自中线切开骨膜,用刀柄剥离肌肉,推开骨膜,用骨锯锯一个三角形凹痕,三角形的底边距裂后缘1cm,并与矢状缝垂直,用小咬骨钳逐渐扩大创口,前面扩大到脑前端,两侧露出乙状沟为止。

（4）用眼科镊子夹起硬脑膜并细心剪开,暴露出大脑皮层,及时用温生理盐水或液体石蜡滋润大脑表面,以防干燥。

2. 仪器调试　打开计算机,进入BL-420生物机能实验系统操作界面,选择输入信号→1通道→肌电信号。调整刺激参数为:粗电压,连续单刺激,波宽0.5ms,强度3~6V,频率25~30Hz。

3. 观察项目

（1）用适宜的连续电刺激刺激一侧大脑皮层(图9-6-1),观察并记录刺激引起的骨骼肌反应情况。

（2）在大脑皮层局部滴加士的宁,重复刺激上述各部位,比较给药前后的反应有何不同。

（3）在另一侧大脑皮层上重复以上实验。

【注意事项】

1. 了解麻醉期各阶段的典型特征及士的宁的作用机制。

2. 麻醉不能过深,也不宜过浅。

3. 术中勿损伤静脉窦,尽量减少出血。

4. 刺激强度不能太大,刺激电极最好用同心双极电极,刺激皮层的深度一般不超过1~2mm。

5. 每次刺激应持续5~10s,才能确定有无反应,因其潜伏期较长。

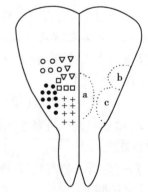

图9-6-1　家兔大脑皮层运动功能定位图

a. 中央后区;b. 脑岛区;c. 下颌、颈部运动区;+ 颜面、下颌;□ 前肢、后肢;● 下颌;△ 前肢;○ 头部。

【讨论题】

1. 开颅时应注意什么问题? 其成功的关键是什么?

2. 比较用骨钻和骨锯开颅的优缺点。

3. 为什么家兔大脑皮层运动区的精确定位比较困难?

4. 根据结果分析大脑皮层运动区对躯体运动的控制有何特征?

（朱苏红）

实验七　去大脑僵直

【实验目的】

观察去大脑僵直现象,了解高位中枢对肌紧张的调节。

【实验原理】

在中脑的上、下丘之间横断脑干的动物称为去大脑动物。去大脑动物的脑干网状结构对伸肌紧张的抑制性作用减弱,而易化作用加强,出现抗重力肌(伸肌)的肌紧张亢进,表现为四肢伸直、头尾昂起、脊柱挺硬,这种现象称为去大脑僵直(decerebrate rigidity)。

【实验对象】

家兔

【实验材料】

1. 药品　20% 乌拉坦溶液,生理盐水,骨蜡,液体石蜡。

2. 器材　哺乳类动物手术器械,骨锯,骨钳,纱布。

【实验方法和步骤】

1. 手术操作　动物麻醉、气管插管、开颅等过程与"大脑皮层运动功能定位"实验相同。

2. 制备去大脑动物　有 2 种方法:①用左手将已经暴露脑组织的动物的头托起,右手用眼科虹膜刀在距眼裂后 1cm 处(相当于上下丘之间)横行垂直切断脑组织;②将骨创口向后扩展到完全暴露出双侧的大脑半球后缘,将之轻翻开,露出上下丘,然后在上下丘之间切断。

3. 观察项目

(1) 将去大脑动物侧卧,观察前后肢、头尾及脊柱的变化,有无去大脑僵直现象。

(2) 用双手分别提起家兔的背部和臀部皮肤,则兔能支撑站在兔手术台上,为什么?

(3) 将兔头前后左右转动,观察四肢肌紧张有无变化。

(4) 将动物仰卧在兔台上,观察肌紧张的变化。

【注意事项】

1. 熟悉兔脑的解剖结构。

2. 麻醉不能过深,开颅时尽量减少出血。

3. 切断脑干的部位不能过低,以免损伤延髓,使动物迅速死亡。

4. 为确保横断脑干,可将横切线前方的脑组织除掉,用棉花填塞止血。

【讨论题】

1. 什么是去皮层僵直,其和去大脑僵直有什么不同?

2. 经典的去大脑僵直属于 α 僵直还是 γ 僵直?

3. 制备去大脑动物的两种方法各有何优缺点?

4. 如去大脑僵直现象不明显,其可能原因是什么?

(朱苏红)

实验八　药物对麻醉动物动脉血压的影响

【实验目的】

观察传出神经系统药物对家兔动脉血压(arterial blood pressure)的影响及药物之间的相互作用,分析药物对受体的作用。

【实验原理】

作用于传出神经系统的药物主要包括拟肾上腺素药(adrenomimetic drugs)、抗肾上腺素药(anti-adrenergic drugs)、拟胆碱药(cholinergic drugs)、抗胆碱药(anticholinergic drugs)四大类。拟肾上腺素药和抗肾上腺素药通过作用于心脏和血管平滑肌上的 α 受体、β 受体产生心血管效应,导致动脉血压的变化并产生相互作用;拟胆碱药和抗胆碱药则作用于胆碱受体影响血压并产生相互作用。

【实验对象】

家兔

【实验材料】

1. 药品　0.001%、0.1% 乙酰胆碱溶液(acetylcholine solution),1% 硫酸阿托品溶液(atropine sulfate solution),0.01% 盐酸肾上腺素溶液(adrenaline hydrochloride solution),0.01% 重酒石酸去甲肾上腺素溶液(noradrenaline bitartrate solution),0.005% 硫酸异丙肾上腺素溶液(isoprenaline sulfate solution),1% 甲磺酸酚妥拉明溶液(phentolamine methamesulfonate solution),0.1% 噻吗洛尔溶液(timolol solution),25% 乌拉坦(urethane solution),500U/mL 肝素溶液(heparin solution),生理盐水(normal saline)。

2. 器材　计算机,BL-420生物机能实验系统,兔手术台,手术器械,动脉插管,动脉夹,气管插管,压力传感器,注射器,三通管,纱布,丝线等。

【实验方法和步骤】

1. 麻醉、固定动物　取健康家兔1只,称重,耳缘静脉注射 20% 乌拉坦 5mL/kg,麻醉后仰卧位固定于兔手术台上。

2. 启动计算机,确认 USB 接口已经连通,打开 BL-420 生物机能实验系统,选择菜单栏实验项目→循环实验→动脉血压调节,或选择菜单栏输入信号→1通道→压力,在"1通道"连接压力传感器。

3. 手术　剪去颈部被毛。在颈部做长 5~7cm 的正中切口,分离出气管并作一倒"T"形切口,插入气管插管,用粗线结扎固定,以保持呼吸道通畅。于气管旁分离出一侧颈总动脉,结扎其远心端;在相距 3~5cm 的近心端放置动脉夹以阻断血流。将已充满肝素溶液的动脉插管连接到压力传感器,然后在靠近结扎线处,用眼科剪刀剪一"V"形切口,将动脉插管朝向心方向插入,用线结扎固定。将压力传感器压力调整到 100~120mmHg。打开动脉夹及压力传感器上的三通管,推入 3mL 肝素溶液。动脉血压的波动曲线可通过 BL-420 生物机能实验系统软件描记下来。

4. 描记血压变化图形　先记录正常血压曲线,然后依次由耳缘静脉给予下列 3 组药物。每次给药后均注入 1~2mL 生理盐水,以冲洗管内残留药物。待血压恢复原水平或平稳后再给下一药物。

A 组　观察拟肾上腺素药对血压的作用及 α 受体阻断药对其作用的影响。

(1) 0.01% 盐酸肾上腺素溶液 0.1mL/kg。

(2) 0.01% 重酒石酸去甲肾上腺素溶液 0.1mL/kg。

(3) 0.005% 硫酸异丙肾上腺素溶液 0.1mL/kg。

(4) 1% 甲磺酸酚妥拉明溶液 0.2mL/kg,缓慢注入。

(5) 5min 后,依次重复 1)、2)、3)。

B 组　观察拟肾上腺素药对血压的作用及 β 受体阻断药对其作用的影响。

(1) 0.01% 盐酸肾上腺素溶液 0.1mL/kg。

(2) 0.01% 重酒石酸去甲肾上腺素溶液 0.1mL/kg。

(3) 0.005% 硫酸异丙肾上腺素溶液 0.1mL/kg。

(4) 0.1% 噻吗洛尔溶液 0.1mL/kg,缓慢注入。

(5) 5min 后依次重复 1)、2)、3)。

C 组　观察拟胆碱药对血压的作用及抗胆碱药对其作用的影响。

（1）0.001% 乙酰胆碱溶液 0.1mL/kg。

（2）1% 硫酸阿托品溶液 0.2mL/kg。

（3）0.001% 乙酰胆碱溶液 0.1mL/kg。

（4）0.1% 乙酰胆碱溶液 0.5mL/kg。

5. 结果整理　将描记的曲线图打印剪贴,标明题目、时间、地点、室温、实验者及主要条件。分析图形变化原因,也可制成表格,将每次给药前后的血压变化数值填入表中。

【注意事项】

1. 手术过程中应尽量避免出血。分离神经和血管时应特别仔细,操作要轻,勿过度牵拉,以免损伤神经和血管。

2. 插管前一定要排空压力换能器中的气泡,以免影响血压波形,压力换能器的高度与心脏同一水平。

3. 为使实验顺利进行,要先给予兴奋心脏及收缩血管的药物,后给予抑制心脏及扩张血管的药物。

4. 每观察完一个项目时,需待血压基本恢复正常后再进行下一个项目的观察。

【讨论题】

1. 肾上腺素、去甲肾上腺素、异丙肾上腺素对心血管作用有何异同?

2. α 受体阻断药和 β 受体阻断药对拟肾上腺素药的影响有哪些?

（李　军）

实验九　有机磷酸酯类农药中毒、解救及全血胆碱酯酶活性测定

【实验目的】

了解有机磷农药中毒症状,观察阿托品和解磷定对中毒的解救效果。熟悉全血胆碱酯酶活性的测定方法。

【实验原理】

敌敌畏是一种有机磷酸酯类（organophosphate）的剧毒农药,通过抑制胆碱酯酶（choline esterase）,使体内乙酰胆碱大量堆积,产生 M 样和 N 样症状。阿托品和解磷定可分别解除 M 样症状和恢复胆碱酯酶活性,缓解中毒症状。

血中胆碱酯酶能催化乙酰胆碱水解为乙酸和胆碱。在一定条件（温度、pH、时间）下,乙酰胆碱水解的量和胆碱酯酶活力成正比。故在一定量的血液中加入一定量乙酰胆碱,经过一定反应时间,测定剩余的乙酰胆碱量,即可算出水解乙酰胆碱的量,从而推算出胆碱酯酶的活力。乙酰胆碱可与羟胺作用生成羟肟酸,后者在酸性条件下与 Fe^{3+} 形成红棕色络合物羟肟酸铁,通过比色测定即可算出乙酰胆碱的含量。

【实验对象】

家兔

【实验材料】

1. 药品及配制　1% 敌敌畏溶液（DDV solution）;0.1% 硫酸阿托品溶液（atropine sulfate solution）;碘解磷定溶液（pralidoxime iodide solution）。

0.133mol/L 磷酸氢二钠溶液:称取 $Na_2HPO_4 \cdot 12H_2O$ 23.87g,用蒸馏水溶解,稀释至 500mL。

0.133mol/L 磷酸二氢钾溶液:称取 KH_2PO_4 9.08g,用蒸馏水溶解,稀释至 500mL。

pH 7.2 磷酸盐缓冲液:取 0.133mol/L 磷酸氢二钠溶液 72mL,与 0.133mol/L 磷酸二氢钾溶液 28mL 混合即成。

0.001mol/L pH4.5 醋酸盐缓冲液:以每升含冰醋酸 5.78mL 的水溶液 28mL 和每升含醋酸钠(不含结晶水)8.20g 的水溶液 22mL 混合即成;临用前以蒸馏水稀释 100 倍。

0.07mol/L 乙酰胆碱底物贮存液:快速称取氯化乙酰胆碱 0.127g(或溴化乙酰胆碱 0.158g),溶于 0.001mol/L pH4.5 醋酸盐缓冲液 10mL 中。

0.007mol/L 乙酰胆碱底物应用液:临用前取 0.07mol/L 乙酰胆碱底物贮存液,用 pH7.2 的磷酸盐缓冲液稀释 10 倍。

碱性羟胺溶液:临用前取等量 14% 氢氧化钠溶液和 14% 的盐酸羟胺溶液,混合即成。

4mol/L 盐酸溶液:取浓度 36.5%、比重 1.19g/mL 的浓盐酸 31.73mL,加蒸馏水溶解,使成 100mL。

2. 器材　兔固定箱,婴儿秤,注射器,大鼠灌胃器,试管,移液管,分光光度计。

【实验方法和步骤】

1. 有机磷酸酯类农药中毒及解救

(1)每组取家兔 1 只,称重,观察并记录其活动情况、呼吸、瞳孔大小、唾液分泌、大小便、肌张力及有无肌震颤等生理指标。

(2)用大鼠灌胃器从家兔嘴角滴入 DDV 溶液 1mL/kg,密切观察并记录上述各项生理指标的变化。

(3)出现明显中毒症状后,立即耳缘静脉注射硫酸阿托品溶液 2mL/kg,5min 后耳缘静脉注射氯解磷定溶液 0.3mL/kg(或碘解磷定溶液 2mL/kg)。给药过程中和给药后密切观察各项生理指标的变化,并注意两种药物处理结果的区别和给药后好转的时间。

(4)将实验结果填入表 9-9-1 中。

表 9-9-1　家兔 DDV 的中毒症状及解救效果

观察时间	活动情况	呼吸情况	瞳孔大小	唾液分泌	大小便情况	肌张力大小	肌震颤程度
给 DDV 前							
给 DDV 后							
给阿托品后							
给解磷定后							

2. 全血胆碱酯酶活性的测定

(1)采集正常血样:取正常家兔,经耳缘静脉取血 0.5mL,置于经 1% 肝素处理过的试管内。

(2)采集中毒时血样:给家兔灌胃 DDV,出现明显中毒症状后,按步骤(1)采血 0.5mL,置于 1% 肝素处理过的试管内。

(3)采集抢救后血样:分别于注射阿托品和解磷定后采集血样,方法同步骤(1)。

(4)取上述 4 次待测血样样本,每份血样均分为标准管、待测管和空白管,测定方法按表 9-9-2 操作。每加一种试剂后均充分摇匀,保温时间须严格控制。

表 9-9-2　全血胆碱酯酶活力测定操作步骤

步骤	加入量		
	标准管 /mL	测定管 /mL	空白管 /mL
(1) pH7.2 磷酸盐缓冲液	1.0	1.0	1.0
(2) 全血(混匀后)	0.1	0.1	0.1
(3) 37℃水浴预热 3min			

步骤	加入量		
	标准管 /mL	测定管 /mL	空白管 /mL
（4）乙酰胆碱底物应用液		1.0	
（5）37℃水浴保温 20min			
（6）碱性羟胺溶液	4.0	4.0	4.0
（7）乙酰胆碱底物应用液	1.0		
（8）室温静置 2min			
（9）4mol/L 盐酸溶液	2.0	2.0	2.0
（10）10% 三氯化铁溶液	2.0	2.0	2.0
（11）乙酰胆碱底物应用液			1.0
（12）用滤纸过滤,选用 525nm 波长于 15min 内比色完毕,以蒸馏水校正吸收度到零点,读取各管吸收度			

【计算】

$$\frac{（标准管吸收度 - 空白管吸收管）-（测定管吸收度 - 空白管吸收管）}{标准管吸收度 - 空白管吸收管} \times 70 = 胆碱酯酶活力（U/mL）$$

注:通常以 1mL 血液在规定条件下能分解 1μmol/L 乙酰胆碱定为 1 个胆碱酯酶活力单位。计算式中的 "70" 是由于每管中加有 7μmol/L 乙酰胆碱,0.1mL 血液:7×1.0/0.1=70。

【附】全血胆碱酯酶活力的比色测定法(纸片法)

有机磷药物中毒后,体内胆碱酯酶活力受抑制,乙酰胆碱蓄积引起一系列症状。全血胆碱酯酶活力受抑制的程度,可相对反映中毒程度和治疗效果。正常生理情况下,胆碱酯酶使乙酰胆碱水解生成乙酸和胆碱,利用酸碱指示剂溴麝香草酚蓝的颜色变化,测定乙酸的生成量,即可反映胆碱酯酶活力高低。酶活力越高,分解乙酰胆碱越多,生成乙酸也越多,pH 也越低;酶活力越低,分解乙酰胆碱就越少,生成乙酸也少,pH 就高。

本法使用的纸片是由指示剂溴麝香草酚蓝和乙酰胆碱配成乙醇溶液浸在滤纸上制成,当纸片遇血液时,血斑开始显蓝色,以后逐渐由蓝变红。这是因为血液本身的 pH 是 7.4 左右,起初指示剂变蓝将血液的红色掩盖;随着酶反应的进行,乙酸产生使 pH 下降,指示剂颜色逐渐变化,即蓝色被血液的红色掩盖,所以观察为红色。

纸色的制备:称取溴麝香草酚蓝 0.14g,溴化乙酰胆碱 0.23g,加无水乙醇 20mL 溶解,再加 0.4mol/L NaOH 约 0.57mL,调节 pH 到 8.0 左右,将滤纸切成 1cm×30cm 大小条状,浸入溶液内,待全部浸润湿后取出,悬挂晾干,剪成 1cm² 大小,置棕色瓶内以避光,注意防潮,避酸碱保存。

酶活力测定:取纸片一小块,放在玻璃中央,用小玻棒和注射针头蘸一小滴全血滴在纸片中央,立即盖上另一玻片,压紧,两端再用橡皮圈扎紧,使血滴均匀扩散成一圆形斑点(血直径在 0.6~0.8cm 为宜)。注意血量太少易干,失去酶反应活性;过量则纸上出现 3 个圈,不易观察。将其置于 37℃恒温水浴箱保温 20min 后取出,然后与标准色板比色(比色时标准色板要平视观察,血片应透视观察其中央部分颜色变化。若在灯光下观察时,血片不宜离灯光过近,更不要直接对准光源),判断酶活力百分数(表 9-9-3)。

表 9-9-3 酶活力百分数

标准色板颜色	蓝	灰蓝	棕褐	棕	红棕
胆碱酯酶活力 /%	0	20	50	80	100

测得酶活力在 60% 以下时，即为中毒。

【注意事项】

1. DDV 可通过皮肤吸收，接触后应立即用清水冲洗干净。

2. 给予解救药时动作要快，否则动物会因抢救不及时而死亡。

3. 每只家兔要从耳缘静脉多次采血，尽可能在同一部位进针。

4. 试管、试验用品需干燥清洁。

5. 操作时每加一种试剂均需充分摇匀，并严格控制保温时间。

【讨论题】

解救有机磷酸酯类农药中毒以何种用药方法最佳?

（林丽文　朱凡河）

实验十　联合用药引起的药物相互作用

【实验目的】

观察联合用药（drug combination）时，药物间的协同和拮抗作用。

【实验原理】

同时或间隔一定时间先后使用两种药物时，由于药物之间或药物 - 机体 - 药物之间的反应，会使得药物的效应发生改变。若两药合用后的药物总效应大于单用效应的代数和，称为药物间的协同作用（synergism）;若两药合用的总效应小于它们分别作用的总和，称为药物间的拮抗作用（antagonism）。

【实验对象】

小鼠

【实验材料】

1. 药品　0.05% 和 0.1% 地西泮溶液（diazepam solution），0.2% 戊巴比妥溶液（sodium phenobarbital solution），4% 尼可刹米溶液（nikethamide solution）。

2. 器材　鼠笼，天平，注射器，秒表。

【实验方法和步骤】

1. 每组取健康小鼠 5 只，称重，编号。

2. 给 1 号小鼠腹腔注射 0.1% 地西泮溶液 0.2mL/10g;2 号小鼠皮下注射 0.2% 戊巴比妥溶液 0.2mL/10g;3 号小鼠先腹腔注射 0.05% 地西泮溶液 0.2mL/10g，10min 后再皮下注射 0.2% 戊巴比妥溶液 0.2mL/10g;4 号小鼠皮下注射 4% 尼可刹米溶液 0.2mL/10g;5 号小鼠先腹腔注射 0.05% 地西泮溶液 0.2mL/10g，10min 后再皮下注射 4% 尼可刹米溶液 0.2mL/10g。

3. 给药后，将 5 只小鼠放回鼠笼，观察并比较各小鼠出现的药物反应有何不同。

【结果整理】

将获得的各小鼠的药物反应情况填入表 9-10-1 中。

表 9-10-1　联合用药对药物作用的影响

小鼠编号	性别	体重（g）	第一次给药		第二次给药		药物相互作用类型
			药物和用量	药后反应	药物和用量	药后反应	
1							
2							

小鼠编号	性别	体重（g）	第一次给药		第二次给药		药物相互作用类型
			药物和用量	药后反应	药物和用量	药后反应	
3							
4							
5							

【注意事项】

1. 所选小鼠的体重应尽量接近,避免因体重差别大造成结果不理想。

2. 雌性小鼠应无孕。

【讨论题】

讨论中枢抑制药地西泮、戊巴比妥钠以及中枢兴奋药尼可刹米在联合用药中可能产生的药物相互作用及其临床意义。

（林丽文）

实验十一　药物对小鼠自发活动的影响

【实验目的】

观察药物对小鼠自发活动(spontaneous activity)的影响,学习镇静安定类药物(sedatives and hypnotics)的筛选方法。

【实验原理】

自发活动是动物的生理特征,自发活动的多少往往表现其中枢兴奋或抑制的状态。镇静安定类药物均可明显减少小鼠的自发活动。自发活动减少的程度与中枢抑制药的作用强度成正比。

【实验对象】

小鼠

【实验材料】

1. 药品　0.05% 地西泮溶液(diazepam solution),生理盐水(normal saline)。

2. 器材　小鼠自发活动记录仪、注射器、鼠笼、天平。

【实验方法和步骤】

1. 每个实验小组取活动度相近的小鼠 4 只,称重,编号。

2. 实验动物分组、给药及测定　将 4 只小鼠分为 2 组,每组 2 只。给药前将小鼠置于自发活动记录装置盒内,使其适应环境约 5min。然后开始计算时间,观察并记录 5min 时数码显示管上显示的活动次数,作为给药前的活动次数对照值。然后,甲组小鼠腹腔注射 0.05% 地西泮 10mg/kg(即 0.2mL/10g),乙组小鼠腹腔注射等容积的生理盐水(0.2mL/10g),作为对照组。给药后将小鼠放回盒内,每隔 5min 按上述方法记录活动量 1 次,连续观察 25min。

按表 9-11-1 记录实验结果。

【注意事项】

1. 实验环境要求安静。有条件可在隔音室内进行。

2. 动物活动与饮食条件、昼夜及生活环境等有密切关系,观察自发活动最好多方面条件相近。

3. 动物宜事先禁食 12h,以增加觅食活动。

表 9-11-1　地西泮对小鼠自发活动的影响

编号	体重 /g	药物及剂量 /（mg·kg⁻¹）	5min 内活动计数					
			给药前	给药后时间 /min				
				5	10	15	20	25
1 号								
2 号								
3 号								
4 号								

【讨论题】

1. 影响小鼠自发活动的因素有哪些？

2. 根据实验结果分析地西泮的药理作用。

（林丽文　徐兴华）

实验十二　药物抗小鼠电惊厥作用

【实验目的】

学习小鼠电惊厥（electric convulsion）模型的制备方法和抗惊厥药物（anticonvulsants）的实验研究方法；观察苯巴比妥钠及苯妥英钠的抗小鼠电惊厥作用。

【实验原理】

惊厥是由各种原因引起中枢神经系统过度兴奋产生的一种临床症状。在实验研究中可利用电刺激、声源刺激、注射中枢兴奋药等方法制备不同类型的惊厥模型，用于筛选和评价抗惊厥药及抗癫痫药。其中，电惊厥是筛选抗强直阵挛发作（tonic-clonic seizures，也称大发作）药物的常用病理模型。给予小鼠适当的电刺激，可诱发类似临床癫痫强直阵挛发作的惊厥反应，表现为强直屈曲期→后肢伸直期→阵挛期→恢复期，以后肢强直作为惊厥的指标。通过观察给药前后惊厥反应的变化，判断药物的抗电惊厥作用。

【实验对象】

小鼠

【实验材料】

1. 药品　1% 苯巴比妥钠溶液（sodium phenobarbital solution），1% 苯妥英钠溶液（sodium phenytoin solution），生理盐水。

2. 器材　YSD-4 型药理生理多用仪，导线，金属鳄鱼夹，小鼠笼，1mL 注射器，棉球。

【实验方法和步骤】

1. 调节药理生理多用仪　将多用仪刺激方式置“单次”，A 频率置“4Hz”，时间置“0.25s”，后面板开关置“电惊厥”，电压调节右旋至最大位。将连有 2 只金属鳄鱼夹的导线插入后面板“输出”插座内，接通电源导线，打开电源开关。

2. 筛选动物　取 18~22g 小鼠 1 只，称重。将输出线上的两个金属鳄鱼夹尖端用生理盐水浸湿，1 个夹在小鼠两耳间的皮肤上，另一个夹住小鼠的下唇，将小鼠悬空。按下“启动”按钮，刺激 3~5s，观察小鼠是否出现惊厥（以后肢伸直为指标），有惊厥反应的为合格。每组按此法选出 3 只小鼠，随机分为甲、乙、丙三组。

3. 给药 待惊厥小鼠恢复常态后,分别腹腔注射下列药物:

甲组:1% 苯巴比妥钠溶液 0.1mL/10g。

乙组:1% 苯妥英钠溶液 0.1mL/10g。

丙组:生理盐水 0.1mL/10g。

记录给药时间,观察各组小鼠活动情况。

4. 观察药后反应 给药后 30min,以用药前的同样刺激参数对小鼠逐一进行电刺激,观察惊厥情况。描述给药后各组小鼠的活动情况有何不同。

5. 结果整理 将全实验室的结果汇总,填入表 9-12-1,进行统计处理。

表 9-12-1 药物抗电惊厥作用的实验结果及统计处理

组别	动物反应情况		合计
	惊厥 / 只	不惊厥 / 只	
给药组	(a)	(b)	$(a+b)$
对照组	(c)	(d)	$(c+d)$
合计	$(a+c)$	$(b+d)$	$n=a+b+c+d$

由于本实验属于小样本的计数资料,且有可能出现"0",宜用直接概率法算出确切的概率,此法比 χ^2 检验灵敏且方便。公式为:

$$P = \frac{(a+b)!\ (c+d)!\ (a+c)!\ (b+d)!}{a!\ b!\ c!\ d!\ n!}$$

或 $\log P = \log(a+b)! + \log(c+d)! + \log(a+c)! + \log(b+d)! - (\log a! + \log b! + \log c! + \log d! + \log n!)$

该法计算出的 P 为单侧概率。因为本实验是观察两种药物是否具有抗电惊厥作用,给药组阳性率可能高于对照组,也可能低于对照组,故属双侧检验。判断统计学意义的标准为单侧 $P \leq 0.025$ 表示组间差别有显著性统计学意义;单侧 $P \leq 0.005$ 表示"组间差别有极显著性统计学意义";单侧 $P > 0.025$ 则表示"组间差别无显著性统计学意义",可判断该药无效。

【注意事项】

1. 通电刺激时,给药前后电刺激参数要相同。

2. 刺激时,两金属鳄鱼夹切勿相碰,以免烧坏仪器。

3. 统计学处理时,如表 9-12-1 中 a、b、c 和 d 均不为零,则需加算更加极端情况的概率。

【讨论题】

1. 根据实验结果,分析苯巴比妥和苯妥英钠的抗惊厥作用及其作用机制。

2. 癫痫可能的发病机制有哪些?

(林丽文)

实验十三 疼痛模型制备与药物的镇痛作用

【实验目的】

学习疼痛模型的制备方法和镇痛药物(analgesics)的研究评价方法。观察比较哌替啶和阿司匹林的镇痛作用。

【实验原理】

根据引起疼痛反应(pain response)的刺激性质不同,疼痛模型可分为 4 类,即化学刺激法、热刺激法、电刺激法和机械刺激法。化学刺激法是用一些化学物质(如酒石酸锑钾、醋酸、缓激肽等)注入腹腔或其他部位,引起动物的疼痛反应,如扭体法(writhing method)。热刺激法系用一定温度刺激动物体表某个部位,引起疼痛反应,如热板法(hot-plate method)、光辐射热甩尾法(light radiant heat inducing tail-flick method)。电刺激法是采用电流刺激动物尾巴、足掌、齿髓等部位引起疼痛反应。机械刺激法是用特殊加压装置或钳子、镊子等刺激动物尾巴或后肢引起疼痛反应。这些疼痛模型均可用于镇痛药的筛选和评价。

一、扭体法

酒石酸锑钾溶液注入小鼠腹腔可刺激腹膜引起持久性疼痛,使动物产生扭体反应,表现为腹部内凹、后肢伸长、背部高起、躯体扭曲。通常给药组比对照组扭体反应发生率减少 50% 以上,即认为该药有镇痛作用。

【实验对象】

小鼠

【实验材料】

1. 药品　0.4% 盐酸哌替啶溶液(pethidine hydrochloride solution),4% 阿司匹林溶液(aspirin solution),0.05% 酒石酸锑钾溶液(antimony potassium tartrate solution),生理盐水。

2. 器材　天平,小鼠笼,1mL 注射器。

【实验方法和步骤】

1. 分组　取 18~22g 小鼠 6 只,分成甲、乙、丙 3 组,每组 2 只。称重,标记。

2. 给药　各组小鼠分别腹腔注射下列药物 0.1mL/10g,记录给药时间。

甲组:0.4% 盐酸哌替啶溶液。

乙组:4% 阿司匹林溶液。

丙组:生理盐水。

3. 观察药物的镇痛作用　给药后 30min,各组小鼠均腹腔注射酒石酸锑钾溶液 0.1mL/10g(或 6mg/mL 醋酸溶液 0.2mL/ 只),观察 10min 内各组出现扭体反应的动物数。

4. 综合全实验室结果,填入表 9-13-1。

表 9-13-1　哌替啶和阿司匹林的镇痛作用

组别	药物	鼠数	扭体反应数	无扭体反应数	镇痛百分率
甲	哌替啶				
乙	阿司匹林				
丙	生理盐水(NS)				

5. 计算镇痛百分率(P),并进行统计学处理。

$$P = \frac{给药组无扭体反应的动物数 - NS\ 组无扭体反应的动物数}{NS\ 组扭体反应的动物数}$$

【注意事项】

1. 酒石酸锑钾溶液应在临用前新鲜配制,若存放过久常使其作用减弱。其用量宜根据室温适当调整。

2. 扭体反应为一过性表现,腹腔注射酒石酸锑钾后应密切观察动物的反应。

二、热板法

将小鼠置于55℃左右的热板上,热刺激小鼠足部产生痛觉反应,表现为舔后足,故以小鼠放置热板上至出现舔足反应的时间(痛觉阈值)作为痛觉指标。具有镇痛作用的药物可延长痛觉反应出现的时间。

【实验对象】

雌性小鼠,体重18~22g。

【实验材料】

1. 药品　同扭体法。

2. 器材　HSS-1B数字式超级恒温浴槽,秒表,天平,小鼠笼,1mL注射器。

【实验方法和步骤】

1. 仪器调试　接通HSS-1B数字式超级恒温浴槽电源,设定水浴温度为55℃±0.5℃。

2. 筛选动物　温度到达设定值后,将小鼠放入恒温浴槽的铝杯内,立即用秒表记录时间。从小鼠进入铝杯到出现舔后足反应的时间间隔作为该鼠的痛阈值。间隔5min重测1次,取2次结果的平均值作为该鼠给药前痛阈值。凡在30s内不舔后足者弃之。每实验小组筛选合格小鼠6只。

3. 分组与给药　将6只小鼠随机均分为3组,称重,标记。各组小鼠分别腹腔注射下列药品0.1mL/10g,并记录给药时间。

甲组:0.4%盐酸哌替啶溶液(40mg/kg)。

乙组:4%阿司匹林溶液(400mg/kg)。

丙组:生理盐水。

4. 结果观察　给药后15min、30min、60min时同法测痛阈值各1次。对60s内不舔后足的小鼠应立即取出,痛阈值按60s计算,以免烫伤脚爪而影响下次测定。

5. 综合全实验室实验结果,计算出各组小鼠的痛阈值的平均数($\bar{x}$)及标准差(s),填入表9-13-2。

表9-13-2　哌替啶和阿司匹林对小鼠的镇痛作用($\bar{x} \pm s$)

组别	动物数	痛阈值/s			
		给药前	给药后15min	给药后30min	给药后60min
哌替啶					
阿司匹林					
生理盐水					

6. 计算各组动物用药后15min、30min、60min时的痛阈值提高百分率(P),并进行统计学处理。

$$P = \frac{药后痛阈值均数 - 药前痛阈值均数}{药前痛阈值均数} \times 100\%$$

7. 以时间(min)为横坐标,痛阈值提高百分率(P)为纵坐标,绘制各组的时-效曲线。

【注意事项】

1. 小鼠宜选用雌性,因雄性小鼠受热后阴囊下垂,触及铝杯底部可致反应过敏,影响实验结果。

2. 水浴温度应恒定,室温以15℃为宜,过低动物反应迟钝,过高则反应敏感,易产生跳跃,影响观察。

三、光辐射热甩尾法

用卤钨灯泡（50W/12V）为光源，经反光镜聚集后，通过直径3mm小孔直接照射固定的小鼠尾部，由辐射热致痛可引起小鼠甩尾反应。记录照射开始至小鼠出现甩尾反应的时间（痛觉阈值）作为痛觉指标，用于观察和评价药物的镇痛作用。

【实验材料】

光热测痛仪（thermal pain measurement instrument），其余同扭体法。

【实验方法和步骤】

1. 筛选动物　将小鼠装入实验装置，使光源对准距尾尖0.5cm处。打开光源，立即用秒表计时，以小鼠甩尾时间在7s左右者为合格（每只小鼠测3次，每次间隔5min，取3次平均值作为基础痛阈值）。

2. 分组与给药　同热板法。

3. 结果观察　于给药后30min和60min，将小鼠放入实验装置内，同法测定痛阈值（以小鼠甩尾为指标，按停止键，记下时间）。对照射20s不出现甩尾者，立即停止照射，痛阈值按20s计算。

【注意事项】

1. 室温保持在20℃左右为宜。

2. 筛选动物时，反应时间少于2s（太敏感）或大于10s（太迟钝）者弃之不用。

3. 药后测试，最长照射限定20s，以防局部烫伤影响测痛结果。

【讨论题】

1. 本实验中3种疼痛模型的观察指标分别属于哪类统计资料？应选用哪种统计学方法处理？

2. 结合实验结果，分析影响实验结果的各种因素。如何把影响因素控制在最低限度？

3. 结合实验结果，分析讨论哌替啶与阿司匹林的镇痛作用特点。

4. 痛觉是如何传导的？

（林丽文）

实验十四　氯丙嗪对小鼠激怒反应的影响

【实验目的】

学习动物激怒反应（mobbing reaction）模型的制备方法，观察氯丙嗪对激怒反应的影响。

【实验原理】

两只异笼饲养的雄性小鼠或大鼠合笼并受到一定强度刺激时，如电击足部或用镊子夹鼠尾等，均可致激怒反应，表现为两鼠竖立、对峙、相互撕咬。抗精神病药（antipsychotic drug）氯丙嗪等可阻断脑干网状结构上行激活系统中的α受体，产生镇静、安定作用，抑制动物的激怒反应。

【实验对象】

异笼喂养的雄性小鼠

【实验材料】

1. 药品　0.1%盐酸氯丙嗪溶液（chlorpromazine hydrochloride solution），生理盐水。

2. 器材　YSD-4型药理生理多用仪及其附件，刺激激怒盒，注射器，小鼠笼，天平。

【实验方法和步骤】

1. 将药理生理多用仪后面板上的开关拨向"激怒"一侧（禁止拨向"恒温"一侧），交流电压输出调节旋钮逆时针方向旋至最小。把交流电压输出线插入后面板"交流输出"两芯插座内，此导线连接于电刺激盒的红、黑二线柱上;"时间"按钮拨在 1s;"频率"旋钮拨在 4Hz(即输出脉冲持续时间为 1/4s),刺激方式置于"连续 B"。

2. 每组取异笼喂养的雄性小鼠 4 只,称重,标记。每 2 只鼠为一对,分次放入附件盒内。接通电源,调节交流电压的输出强度,逐渐由小增大,直至小鼠出现激怒反应(两鼠竖立,互相撕咬)为止(50~60V)。记录阈电压(V)。

3. 取一对小鼠腹腔注射 0.1% 盐酸氯丙嗪溶液 0.15mL/10g,另一对小鼠腹腔注射等容量生理盐水。给药后 20min,分别再以给药前的阈电压进行刺激,观察两对小鼠给药前后反应的差异。

4. 综合全实验室结果填入表 9-14-1 中,进行统计学处理。

表 9-14-1 氯丙嗪对电刺激诱发小鼠激怒反应的影响

鼠号	体重 /g	药物与剂量	激怒阈值电压 /V	给药后激怒反应	
				氯丙嗪组	生理盐水组
1					
2					

【注意事项】

1. 刺激电压的调节应由低到高找到合适的阈电压。过低不引起激怒反应,过高易致小鼠逃避。

2. 动物敏感性差异较大,反应差者弃之不用。

3. 激怒刺激盒应保持干燥,随时清除小鼠尿液和粪便,以免引起短路。

4. 出现典型激怒反应后立即关闭电源,取出刺激盒中小鼠时应仔细检查有无电压输出,以免发生意外。

5. 如无药理生理多用仪,可用铜丝做成刺激盘。铜丝分二极,连接可调变压器控制刺激强度,以交流电 20~25V 进行刺激,促使二鼠格斗。

【讨论题】

根据实验结果,讨论氯丙嗪的安定作用与临床应用。

(崔立坤)

实验十五 氟哌啶醇诱发僵住症及东莨菪碱的防治作用

【实验目的】

观察氟哌啶醇引起的锥体外系反应(extrapyramidal reaction)及药物的防治作用。

【实验原理】

氟哌啶醇阻断黑质 - 纹状体通路的 DA 受体,使纹状体中 DA 受体的功能减退,而 ACh 功能占优势,产生锥体外系反应,常表现为急性肌张力障碍,出现僵住症(catalepsy)。中枢抗胆碱药对此症有良好防治作用。

【实验对象】

小鼠

【实验材料】

1. 药品 0.012 5% 氟哌啶醇溶液(haloperidol solution),0.03% 氢溴酸东莨菪碱溶液(scopolamine hydrobromide solution),生理盐水。

2. 器材 注射器,天平,小木凳,小鼠笼。

【实验方法和步骤】

1. 每组取小鼠 3 只,甲、乙两鼠分别腹腔注射氟哌啶醇 0.15mL/10g,丙鼠腹腔注射氢溴酸东莨菪碱 0.3mL/10g。30min 后,观察各鼠是否出现僵住症,即动物闭眼趴伏,悬吊于铁丝上可持续较长时间(数分钟)不动;或将其四肢放在反置的小木凳上,可保持原姿势数秒至数十秒不变。

2. 待出现僵住症后,乙鼠腹腔注射氢溴酸东莨菪碱 0.3mL/10g,丙鼠腹腔注射氟哌啶醇 0.15mL/10g,甲鼠留作对照。30min 后,再比较 3 只小鼠的症状表现。记录僵住症持续时间。

3. 记录并比较 3 只小鼠所出现的反应,将结果填入表 9-15-1 中。

表 9-15-1 氟哌啶醇诱发僵住症及东莨菪碱的防治作用

鼠号	体重 /g	第一次给药	僵住症持续时间	第二次给药	僵住症持续时间
1					
2					
3					

【讨论题】

分析氟哌啶醇引起僵住症的原因,讨论如何治疗。

(崔立坤)

实验十六 药物的抗心律失常作用

一、利多卡因对氯化钡诱发心律失常的治疗作用

【实验目的】

学习使用氯化钡制备心律失常(arrhythmia)的动物模型,观察利多卡因对氯化钡诱发心律失常的治疗作用。

【实验原理】

氯化钡可增加浦肯野纤维 Na^+ 内向电流,提高舒张期去极化速率,从而诱发异位心律(ectopic rhythm)。另外,Ba^{2+} 干扰心肌细胞 K^+ 外流,使 4 期自动去极化最大舒张电位绝对值变小而与阈电位差距减小,提高心房传导组织、房室束及浦肯野纤维等快反应细胞的自律性(autonomy),诱发心律失常。主要表现为期前收缩、二联律、室性心动过速和心室纤颤等,常作为一种实验性心律失常模型而用于学习和研究。利多卡因通过阻滞 Na^+ 通道,促进 K^+ 外流,而降低自动去极化速率,从而降低自律性,发挥抗心律失常作用(antiarrhythmia effect)。

【实验对象】

家兔

【实验材料】

1. 药品 0.4% 氯化钡溶液(barium chloride solution),0.5% 盐酸利多卡因溶液(lidocaine hydrochloride solution),25% 乌拉坦溶液(urethane solution)。

2. 器材 BL-420 生物机能实验系统、兔手术台、注射器、秒表、乙醇棉球、针状电极、固定带、头皮针等。

【实验方法和步骤】

1. 麻醉动物　取 2.5~3.0kg 家兔 2 只,称重,耳缘静脉注射 20% 乌拉坦溶液 5mL/kg 麻醉,仰卧位固定于兔手术台上。

2. 启动计算机,确认 USB 接口已经连通,打开 BL-420 生物机能实验系统软件。在"输入信号"下拉菜单中选择"1 通道"的"心电",在"1 通道"连接心电导联线,将心电图导联线的电极针按顺序(右前肢 - 红;左前肢 - 黄;左后肢 - 绿;右后肢 - 黑)分别刺入四肢皮下,观察并记录正常Ⅱ导联心电图。

3. 给药　耳缘静脉注射 0.4% 氯化钡溶液 1mL/kg,并记录给药后 10s、30s 及 1min、3min、5min、7min、9min……的心电图。待心律失常出现后,其中 1 只家兔立即由耳缘静脉缓慢注射 0.5% 盐酸利多卡因溶液 1mL/kg,并记录给药后 30s 及 1min、3min、5min、7min……的心电图,如 10min 内心电图无明显改善,可适当增加剂量,直至出现疗效。

另一只家兔作为对照,待其心律失常后,静脉注射等容量生理盐水,以同法记录心电图。

【结果整理】

剪辑有代表性的心电图段落,比较每只家兔心电图变化情况及心律失常的持续时间,以此评价利多卡因对氯化钡诱发心律失常的拮抗作用(表 9-16-1)。

表 9-16-1　利多卡因对氯化钡诱发心律失常的治疗作用

观察指标	给药前	氯化钡	利多卡因
心率			
心电图			

【注意事项】

1. 氯化钡需新鲜配制,快速注射。

2. 利多卡因要缓慢注射。

3. 氯化钡造成家兔心律失常后,个别动物可自行缓解,但一般应持续约 20min,此时,可比较两兔心律失常持续时间的差异。

【讨论题】

利多卡因对何种类型心律失常的治疗效果较好?为什么?

二、普萘洛尔对三氯甲烷 - 肾上腺素引起心律失常的治疗作用

【实验目的】

了解以三氯甲烷 - 肾上腺素引起心律失常的方法,观察普萘洛尔对三氯甲烷 - 肾上腺素诱导的心律失常的治疗作用。

【实验原理】

肾上腺素是 α、β 受体的激动剂,可作用于心肌、传导系统和窦房结的 $β_1$ 受体,加强心肌收缩性,加速传导,加速心率。如剂量太大或静脉注射过快,易引起心律失常,出现期前收缩,甚至引起心室纤颤。普萘洛尔阻断 $β_1$ 受体而抗心律失常。阿托品是 M 受体阻断药,是治疗缓慢型心律失常的常用药物。

【实验对象】

家兔

【实验材料】

1. 药品　三氯甲烷(trichloromethane),0.02% 肾上腺素溶液(epinephrine solution),0.2% 普萘洛尔溶液(propranolol solution),0.1% 阿托品(atropine solution)。

2. 器材　BL-420 生物机能实验系统,兔手术台,铁支架,麻醉口罩,注射器,秒表,棉球,针状电极,头皮针等。

【实验方法和步骤】

1. 麻醉动物　取体重 2.5~3.0kg 的健康家兔 1 只,称重,仰位固定于兔手术台上,罩上麻醉口罩,将三氯甲烷慢慢滴在麻醉口罩上进行吸入麻醉,注意观察其角膜反射,使麻醉维持在三期一级(角膜反射刚消失)为度。

2. 启动计算机,确认 USB 接口已经连通,打开 BL-420 生物机能实验系统软件。在"输入信号"下拉菜单中选择"1 通道"的"心电",在"1 通道"连接心电导联线,将心电图导联线的电极针按顺序(右前肢 - 红;左前肢 - 黄;左后肢 - 绿;右后肢 - 黑)分别刺入四肢皮下,观察并记录正常Ⅱ导联心电图。记录正常心电图 5min。

3. 依次注射下列药品,并观察心电图变化。

(1) 耳缘静脉快速注射 0.02% 肾上腺素溶液 0.5mL/kg,能迅速出现心律失常(室性期前收缩、室性心动过速)并维持 2~3min,5~6min 后恢复窦性心律,以 BL-420 生物机能实验系统观察并记录给药后 30s,1min,2min,3min,4min,5min 的Ⅱ导联心电图。

(2) 耳缘静脉缓慢注射 0.2% 普萘洛尔溶液 0.5mL/kg,约 2min 注射完毕,亦以 BL-420 生物机能实验系统观察并记录给药后 30s,1min,2min,3min,4min,5min 的Ⅱ导联心电图。

(3) 再由耳缘静脉迅速注射 0.02% 肾上腺素 0.5mL/kg,并以上述方法记录心电图。

(4) 耳缘静脉注射 0.1% 阿托品 0.8mL/kg,观察并记录心电图。

(5) 耳缘静脉缓慢注射 0.2% 普萘洛尔 0.5mL/kg,观察并记录心电图。

(6) 耳缘静脉注射 0.02% 肾上腺素 0.5mL/kg,并观察记录是否出现心律失常。

(7) 将观察结果填入表 9-16-2 中,分析药物对心率及心律的影响。

表 9-16-2　药物对家兔心率及心律的影响

观察项目	给药前	肾上腺素	普萘洛尔	肾上腺素	阿托品	普萘洛尔	肾上腺素
心率 /(次·min^{-1})							
心律变化							

【注意事项】

1. 家兔吸入三氯甲烷时要注意勿过量,否则易致呼吸麻痹而死亡。

2. 注射肾上腺素速度要快,引起心律失常时间很短,要及时观察。

3. 在注射普萘洛尔抗心律失常后,再由耳缘静脉注射肾上腺素,未出现异位室性心律,但出现窦性心动过缓,考虑是肾上腺素快速注射,血压升高,反射性引起迷走神经兴奋所致。先用阿托品静脉注射,一旦阻断迷走神经反射后再静脉注射肾上腺素,则不出现窦性心动过缓。

4. 每次给药后,待心电图稳定后再给下次药物。

【讨论题】

1. 肾上腺素、普萘洛尔和阿托品对血压与心脏的影响有何不同?

2. 三次应用肾上腺素的目的分别是什么?

【附】常见心电图表现（图 9-16-1）

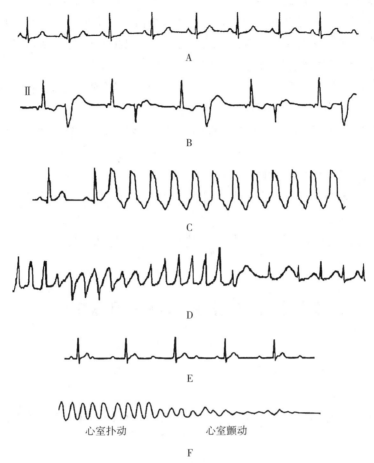

图 9-16-1　常见 Ⅱ 导联心电图图形

A. 正常心电图；B. 室性期前收缩二联律；C. 阵发性室性心动过速；D. 尖端扭转型室性心动过速；E. 完全性房室传导阻滞；F. 心室扑动与心室颤动。

（崔立坤）

实验十七　噻吗洛尔对小鼠耐常压缺氧能力的作用

【实验目的】

观察噻吗洛尔提高心肌耐缺氧能力（antihypoxia capacity）的作用。

【实验原理】

缺氧是临床上极为常见的病理现象，严重者可危及患者生命。机体对缺氧的耐受力取决于机体的代谢耗氧率和代偿能力。噻吗洛尔通过阻断 β 受体而使心脏活动减弱，物质代谢减慢，使组织器官的耗氧量减少，因而可提高机体对缺氧的耐受性，延长机体组织在缺氧环境中的存活时间。

【实验对象】

小鼠

【实验材料】

1. 药品　0.05% 噻吗洛尔溶液（timolol solution），生理盐水，钠石灰（soda lime）。

2. 器材　可密封的 250mL 广口瓶，秒表，注射器。

【实验方法和步骤】

1. 每组取性别相同,体重差别不超过 1g 的 18~22g 小鼠 2 只,称重编号。

2. 1 号小鼠腹腔注射噻吗洛尔溶液 0.2mL/10g,2 号小鼠注射生理盐水 0.2mL/10g。

3. 30min 后,将 2 只小鼠放入容量为 250mL、底部置有 20g 新鲜钠石灰的广口瓶中,加盖密封。密切注意瓶内小鼠的反应,以秒表记录各鼠的呼吸停止时间。

4. 综合全实验室结果,比较两组小鼠的存活时间,分析噻吗洛尔对小鼠耐缺氧能力的影响。

【注意事项】

1. 所用广口瓶必须密闭不漏气。如准备将各实验组的结果汇总统计,各组所用的广口瓶容量必须一致。

2. 钠石灰因吸水与二氧化碳作用,变色后应及时更换。

3. 本方法简单,已知的抗缺氧药物多能获阳性结果,但中枢抑制药可获假阳性结果,应注意区别。

【讨论题】

根据实验结果,分析噻吗洛尔提高小鼠心肌耐缺氧力的药理学基础。

(崔立坤 王 清)

实验十八 呋塞米对家兔的利尿作用

【实验目的】

观察呋塞米的利尿作用及对电解质的影响。

【实验原理】

呋塞米属于高效利尿药(diuretics),可通过抑制髓袢升支粗段对氯化钠的重吸收而达到利尿作用(diuretic effect)。

【实验对象】

雄性家兔,体重 2~3kg。

【实验材料】

1. 药品 1% 呋塞米注射液(furosemide injection),生理盐水。

2. 器材 兔手术台,婴儿秤,开口器,导尿管,注射器,量筒,烧杯等。

【实验方法和步骤】

1. 每组取家兔 2 只,称重并做好标记。用温水按 30mL/kg 灌胃后,仰卧位固定于兔手术台上。先将导尿管用液体石蜡润湿,自尿道口轻轻插入,当导尿管进入膀胱后,可见尿液滴出。将导尿管固定,轻压腹部使膀胱内积存的尿液全部排出。

2. 30min 后,两兔分别耳缘静脉注射生理盐水和呋塞米 0.5mL/kg,然后每隔 5min 收集一次尿液,连续 6 次,合并各次尿液。记录药后 30min 总尿量,并测定尿中离子的含量(测定方法附后)。

3. 综合各组实验数据,并将尿量及尿中离子测定结果填入表 9-18-1 中。

表 9-18-1 呋塞米对家兔尿量及尿中离子含量的影响

	药后尿量 /mL						总尿量 /mL	Cl^- 含量 / $(mg \cdot kg^{-1})$	总尿氯量 / mg
	5min	10min	15min	20min	25min	30min			
呋塞米									
生理盐水									

【注意事项】

1. 家兔膀胱内往往沉积有盐类而影响测定结果。故需在实验前一天上、下午 2 次以 5% 葡萄糖 200mL 灌胃,通过利尿将膀胱中的盐类排尽。

2. 本实验也可采用输尿管插入法　20% 的乌拉坦 5mL/kg 耳缘静脉注射麻醉家兔,剖腹暴露膀胱后,在其底部找出输尿管,仔细分离一侧输尿管,近膀胱处结扎。在其上端输尿管壁剪一小口,向肾脏方向插入一细塑料管,结扎固定后收集尿液。

【讨论题】

分析讨论袢利尿药、噻嗪类利尿药和保钾利尿药的利尿作用机制及特点。

【附】尿中离子测定法

(一)尿中氯离子测定法

【原理】 利用硝酸银将尿中氯离子沉淀为氯化银。如硝酸银略有过量,便与铬酸钾作用,形成橘红色的铬酸银。其反应式如下:

$$NaCl+AgNO_3 \rightarrow AgCl \downarrow +NaNO_3 \qquad 2AgNO_3+K_2CrO_4 \rightarrow Ag_2CrO_4 \downarrow +2KNO_3$$
$$\text{(白色)} \qquad\qquad\qquad\qquad \text{(橘红色)}$$

【方法】 用吸管吸取尿液 1.0mL,放入 50mL 三角烧瓶中,加蒸馏水 10mL 和 20% 铬酸钾 2 滴,轻轻摇匀,再慢慢以硝酸银标准液滴定,边滴边摇直至呈不褪的橘红色为止,记录所消耗的硝酸银标准液的体积(ml)。

【计算】 硝酸银标准液是由 2.906 3g 硝酸银溶于 1 000mL 容量瓶中,每 1mL 相当于氯离子 0.606mg。故计算公式为:

$$尿中氯离子含量 = 消耗硝酸银的体积(ml) \times 0.606 \times 30min\, 总尿量$$

(二)尿中钠、钾离子测定法 (火焰光度计法)

【原理】 利用压缩空气将稀释的尿标本喷成雾状,再与可燃气体混合燃烧。样品中某些金属元素被热能激发,发射出特有的火焰。如钠火焰呈橘黄色,钾火焰呈深红色。溶液中金属元素愈多,所散发出的火焰愈强,通过光敏元件及放大系统显示在电流计上的读数愈高,从而可以计算出样品中钾、钠的浓度。

【方法】 取尿 1mL,稀释一定倍数(50 倍、100 倍、200 倍)再按下列步骤进行测定。

(1) 尿钠测定标准钠溶液浓度 c 为 0.001%,测其辐射强度读数为 A_0,测出稀释尿液的辐射强度为 A_x,则:

$$尿标本钠浓度 = c \times \frac{A_x}{A_0} \times 稀释倍数$$

$$总尿中钠量 = 尿标本钠浓度 \times 总尿量$$

(2) 尿钾测定方法同(1),只需改为标准钾溶液即可。

(崔立坤)

实验十九　药物的体内外抗凝血作用及鱼精蛋白对肝素抗凝血活性的拮抗作用

【实验目的】

通过在体实验及试管内凝血法、毛细玻管法、玻片法,观察比较肝素、枸橼酸钠的体内、外抗凝血作用(anticoagulant effect)特点及鱼精蛋白对肝素抗凝血活性的拮抗作用,并分析各药的作用机制。

【实验原理】

肝素是抗凝血酶Ⅲ（AT-Ⅲ）的辅助因子，与 AT-Ⅲ 结合后，加速与Ⅱa、Ⅸa、Ⅹa、Ⅺa、Ⅻa 结合，促进 AT-Ⅲ 灭活多种凝血因子而发挥强大的体内、体外抗凝血作用。

枸橼酸钠的酸根在血中与钙形成难以解离的络合物，从而降低血中的钙离子浓度而发挥抗凝作用。体内给药，因在肝脏迅速氧化，而失去结合钙离子的能力，因此仅在体外发挥抗凝作用。

鱼精蛋白分子中含有大量精氨酸残基，可通过离子键与强酸性肝素分子形成稳定的复合物，使后者失去抗凝血活性。

【实验对象】

家兔或小鼠

【实验材料】

1. 药品　25U/mL、50U/mL、125U/mL 肝素溶液（heparin solution），4% 枸橼酸钠溶液（sodium citrate solution），3% 氯化钙溶液（calcium chloride solution），0.012 5%、0.075% 鱼精蛋白溶液（protamine solution），生理盐水，20% 乌拉坦溶液（urethane solution）。

2. 器材　大、小试管，试管架，加样器，秒表，恒温水浴，天平，注射器，毛细玻管，玻片，针头，棉球。

【实验方法和步骤】

1. 体外抗凝实验

（1）打开恒温水浴箱，恒温 37℃待用。

（2）取 2.0~3.0kg 家兔 1 只，剪去左胸前区被毛，以备心脏取血。

（3）取内径 8mm 试管 5 支，做好标记，按表 9-19-1 分别加入 0.1mL 以下药物：生理盐水，4% 枸橼酸钠溶液，125U/mL 肝素。

（4）取血：健康家兔，心脏取血或颈动脉放血 5mL，摘下针头，迅速向每支试管加入兔血 0.9mL，充分混匀后放入 37℃恒温水浴中，启动秒表开始计时。

（5）测凝血时间：每隔 30s 将试管轻轻地倾斜一次，观察血液的流动性，以倾斜时血液不再流动的时间作为该管的凝血时间，将结果记入表 9-19-1，比较 5 支试管的凝血时间。

（6）如有 4 支试管在 20min 内不出现凝血，则可在第 2、3 两支中各加入 3% 氯化钙溶液 0.1mL，混匀后依上述方法继续观察凝血时间并记入表 9-19-1。

表 9-19-1　药物对凝血时间（min）的影响

试剂及样本 /mL	试管编号				
	1	2	3	4	5
生理盐水	0.1				
4% 枸橼酸钠溶液		0.1		0.1	
125U/mL 肝素溶液			0.1		0.1
全血	0.9	0.9	0.9	0.9	0.9
恒温水浴	37℃±0.5℃				
凝血时间					
3% 氯化钙溶液		0.1	0.1		
凝血时间					

2. 体内抗凝及鱼精蛋白的拮抗作用实验

方法一

（1）打开恒温水浴箱，恒温 37℃待用。

（2）取健康 2.0~3.0kg 家兔 3 只，剪去左胸前区被毛，以备心脏取血。

（3）取内径 8mm 试管 5 支，做好标记，排放于试管架上。

（4）给药：甲兔耳缘静脉注射生理盐水 2mL/kg，乙、丙两兔分别静脉注射 25U/mL 肝素 2mL/kg。10min 后，甲、乙两兔分别静脉注射生理盐水 2mL/kg，丙兔耳缘静脉缓慢注射 0.075% 鱼精蛋白溶液 1.0~1.5mL/kg。20min 后取血测凝血时间。

（5）取血：从各兔心脏取血或颈动脉放血 3~4mL，摘下针头，按表 9-19-2 在试管中加入兔血 1mL，充分混匀后放入 37℃恒温水浴中，启动秒表开始计时。

（6）测凝血时间：每隔 30s 将试管轻轻地倾斜一次，观察一次血液的流动性，以倾斜时血液不再流动时作为该管的凝血时间，比较 5 支试管的凝血时间。

表 9-19-2　肝素对凝血时间（min）及鱼精蛋白对肝素抗凝活性的影响

兔血 /mL	试管编号				
	1	2	3	4	5
甲兔	1.0				
乙兔		1.0	1.0		
丙兔				1.0	1.0
恒温水浴	37℃±0.5℃				
凝血时间					

分别记录各试管中血液的凝血时间，计算各兔的平均凝血时间并填入表 9-19-3、表 9-19-4。

表 9-19-3　药物对家兔凝血时间的影响

药物	凝血时间 /min
生理盐水	
肝素	
枸橼酸钠	

表 9-19-4　鱼精蛋白对肝素抗凝活性的影响

组别	药物	凝血时间 /min
甲	生理盐水 + 生理盐水	
乙	肝素 + 生理盐水	
丙	肝素 + 鱼精蛋白	

【注意事项】

1. 实验所用试管需管径均匀，清洁干燥。

2. 心脏穿刺采血要迅速、准确，以防凝血，并尽量减少组织液和气泡混入。实验前血液中若出现凝血块，则不可再用。

3. 兔血加入后须立即用小玻棒将血液与试管内的药液搅拌均匀，否则将影响测定的准确性。搅拌时避免产生气泡。

4. 从动物取血到试管放入恒温水浴中的时间间隔要一致,时间尽量短,一般不要超过 3min。恒温水浴温度要控制好,过高或过低均可使凝血时间延长。

5. 倾斜试管时动作要轻,倾斜角度尽量小(<30°),减少血液与管壁的接触。

6. 取血方法也可采用颈总动脉放血法:取家兔 1 只,耳缘静脉注射 3% 戊巴比妥钠 1mL/kg 麻醉,固定于兔手术台,颈部正中切口,分离出一侧颈总动脉,结扎远心端,近心端用动脉夹阻断血流后沿向心方向插入一塑料管,松开动脉夹即可取血。

方法二

(1) 每组取 18~22g 小鼠 3 只,称重并标记。甲、乙鼠腹腔注射 50U/mL 肝素 0.2mL/10g,丙鼠腹腔注射等量生理盐水。15min 后乙鼠腹腔注射 0.012 5% 鱼精蛋白溶液 0.2mL/10g。20min 后测定凝血时间。

(2) 毛细玻管法:左手固定小鼠,右手持毛细玻管,刺入小鼠眼内眦部,使血液注满玻管后迅速拔出,并启动秒表。以后每隔 20s 折断玻管 0.5~1.0cm,并轻轻向左右拉开,观察到有血丝出现时,即为小鼠的毛细玻管法凝血时间。

(3) 玻片法:左手固定小鼠,右手持弯眼科镊摘除一侧眼球,迅速将血滴于清洁干燥的玻片上(弃去第 1 滴血),同时启动秒表。以后每隔 10s 用干燥的针头挑动血滴一次,直至针头能挑出纤维蛋白丝为止,即为玻片法凝血时间。

(4) 汇集全实验室结果,填入表 9-19-5 中,并进行 t 检验。

表 9-19-5　药物对小鼠凝血时间的影响

组别	药物	凝血时间 /s	
		毛细玻管法	玻片法
甲	肝素		
乙	肝素 + 鱼精蛋白		
丙	生理盐水		

【注意事项】

1. 凝血时间可受室温影响,温度过低时凝血时间延长。本实验最好在 15℃ 左右条件下操作。

2. 毛细玻管内径约 1mm,力求均匀一致,清洁干燥。

3. 每次用针挑血滴时不应从各方向多次挑动,以免影响纤维蛋白形成。

4. 毛细玻管采血后不宜长时间拿在手中,以免体温影响凝血时间。

5. 注射药物的速度要严格控制,力求速度一致,特别在注射鱼精蛋白时速度宜慢。

【讨论题】

比较各药物体内、体外抗凝作用机制。此实验对临床有何意义?

(王国芳)

实验二十　抗消化性溃疡药对实验性胃溃疡的防治作用

【实验目的】

了解结扎大鼠幽门诱发胃溃疡(gastric ulcer)的实验方法,观察药物对消化性溃疡(peptic ulcer)的防治作用。

【实验原理】

结扎大鼠胃的幽门,造成大量酸性胃液和消化酶贮存在胃里,引起胃壁实质性损伤,出现溃疡。雷尼替丁可以抑制胃酸分泌,氢氧化铝凝胶覆盖在黏膜上皮细胞溃疡的基底部,抵御胃酸及消化酶的侵蚀,产生抗消化性溃疡作用。

【实验对象】

大鼠

【实验材料】

1. 药品 乙醚(ether),雷尼替丁溶液(ranitidine solution),1%氢氧化铝凝胶(aluminum hydroxide),1%甲醛溶液(formaldehyde solution),生理盐水,2%碘酊(iodine),75%乙醇。

2. 器材 大鼠手术台,镊子,手术刀,手术剪刀,普通剪刀,持针器,外科缝针,缝线,棉线,大鼠灌胃器,注射器,纱布。

【实验方法和步骤】

1. 取健康大鼠6只,禁食不禁水72h。

2. 将大鼠用乙醚麻醉后,仰卧位固定在手术台上,剪去腹部毛。用2%碘酊及75%乙醇消毒皮肤。

3. 剖腹,取出胃,找出幽门和十二指肠的接合部,用75%乙醇浸泡过的粗棉线牢牢扎住接合部,但要避开十二指肠动脉,然后再放回原位,关腹。手术后的大鼠放入笼内禁食禁水,直至最后解剖。

4. 将手术后的大鼠分为3组,每组2只。第一组皮下注射雷尼替丁溶液5mg/100g,第二组灌胃氢氧化铝凝胶5mg/只,第三组不给药作为对照。

5. 手术后18h,将各组大鼠处死。剪断缝线,取出胃,将盛有10mL生理盐水的注射器从幽门插入胃内,进行冲洗。再向胃内注入1%甲醛溶液10mL以起组织固定作用。20min后沿胃大弯剪开胃壁,用自来水冲洗后,在放大镜下检查胃黏膜,计算溃疡点的数目。

6. 将3组大鼠溃疡点的数量填入表9-20-1中。

表9-20-1 药物对大鼠胃溃疡的作用

组别	药物	胃黏膜改变	溃疡点数
1			
2			
3			

【注意事项】

1. 严格禁食72h。

2. 用注射器或自来水冲洗时,不应用力过猛或自来水压力过大,从而破坏已形成的溃疡面而影响结果的可靠性。

【讨论题】

影响胃酸分泌的主要因素有哪些?组胺 H_2 受体阻断药是如何治疗消化性溃疡的?

(王国芳)

实验二十一 药物对组胺诱发豚鼠哮喘的作用

【实验目的】

采用磷酸组胺喷雾吸入引起豚鼠支气管哮喘(bronchial asthma)的方法,观察异丙嗪和肾上腺素对组胺性哮喘的预防或治疗作用。

【实验原理】

豚鼠的支气管组织存在着胆碱能受体、组胺受体及肾上腺素能受体,组胺是各型组胺受体特异而强大的激动剂,当豚鼠吸入组胺时,首先表现为呼吸频率加快、被动吸气,最后导致窒息性痉挛。异丙嗪通过阻断组胺 H_1 受体,拮抗组胺的收缩支气管、提高毛细血管通透性等作用,预防组胺性哮喘。肾上腺素通过激动支气管平滑肌 β_2 受体,舒张支气管,激动 β_1 受体增强心脏收缩,激动 α 受体收缩血管,降低毛细血管通透性,对组胺性哮喘产生抢救性治疗作用。

【实验对象】

幼年豚鼠

【实验材料】

1. 药品　2% 磷酸组胺溶液(histamine phosphate solution),2.5% 盐酸异丙嗪注射液(promethazine hydrochloride injection),0.1% 盐酸肾上腺素注射液(adrenaline hydrochloride injection),生理盐水。

2. 器材　超声波雾化器,喷雾箱,药物天平,注射器。

【实验方法和步骤】

1. 每组取幼年豚鼠 2 只,称重编号。观察并记录正常呼吸及活动情况。给甲鼠腹腔注射盐酸异丙嗪注射液 0.04mL/100g,乙鼠腹腔注射等容量的生理盐水。20min 后置于喷雾箱内。

2. 将盛有磷酸组胺溶液的超声波雾化器与喷雾箱连接,接通电源,顺时针旋转雾量调节旋钮,即有雾化的组胺进入喷雾箱内。仔细观察并记录豚鼠的呼吸和活动情况,比较 2 只豚鼠有何不同。如发现豚鼠呼吸变快,活动增加,烦躁不安甚至站立不稳时,应立即停止喷雾,并迅速取出,以预先准备好的盐酸肾上腺素溶液 0.5~1.0mL 腹腔注射急救。观察并记录症状好转情况。

【注意事项】

1. 为观察方便,可将豚鼠的过敏反应分为 4 级:Ⅰ级,搔痒、舔肢体、咳嗽、喷嚏;Ⅱ级,排便、排尿、呼吸困难;Ⅲ级,张口呼吸、喘息;Ⅳ级,站立不稳、痉挛、倒地翻滚甚至死亡。

2. 喷雾过程中应密切观察动物表现,并预先准备好抢救药物肾上腺素。

【讨论题】

1. 异丙嗪预防支气管哮喘的机制是什么?

2. 肾上腺素治疗支气管哮喘及过敏性休克的机制是什么?

(王国芳)

实验二十二　吲哚美辛、地塞米松的抗炎作用

一、小鼠二甲苯耳肿胀法

方法一　耳郭蓝染法

【实验目的】

掌握抗炎实验最基本的方法——鼠耳肿胀法(ear-swelling method),观察并比较吲哚美辛和地塞米松的抗炎作用(anti-inflammatory effect)。

【实验原理】

将二甲苯涂抹于小鼠耳部,能引起局部细胞损伤,促进组胺、前列腺素、缓激肽等致炎物质释放,造成耳部急性炎性水肿(inflammatory edema)。吲哚美辛通过抑制环氧化酶,减少致炎物质的释放而减轻炎症反应。地塞米松具有强大的抗炎作用,可以抑制各种原因所致的炎症反应。

【实验对象】

小鼠

【实验材料】

1. 药品　0.5% 醋酸地塞米松溶液(dexamethasone acetate solution),0.5% 吲哚美辛混悬液(indomethacin suspension),1% 伊文思蓝溶液(Evans blue solution),二甲苯(dimethylbenzene),生理盐水。

2. 器材　天平,1mL 注射器,滴管。

【实验方法和步骤】

1. 每组取 18~22g 小鼠 3 只,称重并做标记。甲鼠腹腔注射 0.5% 吲哚美辛混悬液 0.1mL/10g;乙鼠腹腔注射 0.5% 醋酸地塞米松溶液 0.1mL/10g;丙鼠注射等量的生理盐水。

2. 30min 后,3 只小鼠均腹腔注射伊文思蓝溶液 0.1mL/10g。

3. 10min 后,3 只小鼠左耳上分别涂抹 0.05mL 的 100% 二甲苯,观察并比较小鼠耳郭颜色的不同,记录耳郭蓝染的初现时间及蓝染深度。

4. 将结果填入表 9-22-1 中,分析地塞米松、吲哚美辛的抗炎作用。

表 9-22-1　地塞米松对小鼠耳毛细血管通透性的影响

组别	耳郭蓝染	
	初现时间	深度
地塞米松		
吲哚美辛		
生理盐水		

【注意事项】

滴加二甲苯的量应尽量一致。

方法二　耳片法

【实验对象】

小鼠

【实验材料】

1. 药品　同耳郭蓝染法

2. 器材　打孔器(直径 7~9mm),扭力天平,注射器(1mL)。

【实验方法和步骤】

1. 取 18~22g 小鼠 3 只,称重,编号,每只小鼠用 0.05~0.1mL 的二甲苯滴于小鼠左耳郭上,右耳不做任何处理。

2. 30min 后,甲鼠腹腔注射 0.5% 吲哚美辛混悬液 0.1mL/10g;乙鼠腹腔注射 0.5% 地塞米松 0.1mL/10g;丙鼠注射等量的生理盐水。

3. 给药 1h 后,将小鼠断颈处死,沿耳郭基线剪下左、右双耳,用打孔器分别在同一部位打下圆耳片,扭力天平称重并记录。

4. 用每只小鼠左耳片重量减去右耳片重量,即为左耳肿胀度。

5. 将实验结果整理并填入表 9-22-2。

表 9-22-2 吲哚美辛、地塞米松对二甲苯致小鼠耳肿胀的影响

分组	药物	左耳重量	右耳重量	肿胀度
甲	吲哚美辛			
乙	地塞米松			
丙	生理盐水			

【注意事项】

1. 环境温度不应低于 15℃。

2. 涂二甲苯的部位应与取下的耳片相吻合。

3. 打孔器应锋利。

二、大鼠足跖肿胀法

【实验目的】

了解致炎物质致大鼠后肢足跖肿胀模型（paw edema model）的制作方法,观察比较吲哚美辛和地塞米松的抗炎作用。

【实验原理】

角叉菜胶或鸡蛋清等致炎物质被注入大鼠后肢足跖,可引起局部血管扩张、通透性增强、组织水肿等炎症反应,最后致足跖明显肿胀,体积增大。吲哚美辛通过抑制环氧化酶,减少致炎物质的释放而缓解致炎物质的致炎作用;地塞米松具有强大的抗炎作用,可通过多种方式明显抑制各种致炎因素引起的炎症,从而缓解红、肿、热、痛等症状。

【实验对象】

大鼠

【实验材料】

1. 药品 1% 角叉菜胶溶液（carragheen solution）或 10% 新鲜鸡蛋清（fresh egg albumin）,其他同小鼠耳肿胀法。

2. 器材 鼠笼,天平,注射器,千分卡尺,记号笔。

【实验方法和步骤】

1. 每组取体重相近的 130~150g 雄性大鼠 3 只,称重,做好标记。剪去 3 只鼠后肢踝关节的毛并在足跖某处用记号笔画点作为测量点,用千分卡尺测出药前足的厚度。

2. 甲鼠腹腔注射 0.5% 地塞米松溶液 0.5mL/kg;乙鼠腹腔注射 0.5% 吲哚美辛混悬液 0.5mL/kg;丙鼠腹腔注射等容量的生理盐水做对照。

3. 给药 30min 后,由 3 只鼠左后足掌心向踝关节方向皮下注射 1% 角叉菜胶溶液 0.1mL（或 10% 鸡蛋清 0.1mL）。

4. 在注射致炎物质后的 15min、30min、45min 和 60min,分别测量 3 只鼠足跖的厚度。

5. 将致炎后的左足足跖厚度减去致炎前左足足跖厚度即为足跖肿胀度,并计算足跖肿胀率(%)。

6. 综合全实验室结果,将致炎后不同时间足跖肿胀度及足跖肿胀率填入表 9-22-3 内。

$$足跖肿胀率(\%) = \frac{致炎后足跖肿胀度 - 致炎前足跖正常厚度}{致炎前足跖正常厚度} \times 100\%$$

表 9-22-3　吲哚美辛、地塞米松对大鼠足跖肿胀的抑制作用

药物	左后足跖正常厚度 /mm	致炎后足跖肿胀度 /mm				足跖肿胀率 /%
		15min	30min	45min	60min	
地塞米松						
吲哚美辛						
生理盐水						

【注意事项】

1. 1% 角叉菜胶溶液需在临用前一天配制,置 4℃ 冰箱贮存。

2. 注射致炎物质时,注意不要漏出来,以免影响结果。

3. 测定足跖厚度的部位要一致,测量时最好固定一人完成所有测量任务。

【讨论题】

1. 根据实验结果分析糖皮质激素的抗炎作用及其机制。

2. 讨论吲哚美辛与地塞米松的抗炎作用的区别。

（王国芳　王　清）

第十章

电生理学实验

实验一 神经干动作电位及神经放电

一、神经干动作电位的引导及其与刺激强度的关系

【实验目的】

学习神经干动作电位的记录方法,观察动作电位的波形、时程、幅值及其与刺激强度之间的关系,加深对生物电现象的理解。

【实验原理】

细胞生物电的表现形式主要有两种,一种是安静时具有的静息电位(resting potential,RP),另一种是受到刺激时产生的动作电位(action potential,AP)。用细胞外记录的方法可以观察到:将A、B两引导电极放置在安静细胞的膜外时,荧光屏扫描线在零电位水平,提示两者间无电位差;若在神经纤维的一侧给予一个阈刺激或阈上刺激,则被刺激处产生兴奋,表现为动作电位的产生和传导。人们把沿神经纤维传导着的动作电位称为神经冲动(nerve impulse)。当冲动到达A引导电极处时,此处的膜内外电位翻转,即膜外为负电性、膜内为正电性,从而在A、B之间形成电位差,在荧光屏上出现一向上的电位曲线;冲动继续传导,当A处兴奋已恢复,而冲动尚未传到B引导电极处时,A、B之间无电位差,扫描线又回到零电位水平;冲动继续传导,当到达B引导电极处时,此处的膜内外电位也发生翻转,A、B之间又出现电位差,形成一向下的电位曲线,这种有两个时相的电位变化即为双相动作电位。若在A、B之间阻断冲动的传导,则仅形成有一个时相的电位变化曲线,这种仅有一个时相的电位变化,称为单相动作电位。须注意的是,本实验用的标本是坐骨神经干,记录到的是许多条兴奋性、传导速度各不相同的神经纤维电变化的复合反应,是一种复合动作电位,当刺激强度在一定范围内变化时,此复合动作电位的幅度会发生相应变化。

【实验对象】

蟾蜍或蛙

【实验材料】

1. 试剂 林格液。

2. 器材 BL-420生物机能实验系统,神经标本屏蔽盒,蛙类手术器械,蛙板,玻璃板,废物缸,滴管,培养皿,棉花,缝线。

【实验方法和步骤】

1. 制备坐骨神经干标本 标本制备的前几步同坐骨神经-腓肠肌标本的制备(破坏蟾蜍的脑和脊髓、剪除躯干上部及内脏、剥皮、分离左右腿、游离坐骨神经)。坐骨神经在腘窝上方分为两支:胫神

经走行表浅,位于腓肠肌内侧;而腓神经走行较深,位于腓肠肌外侧。若仅分离胫神经,则称为坐骨神经胫神经标本;若仅分离腓神经,则称为坐骨神经腓神经标本;若二者均分离,则称为坐骨神经胫腓神经标本。标本制备好后,浸入林格液中 10~15min 备用。

2. 连接实验装置 将 BL-420 生物机能实验系统和神经标本屏蔽盒连接好。将标本置于神经标本屏蔽盒内的电极上,盖好盒盖(图 10-1-1)。

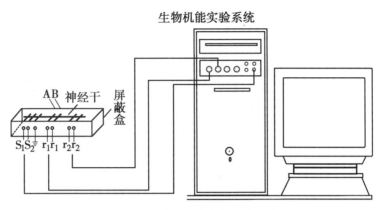

图 10-1-1 神经干动作电位引导装置

3. 调试仪器 打开 BL-420 生物机能实验系统,进入其操作界面,在窗口中选择菜单栏实验项目→肌肉神经实验→神经干动作电位的引导(或阈强度与动作电位的关系)。

4. 观察项目

(1) 在荧光屏上得到一稳定的双相动作电位,观察其波形。若将两引导电极 A、B 对调,动作电位的波形有何变化? 若用同样粗细长短的湿棉线代替神经干,动作电位是否出现? 再换成原神经标本结果如何?

(2) 改变刺激极性(对调两刺激电极),刺激伪迹的波形有何变化?

(3) 在 A、B 两引导电极之间用小镊子夹伤神经干(注意不可夹断),在其他条件不变的情况下,观察动作电位的波形有无变化,是否由双相变为单相?

(4) 将刺激强度调零,然后逐渐增加强度,观察动作电位的幅值与刺激强度之间的关系;同时注意刺激伪迹与刺激强度之间的关系。并注意动作电位的波形有什么变化。

【注意事项】

1. 制备标本时应仔细去除附着在神经干上的结缔组织和血管,不可过度牵拉。

2. 不可向神经标本屏蔽盒内直接滴加林格液;电极间不可有林格液存在,以防短路。可将湿的滤纸置于盒底,以防盒内干燥。

3. 将神经拉直后置于电极上,不可折叠,也不可碰到屏蔽盒的壁上。

4. 神经标本屏蔽盒用毕应清洗擦干,防止电极生锈。

【讨论题】

1. 神经干动作电位和神经纤维动作电位有何区别? 为什么?

2. 为何通常记录到的双相动作电位的上下波形不对称? 在什么情况下可记录到对称的双相动作电位?

3. 用阈下刺激、阈刺激、阈上刺激和最大刺激分别刺激单根神经纤维或神经干,会有何现象发生? 为什么?

4. 何谓刺激伪迹? 在实验中如何辨别刺激伪迹与动作电位? 用什么方法可减小刺激伪迹?

5. 你能否设计一个实验,来验证神经纤维兴奋传导的双向性、相对不疲劳性和生理完整性?

(辛　青)

二、降压神经放电

【实验目的】

观察家兔在体降压神经传入冲动的发放,进一步理解降压反射的特点、过程及意义。

【实验原理】

血压的稳定主要通过降压反射(depressor reflex)实现。当动脉血压升高或降低时,压力感受器(baroreceptor)传入神经上的传入冲动也随之增多或减少,通过降压反射的增强或减弱,保持了动脉血压的相对稳定。家兔主动脉弓压力感受器的传入神经在颈部自成一束,称为降压神经(depressor nerve)。

【实验对象】

家兔

【实验材料】

1. 药品　生理盐水,医用液体石蜡(38~40℃),20% 乌拉坦溶液,肝素,1∶10 000 去甲肾上腺素溶液,1∶100 000 乙酰胆碱溶液。

2. 器材　BL-420 生物机能实验系统,双极引导电极,水银检压计,铁支架,哺乳类动物手术器械一套,动脉套管,注射器(50mL、120mL 各 1 支,1mL 2 支),玻璃分针,纱布。

【实验方法和步骤】

1. 动物的准备

(1)家兔麻醉固定后,行气管插管术。分离左侧颈总动脉,在肝素化条件下行动脉插管术并与BL-420 生物机能实验系统连接,以记录血压。也可用水银检压计记录血压,注意保持检压计的基础压力在 100mmHg。

(2)用玻璃分针仔细分离出右侧的降压神经并游离 2cm 左右,于神经下方穿 2 条用生理盐水湿润的线备用。并用 38℃生理盐水湿润神经。

(3)把降压神经周围的皮肤提起,做成人工皮兜。向皮兜内注入 38℃液体石蜡,浸泡神经,以防止神经干燥并保持湿度。

(4)用玻璃分针把降压神经轻放到引导电极上,注意神经不可牵拉过紧,记录电极应悬空,不可触及周围组织。颈部切口处用导线接地。

2. 仪器调试　打开计算机,进入 BL-420 生物机能实验系统操作界面,选择菜单栏实验项目→循环实验→兔降压神经放电。

3. 观察项目

(1)放开颈总动脉夹,从 BL-420 生物机能实验系统或检压计上观察动脉血压,并记录其正常值。

(2)调节监听器增益,使能够听到类似火车开动的声音。

(3)观察显示器屏幕上降压神经的群集放电的节律、波形和振幅,其节律与心律同步,幅度为 39~100μV,大小随血压高低而变化。一簇群集放电的波形为先大后小的三角形(图 10-1-2)。

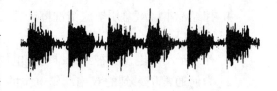
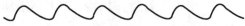

图 10-1-2　兔降压神经放电(上图)及动脉血压波形(下图)

(4)经耳缘静脉注入 1∶100 000 的乙酰胆碱 0.3mL,观察血压与降压神经群集放电频率的变化及二者的关系,记录动脉血压并观察血压降到何种程度时降压神的群集放电才减少或完全停止,以及血压恢复过程中降压神经放电的变化情况。

（5）血压恢复正常后,由耳缘静脉注入 1 : 10 000 的去甲肾上腺素 0.5~1mL,注意观察血压升高的高度,上升过程中降压神经群集放电频率的变化,何时不能分辨出群集式放电,并持续观察到血压恢复正常为止。

（6）结扎备用的两线,在两线间切断降压神经,分别在中枢端和外周端记录神经放电,结果如何?

【注意事项】

1. 复习有关血压调节的主要内容。

2. 分离降压神经要准确细致,避免损伤神经。

3. 降压神经标本应注意保温和防止干燥。

4. 若引出的放电幅度较低,可将引导电极向近心端移动。

【讨论题】

1. 降压神经放电与动脉血压有何关系?

2. 如何证明降压神经是传入或传出神经?

三、膈神经放电

【实验目的】

观察和记录家兔在体膈神经的冲动发放,加深对呼吸节律来源的认识。

【实验原理】

节律性呼吸运动（respiratory movement）是呼吸中枢节律性活动的反应。呼吸中枢（respiratory center）的节律性兴奋通过膈神经和肋间神经引起呼吸肌的节律性收缩,从而产生呼吸运动。

【实验对象】

家兔

【实验材料】

1. 药品　20% 乌拉坦溶液,38~40℃的生理盐水和医用液体石蜡,尼可刹米注射液。

2. 器材　BL-420 生物机能实验系统,哺乳类动物手术器械一套,注射器（30mL、20mL、1mL 各 1 支）,装有 CO_2 的气囊。

【实验方法和步骤】

1. 仪器调试及连接　打开计算机,进入 BL-420 生物机能实验系统操作界面,选择菜单栏实验项目→循环实验→膈神经放电。

2. 动物的麻醉与固定　取健康家兔一只,称重,用 20% 乌拉坦溶液 5mL/kg 耳缘静脉注射麻醉,仰卧位固定在兔台上。

3. 手术

（1）常规行气管插管术。

（2）分离并拉开颈部软组织,可在脊柱腹外侧看到颈椎发出的第 3、第 4 和第 5 颈神经,自颈椎斜向外侧,于甲状软骨下 1~2cm 处是第 3 颈神经。在颈椎旁的肌肉上便可看到一条细的垂直下行的膈神经。膈神经由第 4、5 颈神经的腹支汇合而成,在颈部下 1/5 处与臂丛交叉,在斜方肌的腹缘进入胸腔。用玻璃分针在臂丛上方分离膈神经 2cm 左右,穿线备用。

（3）分离两侧迷走神经并穿线备用。

（4）颈部一侧皮肤接地。借助于 "U" 形架做好皮兜,并注入 38℃液体石蜡,防止神经干燥,用玻璃分针将膈神经放置于引导电极上,注意神经不可牵拉过紧,引导电极应悬空,不要触及周围组织。

4. 观察项目

（1）观察正常呼吸运动与膈神经放电的关系：从 BL-420 生物机能实验系统上观察膈神经放电的形式及其通过监听器所发出声音的性质。

（2）吸入气体中 CO_2 浓度增加对膈神经放电的影响：将 CO_2 气囊和注射器针头插入气管插管内，打开 CO_2 气囊上的螺旋夹，气囊加压，CO_2 进入气管内，观察膈神经放电和呼吸运动的变化。

（3）尼可刹米的作用：经兔耳缘静脉注入稀释的尼可刹米 1mL（内含 50mg），观察膈神经放电和呼吸运动的变化。

（4）肺牵张反射对膈神经的影响

1）在气管套管的一个侧管上，用橡皮管连接一 30mL 注射器，观察一段呼吸运动，看准在吸气相之末，先将气管套管的另一侧管堵塞，然后立即将注射器内事先装好的空气约 20mL 迅速注入肺内，使肺维持在扩张状态。观察呼吸运动和膈神经放电有何变化。当呼吸运动恢复后，开放堵塞口。休息片刻，待呼吸运动平稳后，于呼气相之末再堵塞套管的另一侧管，用注射器抽取肺内气体 15~20mL，使肺维持在萎缩状态。观察呼吸运动和膈神经放电的变化。当呼吸运动恢复后，开放堵塞口。以上观察可反复进行几次。

2）切断一侧迷走神经，观察膈神经放电有何变化；再切断另一侧迷走神经，放电又有何变化；然后再重复上述向肺内注气或抽气试验，观察呼吸运动及膈神经放电是否改变。

【注意事项】

1. 分离膈神经时，动作要轻柔；神经分离要干净，避免与组织粘连。

2. 每做完一项试验，要待神经放电和呼吸运动恢复正常后，方可继续下一步试验，以形成前后对照。

3. 膈神经放电主要观察群集放电的频率、振幅。呼吸运动主要观察其频率和深度。

4. 抽肺内空气时不可过多，以免引起动物死亡。

【讨论题】

1. 描述膈神经放电的形式，并与降压神经放电比较，二者有何不同？

2. 血液中 CO_2 分压升高时，对膈神经放电有什么影响，为什么？

（于　婷）

实验二　心脏电生理实验

一、蟾蜍心肌细胞动作电位的引导

【实验目的】

学习心肌细胞动作电位的引导方法，观察心肌细胞动作电位的波形特点及电生理学特征。

【实验原理】

心肌细胞和其他可兴奋细胞一样存在电活动，即包括安静时的静息电位及兴奋时的动作电位。但与一般神经、肌肉动作电位相比，心肌细胞动作电位时程较长，这主要是由于复极化过程（包括 4 个时相）缓慢所致，因而构成了心肌细胞动作电位的固有特点。用玻璃微电极方法可将心肌细胞的动作电位引导出来。

【实验对象】

蟾蜍或蛙

【实验材料】

1. 试剂　林格液。

2. 器材　BL-420 生物机能实验系统,隔离器,微电极放大器及推进器,防震实验台,蛙类手术器械。

【实验方法和步骤】

1. 连接、调试仪器　打开计算机,进入 BL-420 生物机能实验系统操作界面,由菜单栏实验项目→循环实验→心肌细胞动作电位。

刺激参数:波宽 0.5~1ms,频率 30 次 /min,输出强度为基强度的 2 倍。

微电极放大器:增益放大 10 倍。

2. 心肌标本制备　破坏蟾蜍的脑和脊髓,打开胸腔,剪去心包膜,将心脏摘出置于盛有林格液的培养皿中。沿主动脉干剪开心室,剪取心室腔内较长的肌肉柱或向心尖部剪下 3~4mm 宽的心肌条,作为标本。放入心肌标本槽内,然后用细小钢钉将标本固定于槽内的硅胶板上(使标本处于稍被拉长的状态)。标本槽内加入林格液,使液面略高于标本 2mm 左右,以 5mL/min 的速度灌注标本。

3. 刺激标本　用双极刺激电极轻轻触及标本,通过调节隔离器输出强度,使标本起搏。

4. 引导动作电位　将尖端直径小于 0.5mm、阻抗 15~30MΩ,内充 30mol/L KCl 的玻璃微电极安装在微电极放大器上,将 Ag-AgCl 引导电极插入玻璃微电极内,另一端连于微电极放大器"+"端,无关电极连接"–"端。使微电极尖端对准标本,调节微电极推进器,将微电极缓慢插入标本,此时注意观察屏幕电位显示。微电极未进入标本时电位显示为 0mV。监听声音。

5. 观察项目

(1) 推进微电极,使其刺入心肌细胞,观察心肌细胞的静息电位,测量其幅值。

(2) 用 10 次 /min 的电脉冲刺激心肌细胞,观察动作电位,测量其幅值及各期时间。

(3) 用 60 次 /min 的电脉冲刺激心肌细胞,观察静息电位和动作电位的幅度及动作电位的时程。

【注意事项】

1. 了解用玻璃微电极引导离体单个心室肌细胞动作电位的方法。

2. 制作标本时应尽量减少牵拉,防止标本损伤。标本不宜固定过紧,以防产生自发电位。

3. 安放电极和引导动作电位时应小心操作,避免折断微电极尖端。

4. 实验室须保持安静,避免振动,防止微电极离开细胞。

5. 许多实验室采用悬浮微电极的方法,记录在体蛙心心室肌细胞的动作电位。该方法可省去刺激装置,其最大优点是不影响心肌正常收缩活动,更能反映心脏的正常生理状态。

【讨论题】

1. 在标本槽的林格液中加入 1:10 000 肾上腺素后,心肌细胞的动作电位会有哪些变化?

2. 心肌工作细胞动作电位和神经细胞动作电位的差别有哪些?

二、蟾蜍心电描记

【实验目的】

说明并演示心电记录的容积导体原理。

【实验原理】

正常人体和动物心脏各部分在兴奋过程中出现生物电(bioelectricity)活动,而心脏周围的导电组织和液体可作为容积导体,将心电传导到身体表面。如果将引导电极置于体表的不同部位,即可记录到心脏的电变化。

【实验对象】

蟾蜍或蛙

【实验材料】

1. 试剂　林格液。

2. 器材　BL-420 生物机能实验系统,蛙类手术器械,培养皿,烧杯。

【实验方法和步骤】

1. 手术准备

（1）用探针破坏蟾蜍的脑和脊髓,将其背位固定于蛙板上。

（2）打开胸腔,暴露心脏,剪开心包。

2. 导联线连接　模拟心电图标准Ⅱ导联,将接有导联线的鳄鱼夹固定在蟾蜍的右前肢和双后肢的小腿上,红色导联线（负极输入端）接右前肢,黄色导联线（正极输入端）接左后肢,黑色导联线（接地）接右后肢,导联线输入端接 BL-420 生物机能实验系统信号输入插口。

3. 仪器调试　打开计算机,进入 BL-420 生物机能实验系统操作界面,选择菜单栏实验项目→循环实验→全导联心电。此时可在屏幕上显示出蟾蜍的心电波形。

4. 观察项目

（1）观察蟾蜍的在体心电波形,辨认心房和心室的去极化波。

（2）用镊子夹住蟾蜍心尖部,连同静脉窦一起快速剪下心脏,将心脏放入盛有林格液的培养皿内,观察心电波形有何变化。

（3）从培养皿中取出心脏,再放回胸腔原心脏位置,观察心电波形的变化。

（4）将心脏心尖向上倒置于胸腔内,观察心电图波形方向的变化。

当心脏取下后,屏幕上不再显示心电波形;将心脏放回胸腔,心电波形重新出现;心尖倒置后记录的主波方向恰与心尖向下时的心电图主波方向相反。这说明记录的波形确系心脏的电活动,且心脏位置变化（通过心电综合向量的影响）可影响心电波形。

（5）从蛙腿上取下鳄鱼夹,呈三角形夹住培养皿的边缘,并接触林格液,再将心脏置于培养皿内,观察屏幕上波形变化情况。

（6）将心脏在培养皿内任意放置,观察心脏位置和方向改变对心电波形的影响。

将心脏放在盛有林格液并安放了测量电极的培养皿内,屏幕上也可出现心电图波形;改变心脏位置,波形也随之发生变化。这说明心电可通过心脏周围的容积导体传导,测量电极放置的位置和连接方式不同,记录的心电波形也不同。

【注意事项】

1. 取心脏时切勿损伤静脉窦,并且要求用剪刀快速剪下,以免对心脏造成过大损伤。

2. 此实验如在冬季做,可在实验前将蛙放于 30℃ 左右的温水中游约 10min,避免心率太低。所用林格液也加温到 30℃ 左右。

3. 当用鳄鱼夹夹住培养皿边缘时,要将鳄鱼夹浸入林格液中,为避免滑脱可垫一点脱脂棉。

【讨论题】

1. 本实验中观察到的蟾蜍心电波形与人体心电图波形有何不同?

2. 蟾蜍心电波形与蛙心搏动有何关系?

（朱宝亮）

实验三　耳蜗微音器电位和听神经动作电位

【实验目的】

了解微音器电位的记录方法,观察微音器效应。

【实验原理】

当耳蜗受到声音刺激时,能像微音器那样,把声波的机械能转变为电能。因此在耳蜗及其附近结构可记录到这种电位变化,称之为耳蜗微音器电位(cochleal microphonic potential,CMP)。这种电位的特点是它的波形、频率及位相同刺激声波完全符合,其位相随声波位相的改变而改变,所以又称它为耳蜗微音器效应。

目前常用圆窗引导法记录微音器电位。若将引导电极放在豚鼠的内耳圆窗附近,用短声刺激时,除能记录到微音器电位外,还可记录到耳蜗神经复合动作电位。耳蜗神经动作电位出现在微音器电位之后,一般包括 N_1、N_2 两个负波,施加足够的刺激有时还可出现 N_3,耳蜗神经动作电位随刺激的增大而变大,但两者并不呈直线关系。一般认为负电位是不同神经纤维的动作电位同步化而产生的,所以在一定程度上,电位的大小能表示被兴奋的神经纤维的数目。

【实验对象】

豚鼠

【实验材料】

1. 药品　20% 乌拉坦溶液。

2. 器材　BL-420 生物机能实验系统,哺乳动物手术机械一套,银球引导电极,探针。

【实验方法和步骤】

1. 仪器连接　电位引导线接 BL-420 生物机能实验系统 1 通道插座,一个监听器接监听输出口,另一个接刺激输出口。

2. 手术

(1)用 20% 乌拉坦溶液按 6mL/kg 的剂量腹腔注射麻醉。

(2)在豚鼠耳郭根部剪毛,沿耳郭根部后缘切开皮肤,分离组织、剔净肌肉暴露外耳道口后方的颞骨乳突部;乳突部呈椭圆形,表面光滑,用探针在乳突上钻一小孔,并小心扩大至孔径为 3~4mm,防止血液渗入孔内。由此向前方深部观察,在相当于外耳道口内侧的深部,可见尖端向下的耳蜗及上方的圆窗。圆窗口朝向外上方,孔径约 0.8mm(图 10-3-1)。

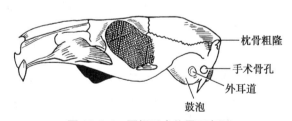

图 10-3-1　耳蜗手术位置示意图

（右侧标注：枕骨粗隆、手术骨孔、外耳道、鼓泡）

(3)将豚鼠侧卧,使其头部嘴端向下垂,以便电极插入。把电极前端稍弯曲,经骨孔向前轻轻插入,使电极的球部与圆窗接触,注意勿刺破圆窗。无关电极和接地电极便夹在头部创口肌肉上。

3. 观察项目

(1)语音微音器电位:① BL-420 生物机能实验系统 1 通道输入导线的两输入端分别接引导电极和参照电极,动物前肢接地。②在 BL-420 主界面菜单栏单击"实验项目",在下拉式菜单中选择"感觉器官实验"中的"耳蜗生物电活动"。直接对着豚鼠外耳道说话或唱歌,观察耳蜗是否能起麦克风作用而在监听器听到说话与唱歌声。

(2)短声微音器电位与听神经动作电位:① BL-420 生物机能实验系统的电刺激输出接耳机,将耳机放在测试侧外耳道口。②在 BL-420 生物机能实验系统的主界面菜单栏单击"输入信号",在下拉式菜单的"1 通道"中选择"动作电位"。③设置电刺激。刺激方式为单刺激,延时 1~2ms,波宽 0.1ms,强度 2~3V。④用鼠标单击"开始"按钮,开始实验。⑤用鼠标单击"刺激"按钮,适当增加放大倍数,可观察到由短声刺激引起的微音器电位及听神经动作电位。适当改变刺激强度,观察微音器电位与听神经动作电位有何变化。⑥改变短声刺激方波的极性或交换耳机两端接线以改变声音位相,观察微音器电位和听神经动作电位的位相有何变化。

【注意事项】

1. 骨窗开口位置要找准确,窗口切不可过大,严防外部渗血浸入。

2. 电极进入鼓室时不要碰触到周围骨壁及组织,以免短路。

3. 电极切不可反复多次插入,最好是找准位置一次成功。

【讨论题】

1. 耳蜗微音器电位的特点和产生机制是什么?

2. 试述耳蜗微音器电位与听神经动作电位的区别和相互联系。

(朱宝亮)

实验四　神经诱发电位

一、脑干听觉诱发电位

【实验目的】

观察豚鼠脑干听觉诱发电位,学习记录诱发电位(evoked potential)的方法。

【实验原理】

通常情况下脑干听觉诱发电位为 0.1~2μV,湮没在自发脑电波中不易鉴别,必须从噪声(自发脑电波)的背景中提取出来。利用电子计算机的叠加技术可以达到此目的。因诱发电位与刺激之间有固定的时间关系,经 N 次叠加后,诱发电位增加了 N 倍;而自发脑电波是随意的,经 N 次叠加后仅增大 $\sqrt{N}$,这样经过 N 次叠加,信噪比为 $N/\sqrt{N} = \sqrt{N}$ 倍,诱发电位就可显示出来。其中前期有 3 个主波,即 Ⅰ 波(源自听神经),Ⅲ 波(源自上橄榄核),Ⅴ 波(源自下丘脑)。

【实验对象】

豚鼠

【实验材料】

1. 药品　20% 乌拉坦溶液。

2. 器材　10mL 注射器,电极(可用 0.5 寸针灸针),豚鼠手术台或固定器,BL-420 生物机能实验系统。

【实验方法和步骤】

1. 选择耳郭反射正常的豚鼠,可记录清醒或麻醉状态下的脑干听觉诱发电位。

(1)清醒状态:需用豚鼠固定器俯卧位固定豚鼠。

(2)麻醉状态:用 20% 乌拉坦溶液约 6mL/kg 腹腔注射麻醉,将动物侧卧位放于手术台上。

2. 电极安放位置　引导电极(正输入端)位于颅顶正中处(两耳尖连线正中),参考电极(负输入端)置于受检侧耳的乳突处,对侧耳乳突部位接地。

3. 用 BL-420 生物机能实验系统记录

(1)将引导电极与 BL-420 生物机能实验系统 1 通道相接。

(2)鼠标左键单击菜单栏"输入信号",1 通道选择"动作电位"。

（3）刺激器设成单刺激、延时 2ms、强度 3~4V、波宽 0.1ms，并将刺激输出线与耳塞机相连（耳塞机阻抗不小于 8Ω），将耳塞机置于动物外耳道。

（4）单击工具条"开始"按钮。

（5）调增益到 50 000 倍，时间常数 0.001s，滤波 3.3kHz。

（6）单击电刺激按钮进行电刺激，用鼠标右键选择快捷键菜单中"叠加平均"设置叠加平均次数，重复单刺激 50~60 次，改变短声位相，重复单刺激次数与上一位相刺激次数相同，以减小刺激伪迹。可观察到脑干听觉诱发电位波形。

（7）叠加平均过程中可改变叠加平均次数，使之与刺激次数相符。

（8）减小刺激强度到 2.0V，其他刺激参数不变，重复一次实验，观察脑干听觉诱发电位波幅和波峰潜伏期有什么变化。

【注意事项】

1. 进行声刺激时，环境要安静，防止其他声音干扰。

2. 动物固定好，特别是清醒状态的动物要固定好头部，以防动物头部活动使电极位置移动。

3. 麻醉状态的动物注意保温。

【讨论题】

1. 声刺激强度改变时，诱发电位波幅有无改变？各波波峰潜伏期有无改变？为什么？

2. 为什么能用脑干听觉诱发电位诊断听觉传导通路的病变？

二、大脑皮层诱发电位

【实验目的】

观察大脑皮层诱发电位（evoked cortical potential）的一般特征。

【实验原理】

诱发电位是指感觉传入系统受刺激时，在中枢神经系统内引起的电位变化，即各种刺激（包括机械、温度、声、光、电等）作用于机体各种感觉器官，经过换能作用，转变成传入神经纤维的神经冲动进入中枢，最后在大脑皮层的一定部位，记录到这种传入神经冲动的时间上和空间上综合的电位变化 - 诱发电位。受刺激的部位除感觉器官外，亦可以是感觉神经或感觉传入通路上的任何一点。由于皮层随时在活动并产生自发脑电波，因此，诱发电位是在自发脑电波的背景下出现的。

本实验刺激坐骨神经，在皮层后肢体感觉代表区记录其诱发电位。

【实验对象】

家兔

【实验材料】

1. 药品 20% 乌拉坦溶液，骨蜡，液体石蜡。

2. 器材 BL-420 生物机能实验系统，银球引导电极，哺乳动物手术器械，骨钻，咬骨钳。

【实验方法和步骤】

1. 麻醉和手术 用 20% 乌拉坦溶液按 5mL/kg 剂量由家兔耳缘静脉注入，分离左侧坐骨神经，把保护电极安放在坐骨神经上，并用浸有 38℃液体石蜡的棉条覆盖，用止血钳夹闭皮肤切口。在头顶正中线切开头皮 5~7cm，暴露颅骨骨缝，在矢状缝右侧 2~10mm，人字缝前 5~10mm 处钻孔，再用骨钳扩大。勿伤及正中线血管。骨缝出血可用骨蜡封闭。用针头挑起硬脑膜，用剪刀剪开。滴上 38℃的液体石蜡，以保护皮层。

2. 安放电极 引导电极输入端接 BL-420 生物机能实验系统 1 通道插座。确保银球引导电极与皮层表面接触良好，但不可压力太大而伤及脑组织；参考电极置于头部切口处，保护电极经刺激输出线接刺激输出口。

3. 仪器调试 打开计算机,进入 BL-420 生物机能实验系统操作界面,由菜单栏实验项目→中枢神经实验→大脑皮层诱发电位。

4. 观察项目 在 BL-420 生物机能实验系统 1 通道的显示窗口基线上出现一根水平的绿色调试信号线后,用鼠标单击工具条上的启动刺激命令按钮,以启动数据采样。大约经过 2s 后大脑皮层诱发脑电的波形将显示在信号显示窗口中。根据信号窗口中显示的波形,再适当调整银球引导电极的位置或实验参数,以获取最佳的实验效果。

【注意事项】

1. 皮层保温非常重要,在剪开脑膜后要经常更换温热液体石蜡。

2. 手术过程中要注意避免损伤皮层血管。

3. 用引导电极接触皮层要松紧适度。

【讨论题】

1. 大脑皮层诱发电位包括哪些波形成分?

2. 试述大脑皮层诱发电位与脑电图的区别。

(武 菲)

第十一章

人体机能学实验

人体机能学实验是指以人体作为受试对象,在正常、无创伤或微创伤的实验条件下观察人体正常生理指标变化的一门综合性实验学科,是机能学实验的重要分支。实验者可以从实验过程中了解人体生理指标的意义、正常值范围、测量原理与方法及生理功能的影响因素等。例如:人体血型的鉴定、人体动脉血压的测定、人体体表心电图的描记等,都是经典的人体机能学实验。

第一节 人体机能学实验基本要求

人体机能学实验是以正常健康志愿者为受试对象,直接在体观察生理功能状态,也可以给予一些安全、可靠的干预措施以观察人体器官系统的功能变化,以亲身体验来验证相关基础医学理论。与动物实验相比,人体机能学实验有着特殊的要求,尤其实验涉及人体,应该注意遵循伦理学要求。

首先,受试对象主要从参加课程学习的学生中选取,要求符合自愿的原则。受试志愿者需要在开始实验前了解自己的权利与义务以及实验相关的背景资料,尤其了解自身的身体状态,确认实验对自己无害后方可参加实验,并承担所有相关的后果。如果学生有相应系统的疾病或者不能耐受实验,则不能作为受试对象。比如,有肺脏疾病的学生不宜参加强度过高的运动人体机能实验,以防止加重疾病。如果在实验过程中发现志愿者身体异常,应及时停止实验,以免对志愿者造成伤害,必要时尽快安排志愿者去医院就诊。

其次,人体机能学实验主要包括基础性实验、综合性实验、自主设计和创新性实验、虚拟仿真实验等几种形式。不同的实验形式涵盖不同的教学内容,承担着不同的教学任务。基础性实验着重于基本人体机能学实验技能培养和训练,要求学生通过基本的人体机能检测观察和分析,培养和训练掌握人体机能检测的一些基本技能。综合性实验通过外加一些干预措施观察人体不同系统器官功能的变化规律,并通过实验分析阐述其机制。干预因素最好采用与平时人们生活密切相关的行为,以便于学生在实验课堂上联系生活实际来学习掌握医学理论知识。自主设计和创新性实验重在提高学生的综合素质,要求学生在实践中发现问题,通过查阅文献以及讨论,自主设计实验去探索问题的答案,培养创新精神和实践能力。虚拟仿真实验可实现真实实验条件不具备或实际运行困难的实验项目,例如:高危或极端环境,高成本、高消耗、不可逆操作,可作为人体机能学实验有益的补充。

再次,人体机能学实验的开展应遵循科学性、安全性的原则。实验设计需设立对照组,分组随机化,防止观察者与受试志愿者的心理作用,并且受试志愿者的数量或实验数据量应符合统计学要求。安全性包括实验过程、实验设备和器械的安全性、涉及个人隐私的实验数据安全性等。

(成洪聚)

第二节　人体机能学实验项目

实验一　神经与肌肉实验

一、神经传导速度的测定

【实验目的】

学习人体神经 - 肌肉实验的电刺激方法，复合肌肉动作电位的记录方法，人体尺神经传导速度的测定方法；了解人体神经传导速度测定的原理。

【实验原理】

神经纤维具有高度兴奋性和传导性，外来刺激如电流可引起神经纤维兴奋，并以神经冲动的形式传至神经末梢，引起所支配的肌肉收缩。表面刺激电极在尺神经的不同位置先后给予适当的电刺激，通过测量两个刺激点间的距离以及潜伏期差，可以计算出神经传导速度[文末彩图 11-1-1 和公式（11-1-1）]。运动神经传导检查在诊断影响下运动神经元或其周围髓鞘的病变中非常有用。这些病变包括明显的脊神经根病变、神经丛病变、嵌压性神经病变和多发神经病。

MCV 计算公式：

$$MCV = \frac{S_1M - S_2M}{T_1 - T_2} \tag{11-1-1}$$

在公式（11-1-1）中，MCV 代表运动神经传导速度，S_1M 代表近心端刺激点 S_1 到记录电极 Ra 处的距离，S_2M 代表远心端刺激点 S_2 到记录电极 Ra 处的距离，T_1 代表近心端潜伏期，T_2 代表远心端潜伏期。

复合肌肉动作电位是指电刺激神经后记录该神经所支配肌肉的肌纤维的同步放电。动作电位的波幅通常是指从基线到波峰的幅度。波幅大小不仅依赖参与反应的轴突数量，也依赖受轴突支配的神经肌肉接头的完整性、神经肌肉接头的数量和肌纤维的完整性。所以，神经肌肉接头缺陷及肌病都可引起复合肌肉动作电位的波幅降低，而感觉神经动作电位和复合神经动作电位却没有影响。复合肌肉动作电位降低的程度大致与运动轴突丧失的程度相当（或者与肌病中纤维缺失的情况成比例）。潜伏期是测量刺激伪迹到反应的起始处的时间。潜伏期不仅包括神经传导时间，也包括神经肌肉接头传导时间（大约 1ms）。潜伏期的长短受多种因素影响。寒冷、老龄化、神经脱髓鞘均导致潜伏期增加。

【实验对象】

健康成年志愿者

【实验材料】

1. 试剂　75% 乙醇、生理盐水（或导电膏）。

2. 器材　BL-420 生物机能实验系统，人体神经肌肉刺激器，刺激电极，贴片电极，信号输入线，软尺。

【实验方法和步骤】

1. 实验准备　将贴片电极连接信号输入线，接入 BL-420 生物机能实验系统 1 通道。将刺激输出电极接入隔离刺激器，接入 BL-420 生物机能实验系统刺激输出口（文末彩图 11-1-2）。

请受试者安静端坐，手臂自然放在实验桌上，手心朝上。用棉签蘸取少量 75% 乙醇擦拭前臂皮肤。

擦拭皮肤位置和贴片电极粘贴位置参见表 11-1-1 和文末彩图 11-1-3。

表 11-1-1 擦拭皮肤位置和贴片电极粘贴位置

电极	擦拭皮肤位置
参考电极 -Rr（贴片电极）	小指基底部指关节处肌腱
记录电极 -Ra（贴片电极）	小指展肌肌腹，即腕横纹和第 5 掌指关节连线中点小鱼际肌最隆起处
接地电极 -G（贴片电极）	手腕尺侧腕横纹处皮肤
腕部尺神经干 - 远心端刺激点 S_2 处	腕部尺神经干体表投影部位（距离腕横纹在 4~7cm 或以上）
肘部尺神经干 - 近心端刺激点 S_1 处	肘部尺神经沟体表投影部位

2. 观察项目

（1）观察刺激腕部尺神经引起的肌电：清洁刺激电极板片正、负极，涂抹少量生理盐水以增加皮肤导电性。长按刺激电极上部电源键，听到"嘀"声后松开，待刺激器主机指示灯显示绿色常亮，表示刺激器打开。将刺激电极沿前臂长轴方向置于腕部尺神经干体表投影部位，先不要将绑带扣紧。设置刺激强度为 4mA，刺激波宽为 0.3ms，单击"启动刺激"按钮。观察受试者小指展肌反应和波形，同时询问受试者感受。通过调整刺激电极安放位置或逐渐增加刺激强度直至观察到明显的复合肌肉动作电位波形，且受试者未有不适感或不适感程度较低，即为最佳刺激位置。之后扣紧刺激电极绑带，设置刺激强度增量在 1~2mA，单击"启动刺激"按钮，记录反应直到反应不再增强或 20mA 为止。刺激强度的大小应以记录到的生物电信号波形适于观察，并尽量减轻受试者的不适感为前提，如果刺激强度已很大仍不能得到满意的信号时，可增大刺激波宽，以穿透较厚的皮下组织，兴奋位置较深的神经，降低受试者因刺激强度过大可能造成的不适感。建议刺激波宽范围在 0.2~0.5ms。刺激强度或刺激波宽增大的过程中可能会引起受试者产生刺痛或麻痛感，实验过程中应多注意和询问受试者感受。停止刺激后，在电极负极安放位置的皮肤处做标记。

（2）观察刺激肘部尺神经引起的肌电：寻找肘部神经最佳刺激位置和最适刺激强度的方法同上。安放电极时，由于肘部神经位置较深，应注意对电极施加一定程度的压力。

3. 测量和分析 先打开双视，截取合适波形，测量潜伏期。使用软尺测量两个刺激点之间的距离，并将测量的距离输入"数据测量结果表格"视图相应单元格中。在"数据测量结果表格"中显示出距离、潜伏期后，则可以计算出神经传导速度。

【注意事项】

1. 为了使电极和皮肤表面接触良好，电极安放时应对电极施加中等程度的压力。刺激电极片勿放置于伤口或伤疤、接近伤口缝合处及脂肪组织堆积处。

2. 电刺激会使人产生一定程度的刺痛或麻痛感，实验前应预先告知受试者，实验过程中刺激强度应逐渐增大，以使受试者有一个适应过程。如果受试者在实验过程中感觉到明显不适，应立即停止实验并咨询老师。

3. 应选择正常健康志愿者作为受试者。有心脏病、癫痫、出血性疾病、感觉缺失、周围神经病变等的患者和孕妇不能进行该实验，肥胖者不便于进行该实验。

4. 受试者实验前应取下手或手臂上所佩戴的金属物品，并熟悉实验过程。

【讨论题】

1. 神经传导速度能否利用一个刺激点所得的距离和潜伏期直接计算？

2. 为何记录的神经冲动是双向波形？

3. 跳跃性传导为何可以增加神经冲动传导速度？

4. 安放电极之前为什么要擦拭 75% 乙醇并涂上生理盐水(或导电膏)?

二、刺激强度和频率与人体肌肉反应的关系

【实验目的】

观察刺激强度和频率对人体肌肉收缩形式的影响,掌握神经 - 肌肉实验的电刺激方法和人体肌肉收缩的记录方法。

【实验原理】

神经是由兴奋性不同的神经纤维组成,而肌肉是由许多肌纤维组成。在保持一定刺激时间(即脉冲宽度)的情况下,刺激强度较小时,肌肉没有收缩反应;当刺激强度增加到某一临界值时,可引起少数兴奋性较高的神经纤维兴奋,从而引起它们所支配的骨骼肌细胞的微小收缩,此临界刺激强度即为阈强度,相应的刺激即为阈刺激;如刺激强度继续增大,将有更多的运动单位兴奋,肌肉的收缩幅度或张力不断增加,此时的刺激均称阈上刺激;但当刺激强度增大到某一临界值时,肌肉中所有的运动单位都被兴奋,肌肉收缩的幅度或张力达到最大;此后,如再增大刺激强度,骨骼肌收缩的幅度或张力不会继续增大。一般把引起肌肉出现最大反应的最小刺激强度称为最适刺激强度,相应的刺激称为最适刺激。

当给予肌肉一个有效的单刺激时,肌肉发生一次单收缩。若给予一定频率的连续刺激,当刺激间隔小于单收缩时程时,由于胞内钙离子浓度没有恢复到基线水平,肌纤维还未完全松弛,甚至还在收缩状态,就发生了收缩总和现象,被称为复合收缩。后一刺激落在前一刺激引起的肌肉收缩的舒张期内,则出现不完全强直收缩现象;若相邻两个刺激的时间间隔短于肌肉收缩的收缩期,则出现完全强直收缩现象。

【实验对象】

健康成年志愿者。

【实验材料】

1. 试剂　75% 乙醇、生理盐水或导电膏。

2. 器材　BL-420 生物机能实验系统,人体神经肌肉刺激器,刺激电极,指力传感器。

【实验方法和步骤】

1. 实验准备　将指力传感器接入 BL-420 生物机能实验系统 1 通道。将刺激输出电极接入隔离刺激器,再接入 BL-420 生物机能实验系统刺激输出口(图 11-1-4)。

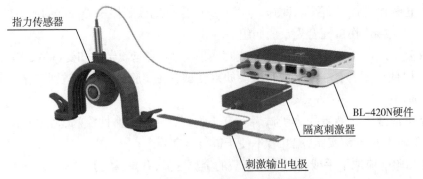

图 11-1-4　神经 - 肌肉实验设备连接示意图

请受试者安静端坐,手臂自然放在实验桌上,手心朝上,取 75% 乙醇擦拭前臂皮肤。取生理盐水涂抹于刺激电极片上,将刺激电极沿受试者前臂长轴方向置于距离腕横纹不超过 6cm 的正中神经体

表投影部位(图 11-1-5)。电极负极朝向远心端,正极朝向近心端。开启刺激器。

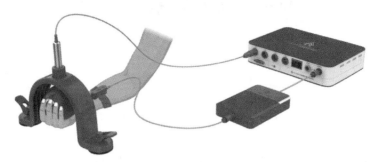

图 11-1-5　指力传感器与手掌、手指的相对位置示意图

2. 寻找最佳神经刺激位置　设置刺激强度为 4mA,单击"启动刺激"按钮,然后观察受试者手指收缩反应,同时询问受试者感受。以 1mA 为增量,继续增加刺激电流,最大值为 20mA。第一次观察到阈刺激在 5~15mA 范围内。通过调整刺激电极安放位置或逐步增加刺激强度以寻找最佳神经刺激位置。当观察到手指出现明显的收缩反应,且受试者未有不适感或不适感较低,即为最佳正中神经刺激位置。扣紧刺激电极绑带后,安放指力传感器。

3. 使用指力传感器记录指力　检查并清洁指力传感器底部吸盘,将指力传感器紧密吸附在光滑的实验桌面上。受试者测试手掌穿过指力传感器,手心朝上,另一只手拧松支架顶端旋钮,调节传感器感应片高度,手握球左右旋转调节传感器感应片处朝向,即可开始记录指力(图 11-1-5)。

4. 观察项目

(1)观察刺激强度变化引起肌肉收缩形式的改变:先设置起始刺激强度为 1mA,增量为 1mA,观察实验波形,直到出现第一个肌肉收缩反应的波形。再次设置起始刺激强度为第一个肌肉收缩反应的波形对应的刺激强度减少 1~2mA,然后增量为 0.5mA。重复单击"启动刺激"按钮,观察实验波形的变化。波形上刚好出现第一个微弱的肌肉收缩反应波形,即可将其视为"阈强度"。随着刺激强度的增加,肌肉收缩的波形幅度不断增大。当记录到至少 3 个收缩力不再随刺激强度增加而增大的波形时,表明肌肉达到最大收缩,即可停止刺激。引起肌肉发生最大收缩的最小临界刺激强度即为"最适刺激强度"。

(2)观察刺激频率变化引起肌肉收缩形式的改变:设置刺激强度为最适刺激强度或比最适刺激强度高 1~3mA,刺激频率为 1Hz,脉冲个数为 3 个,频率增量为 1~5Hz,个数增量为 1~3 个,单击"启动刺激"按钮,观察实验波形的变化。当曲线不出现肌肉舒张波形,即后一个刺激落在前一个刺激引起的肌肉收缩的收缩期时,停止刺激。

5. 测量和分析　打开双视,截取合适波形,测量潜伏期、波峰幅值等数据,测量结果自动记录在"数据测量结果表格"视图对应的单元格中。单击"数据测量结果表格"视图中的"统计"按钮,即可显示统计结果。

【注意事项】

同本实验"一、神经传导速度的测定"。

【讨论题】

1. 实验前为什么要用 75% 乙醇擦拭前臂皮肤?

2. 为何刺激强度变化会影响单收缩力?

3. 骨骼肌为什么可以发生强直收缩? 强直收缩在幅度上与单收缩有何差别? 有何生理意义?

(成洪聚)

实验二　血液系统机能学实验

一、红细胞沉降率的测定

【实验目的】

学习测定红细胞沉降率（erythrocyte sedimentation rate，ESR）的方法，了解其临床意义。

【实验原理】

将加有抗凝剂的血液静置于一垂直管中，红细胞由于重力作用，将逐渐向下沉降。通常以第一小时末红细胞下降的距离，作为红细胞沉降率指标。在临床上某些疾病能显著地引起患者红细胞沉降率加速，因此红细胞沉降率的测定具有临床诊断意义。

【实验对象】

健康成年志愿者。

【实验材料】

1. 药品　3.8% 枸橼酸钠溶液。

2. 器材　魏氏血沉管，固定架，1mL 吸管，小试管，试管架，5mL 无菌注射器及 8 号针头，棉签。

【实验方法和步骤】

1. 准备一容量为 5mL 的小试管，加入 3.8% 枸橼酸钠溶液 0.4mL。碘酒、乙醇消毒皮肤后，用无菌注射器和针头从肘正中静脉抽取血液 2mL，准确地将 1.6mL 血液注入小试管内，颠倒小试管 3~4 次，使血液与抗凝剂充分混匀，但要避免剧烈振荡，以免红细胞破损。

2. 取干燥的魏氏血沉管 1 支，从小试管内吸取血液至刻度 "0" 点为止，拭去下端管口外面的血液。将魏氏血沉管垂直地竖立在固定架的橡皮垫上，管端由一弹簧铁片固定起来。勿使血液从管下端漏出。注意沉降管不能稍有倾斜，管内不应有凝血块和气泡。如有这些现象时就需重做。

3. 把魏氏血沉管固定在固定架上以后，立即开始计算时间，静置 1h。

4. 观察项目　读取无红细胞的血浆高度即红细胞下沉的毫米数，即为 ESR（mm/h）。

【注意事项】

1. 本实验血液与抗凝剂的容积比规定为 4∶1，抗凝剂应新鲜配制。

2. 沉降率与温度有关，在一定范围内温度愈高，红细胞沉降愈快，因此应在 20~22℃室温下进行。

3. 若红细胞上端呈斜坡形或尖峰形时，应选择斜坡部分的中间部位计算。

4. 魏氏测定 ESR 的参考值，男性为 0~15mm/h，女性为 0~20mm/h。

【讨论题】

1. 试述影响红细胞沉降率的因素。

2. 测定红细胞沉降率有何临床意义？

二、红细胞渗透脆性的测定

【实验目的】

测定正常人的红细胞渗透脆性（osmotic fragility of erythrocyte），观察不同浓度的低渗盐溶液对红细胞的影响，理解正常的血浆渗透压（osmotic pressure）对维持红细胞正常形态、大小和功能所起的重要作用。

【实验原理】

凡是与血浆渗透压相等的溶液称为等渗溶液（isoosmotic solution），低于此浓度的溶液属低渗溶液。0.9%NaCl 溶液属于等渗溶液。将红细胞置于其中,红细胞形态和大小保持不变;若把红细胞置于渗透压递减的系列 NaCl 溶液中,水将渗入红细胞引起一定程度的膨胀;若溶液浓度太低,红细胞由于过度膨胀而破裂溶血。正常人的红细胞置于 0.8%~0.6% NaCl 溶液中,发生体积增大,但不溶血;置于 0.46%~0.42% NaCl 溶液中,部分红细胞发生破裂溶血,为不完全溶血;置于 0.34%~0.32% NaCl 溶液中,则全部红细胞破裂溶血,即完全溶血。这说明红细胞的细胞膜对低渗溶液有一定的抵抗力,抵抗力的大小用渗透脆性表示。渗透脆性越大,表示红细胞对低渗溶液的抵抗力越小,越容易发生破裂溶血。

【实验对象】

健康成年志愿者。

【实验材料】

1. 药品及试剂 蒸馏水,1% NaCl 溶液,75% 乙醇,2% 碘酒。

2. 器材 试管架,小试管 13 支,2mL 吸管 2 支,吸球,2mL 无菌注射器 1 支,8 号无菌注射针头,干棉球。

【实验方法和步骤】

1. 制备各种浓度的低渗 NaCl 溶液 取同样口径的小试管 13 支,编号后排列在试管架上。按表 11-2-1 所示,向各试管内分别加入蒸馏水和 1% NaCl 溶液,混匀,配制成不同浓度的 NaCl 溶液备用。

表 11-2-1 不同浓度 NaCl 溶液的配制

试剂	试管编号												
	1	2	3	4	5	6	7	8	9	10	11	12	13
蒸馏水 /mL	1.40	1.36	1.32	1.28	1.24	1.20	1.16	1.12	1.08	1.04	0.80	0.60	0.40
1% NaCl/mL	0.60	0.64	0.68	0.72	0.76	0.80	0.84	0.88	0.92	0.96	1.20	1.40	1.60
NaCl/%	0.30	0.32	0.34	0.36	0.38	0.40	0.42	0.44	0.46	0.48	0.60	0.70	0.80

2. 静脉取血并与低渗液混合 依次用 2% 碘酒和 75% 乙醇消毒肘窝部皮肤,用消毒干棉球擦干皮肤上的乙醇。用干燥、灭菌的注射器从肘正中静脉取血约 2mL,立即向每支小试管内滴加血液 1 滴。将各试管中 NaCl 溶液与血液充分混合。

3. 观察项目 在室温下放置 2h,待血细胞下沉后,根据混合液的颜色观察实验结果。试管中所出现的现象可分为以下 3 种。

(1)上层液体呈淡黄色,下层为暗红色,管底有多量红细胞沉淀,表示红细胞未破裂,无溶血。

(2)上层液体呈透明红色,而管底呈暗红色,管底有少量红细胞沉淀,表示有部分红细胞破裂,为不完全溶血。开始出现部分溶血时盐溶液的浓度为红细胞对低渗盐溶液的最小抵抗力,即最大脆性。

(3)管内液体完全变成透明红色,管底无细胞,表示红细胞完全破裂溶血。引起红细胞出现完全溶血的最高盐溶液的浓度,为红细胞对低渗盐溶液的最大抵抗力,即最小脆性。

4. 记录开始溶血和全部溶血的 NaCl 溶液的浓度 即最大脆性和最小脆性。

【注意事项】

1. 试管一定要编号,不同浓度的低渗 NaCl 溶液配制应准确。

2. 吸不同溶液的吸管必须严格分离,不得互相污染或混淆使用。

3. 小试管必须清洁干燥。

4. 加入血液后混匀时,摇动试管要轻,以免发生溶血。

5. 观察结果时应在光线明亮处,避免判断误差太大。

【讨论题】

1. 为什么在一定范围内的低渗溶液中,红细胞并不发生溶血?

2. 哪些因素可影响红细胞的渗透脆性? 为什么同一个体不同红细胞渗透脆性不同?

3. 哪些因素可影响红细胞渗透脆性实验的准确性?

4. 大量输液时为什么要输等渗溶液?

三、出血时间与凝血时间的测定

【实验目的】

学习出血时间、凝血时间的测定方法,了解其临床意义。

【实验原理】

临床上常用小针刺破耳垂或指尖使血液自然流出,然后测定出血延续的时间,这段时间称为出血时间(bleeding time),正常为 1~3min。凝血时间(clotting time)是指血液流出体外至血液凝固所需要的时间,正常人采用玻片法测定的凝血时间为 2~5min。当皮肤毛细血管和小血管受损伤时,受伤的血管立即发生收缩,局部血流速度减慢,血小板黏附在破损的血管处,同时血小板释放出 5- 羟色胺、腺苷二磷酸(ADP)等血管活性物质,促使毛细血管发生广泛而持久的收缩,局部迅速出现止血栓,有效堵住伤口,使出血停止。因此出血时间主要反映毛细血管及血小板的功能;凝血时间主要反映血液本身的正常凝固过程。出血时间延长,常见血小板数量减少或毛细血管功能缺损等情况。凝血时间延长,常见于凝血因子缺乏或异常的疾病。

【实验对象】

健康成年志愿者。

【实验材料】

1. 试剂　75% 乙醇。

2. 器材　采血针,大头针,吸水纸,秒表,玻片,消毒棉球。

【实验方法和步骤】

1. 以 75% 乙醇棉球消毒耳垂或指端(一般选择无名指)。待干燥后,用消毒采血针刺入 2~3mm 深,让血液自然流出,勿施加压力。自血液流出时起计算时间。

2. 把第 1 滴血置于玻片上,每隔半分钟用大头针针尖挑血 1 次,直到挑起长 5mm 以上较细的纤维状血丝,即表示开始凝血。自开始流血到挑起纤维状血丝的时间为凝血时间。

3. 自血液流出后,每隔半分钟用滤纸条吸干流出的血液 1 次,注意不要触及皮肤,直到血流停止。准确记录时间。从血液流出到血流停止的时间即为出血时间。

【注意事项】

1. 复习有关生理性止血机制、凝血因子和凝血过程的理论内容。

2. 必须严格消毒皮肤和采血针。最好使用一次性采血针,一人一针,不能混用。

3. 若出血时间超过 15min,应停止测定,即行止血。

4. 挑动血液时应按一定方向,勿多方向挑动,以免影响血液凝固;挑动血液不可间隔时间过短,每隔半分钟为宜。

【讨论题】

1. 试述生理性止血的机制及影响出血时间的因素。

2. 试述血液凝固过程及影响凝血时间的因素。

3. 出血时间长的患者凝血时间是否一定延长?

四、ABO 血型鉴定与交叉配血试验

【实验目的】

学习 ABO 血型的鉴定方法,观察红细胞的凝集现象。掌握 ABO 血型鉴定的原理,了解交叉配血试验的方法,认识血型鉴定和交叉配血试验在临床输血中的重要性。

【实验原理】

血型(blood group)是血细胞膜上特异凝集原的类型。在 ABO 血型系统中,根据红细胞膜上所含凝集原(A、B 凝集原)的种类和有无,将血型分为 A 型、B 型、AB 型、O 型四种类型。在人类血清中含有与上述凝集原相对应的天然凝集素(抗 A、抗 B 凝集素)。当凝集原与其相对应的凝集素相遇时将发生红细胞凝集反应(agglutination),即红细胞彼此聚集在一起,形成肉眼可见的细胞团。因此,将受试者的红细胞分别加入已知的标准 A 型血清(含抗 B 凝集素)与标准 B 型血清(含抗 A 凝集素)中,观察有无凝集现象,即可判定红细胞膜上有无 A 或 / 和 B 凝集原,从而鉴定受试者的血型。

输血(blood transfusion)时,血型确定后尚需进行交叉配血试验(crossmatch test),以确保输血安全。交叉配血是将受血者的红细胞与血清分别同供血者的血清与红细胞混合,观察有无凝集现象。当配血相合时,方可进行输血。

【实验对象】

健康成年志愿者。

【实验材料】

1. 药品及试剂　标准 A 型和 B 型血清,75% 乙醇,2% 碘酒,生理盐水。

2. 器材　无菌注射器,一次性采血针,玻璃棒,双凹玻片,试管,显微镜,离心机,棉球。

【实验方法和步骤】

1. ABO 血型鉴定(玻片法)

(1)将已知的标准 A 型、B 型血清各一滴分别滴入双凹玻片的两凹中,注明 A、B。

(2)用 2% 碘酒、75% 乙醇棉球依次消毒耳垂或指端皮肤,取一次性采血针刺破皮肤。弃去第一滴血,然后用洁净玻璃棒的一端蘸血并与 A 型血清相混匀,再用玻璃棒另一端蘸血与 B 型血清相混匀。

(3)10min 后观察有无凝集现象。如无凝集现象,再分别用玻璃棒混匀,半小时后观察以谨慎判定血型(图 11-2-1)。

2. 交叉配血试验(玻片法)

(1)用 2% 碘酒、75% 乙醇消毒受血者肘窝部皮肤后,取无菌注射器从肘正中静脉取血 2mL,取其 1~2 滴加入装有 2mL 生理盐水的小试管中制成红细胞悬液,剩余血液装入另一小试管中,自凝,离心析出血清备用。

(2)同样方法制成供血者的红细胞悬液和血清。

(3)取双凹玻片一支,一侧加入一滴受血者血清,另一侧加入一滴受血者红细胞悬液。然后将供血者的红细胞悬液与受血者血清混匀(主侧),将供血者的血清与受血者的红细胞悬液混匀(次侧)。15min 后观察两侧有无凝集现象(图 11-2-2)。

(4)结果判定:①双侧均无凝集反应,即为配血相合,可以进行输血;②如主侧有凝集反应则为配血不合,不能输血;③如果主侧无凝集反应,而次侧有凝集反应,只能在紧急情况下输血,并掌握少量、缓慢的原则,注意密切观察,一旦发生输血反应要立即停止输血。

【注意事项】

1. 标准 A 型血清和 B 型血清绝对不能相混。标准血清存放时间不宜太长。

2. 使用一次性采血针和注射器,一人一针,不能混用。

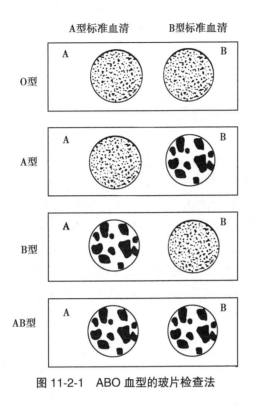

图 11-2-1　ABO 血型的玻片检查法

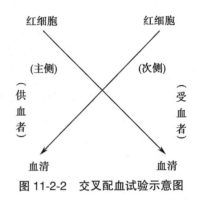

图 11-2-2　交叉配血试验示意图

3. 肉眼看不清凝集现象时,应在显微镜下观察。

4. 制备红细胞悬液不宜太浓,否则易发生红细胞叠连而聚集。

【讨论题】

1. 试述 ABO 血型分型的依据及其与输血的关系。

2. 交叉配血试验有什么重要意义?

3. 红细胞凝集现象与红细胞叠连、血液凝固有何本质的区别?

4. 哪些方面可影响本实验的准确性?

(亚白柳)

实验三　心血管系统机能学实验

一、人体体表心电图的描记和分析

【实验目的】

学习人体体表心电图的描记和测量方法,掌握正常人体体表心电图各波形及其生理意义。

【实验原理】

在健康人体心脏,窦房结发出的兴奋按一定途径依次引起整个心脏的兴奋。因此,在一个心动周期中,心脏各部分兴奋过程中的电位变化及其时间顺序、方向和途径等,都有一定的规律。心肌兴奋期间,兴奋部位去极化时使心肌表面呈负电性,而与之相对的静息部位呈正电性;复极时则相反。因此,形成无数电偶并由此在兴奋过程任一瞬间都可产生相应的具有方向和量的综合电场力,即心电向量。由于一个心动周期中心脏内兴奋传导方向随时间不断改变,心电向量也按照一定的时间顺序发生周期性变化。这种周期性心电向量变化通过人体容积导体,可以被传导到体表各部分,使体表一定部位亦随心动周期出现规律性电位变化。将测量电极置于人体表面某些特定部位所引导记录出来的心脏生物电变化曲线称为人体体表心电图（electrocardiogram，ECG）。

【实验对象】

健康成年志愿者。

【实验材料】

心电图机或 BL-420 生物机能实验系统，检查床，导电液，分规。

【实验方法和步骤】

1. 将心电图机接好地线、电源线和导联线，打开电源开关，预热 3~5min。

2. 受试者仰卧于检查床上，全身肌肉放松，裸露腕部与踝部，在两前臂屈侧腕关节上方和内踝上方安放肢体导联电极。肢体导联线的连接方法是：红色接右手，黄色接左手，绿色接左足，黑色为地线，接右足，白色为胸导联线。单极胸导联电极分别安放在胸骨右缘第 4 肋间（V_1），胸骨左缘第 4 肋间（V_2），左侧锁骨中线第 5 肋间（V_4），左侧腋前线第 5 肋间（V_5），左侧腋中线第 5 肋间（V_6），V_3 位于 V_2 与 V_4 连线的中点。胸部电极的安放位置如图 11-3-1。在安放导联电极前，应先用乙醇棉球擦净局部皮肤，涂少量导电液，并且让电极与皮肤紧密接触，以减小皮肤电阻，防止干扰和基线漂移。

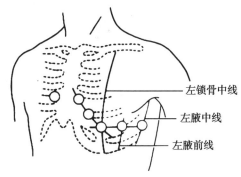

左锁骨中线
左腋中线
左腋前线

图 11-3-1　胸部电极的安放位置

3. 记录心电图

（1）走纸并按动"校正"键，调整放大器增益，使放大器输入 1mV 标准电压时描笔振幅恰好为 10mm。

（2）旋动导联选择旋钮，依次记录标准导联 Ⅰ、Ⅱ、Ⅲ；单极加压肢体导联 aVR、aVL、aVF；单极胸导联 V_1~V_6 的心电图。

4. 心电图的分析

（1）取下心电图纸，辨认 P 波、QRS 波群、T 波、P-R 间期、S-T 段和 Q-T 间期。标准 Ⅱ 导联记录的正常心电图如图 11-3-2 所示。

（2）心电图波幅与时间的测量：常规心电图记录纸上横坐标表示时间，每一小格代表 0.04s；纵坐标表示电压，每小格代表 0.1mV。用分规量取心电图各波的幅值和各间期时间。测量波的幅值时，正向波由基线上缘垂直量至波顶，负向波由基线下缘垂直至波底。测定两个波间期时间时，应从第一波起始部内缘量至另一波内缘，并且正向波量基线下缘，负向波量基线上缘。

（3）心率的测定：测量 5 个以上 R-R 间隔时间，求其平均值，就是每个心动周期的时程，按下面公式求心率：心率 =60/（R-R 间期）（次 /min）。

（4）心律的分析：心律分析包括主导节律的判定，心律是否规则整齐和有无异位节律。窦性节律的心电图表现是 P 波在 Ⅱ 导联中直立，在 aVR 导联中倒置，P-R 间期大于 0.12s。

（5）P-R 间期和 Q-T 间期的测量：P-R 间期是指从 P 波起始点至 QRS 波群起始点之间的时间，主要反映房室传导时间。测量时应选择 P 波宽大显著，而且有明显 Q 波的导联。正常成年人 P-R 间期为 0.12~0.20s。Q-T 间期是指从 QRS 波群起始点至 T 波终点之间的时间，代表从心室开始兴奋除极到完全复极所需时间。测量时应选择一个 T 波较高，而且 QRS 波群起始点较明确的导联。Q-T 间期的值与心率关系密切。

【注意事项】

1. 受试者应当静卧，全身肌肉放松。

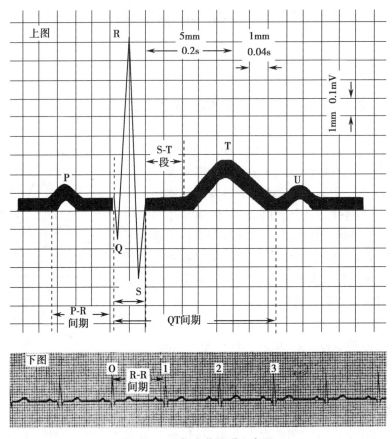

图 11-3-2　标准 Ⅱ 导联心电图

上图:正常心电图模拟图　下图:连续记录的波形

2. 心电图机应良好接地。

3. 测量电极与皮肤接触要紧密。

4. 变换导联时,应先将输入开关关上,再旋动导联选择旋钮。

【讨论题】

1. 正常人体心电图主要包括哪几个波和间期,各有何生理意义?

2. 为什么不同导联引导出来的心电图形有所不同?

3. 心电图与心肌细胞动作电位有何区别与联系?

二、心脏泵血功能的观察

【实验目的】

通过虚实联动实验方法,观察运动对心脏泵血功能影响,了解心脏泵血机制和泵血功能的常用评价指标。

【实验原理】

泵血是心脏的主要功能。衡量心脏泵血功能的常用指标有心室舒张末期容积(end-diastolic volume,EDV)、收缩末期容积(end-systolic volume,ESV)、每搏输出量(stroke volume,SV)、射血分数(ejection fraction,EF)、心输出量(cardiac output,CO)、心脏指数(cardiac index,CI)、每搏功(stroke work,SW)、动脉血压等。心脏一次收缩和舒张构成的一个机械活动周期构成了心动周期。在心动周期各时相中,左心室压力与容积、左心房压力和主动脉压力共同描绘了心脏泵血的机制过程。运动时,机体需氧量增加,心脏泵血功能增强,增加供血供氧,以适应内外环境的变化。

【实验对象】

健康成年志愿者

【实验材料】

1. 试剂　75%乙醇、生理盐水或导电膏。

2. 器材　BL-420生物机能实验系统、无线信号接收器、无线信号采集器、心电引导电极、连续血压仪、功率单车。

【实验方法和步骤】

1. 实验准备　受试者在生物机能实验系统的AI摄像头前采集身高、体重、年龄、性别等基础数据,构建个性化虚拟人(图11-3-3)。

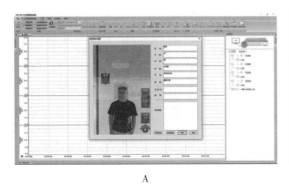 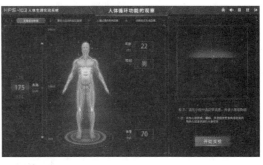

A　　　　　　　　　　　　　　　　　　　　B

图11-3-3　构建个性化虚拟人示意图

A. 采集个人信息;B. 生成个性化虚拟人。

测试者连接无线信号接收器,启动无线信号采集器,并将心电引导电极连上贴片电极,接入至无线信号采集器的CH1通道。用75%乙醇擦拭受试者胸部皮肤部位,将电极片粘贴在胸部相应的皮肤位置(白色-右上,红色-左下,黑色-右下,见文末彩图11-3-4)。之后将其左手示指(或中指)中节放于指套中(指套内侧辅助线对准指腹中线),固定指套,将连续血压仪主机绑定于左手手腕部位背侧。

2. 观察项目　受试者安静端坐于功率单车上,单击"虚实联动"按钮,将受试者的心电、血压数据与虚拟人模型实时对接(图11-3-5)。

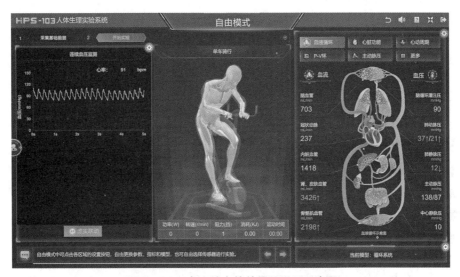

图11-3-5　虚实结合软件界面展示示意图

　　实验过程中,分别记录受试者在安静和骑行两种状态下各项生理指标。骑行状态时将功率单车的阻力挡位调定为中等强度(男 5 挡,女 4 挡),受试者以 60r/min 匀速骑行并维持 5min 以上。表 11-3-1 中记录实验结果。

表 11-3-1　心脏泵血功能的观察

受试者姓名:　　　　性别:　　　　年龄(岁):　　　　身高(cm):　　　　体重(kg):

心脏泵血功能观察			
类别	生理指标	安静端坐	骑行状态
心动周期	心室射血时长 /s		
	心室充盈时长 /s		
心脏功能	舒张末期容积(EDV)/mL		
	收缩末期容积(ESV)/mL		
	每搏输出量(SV)/mL		
	射血分数(EF)/%		
	心率(HR)/(次·min^{-1})		
	心输出量(CO)/(L·min^{-1})		
	心脏指数(CI)/[L·(min^{-1}·m^{-2})]		
	每搏功(SW)/J		
主动脉压	收缩压(SBP)/mmHg		
	舒张压(DBP)/mmHg		
	平均动脉压(MAP)/mmHg		

【注意事项】

　　1. 有心脏疾患和呼吸系统病变的志愿者不能参与该实验。实验过程中,受试者若出现不适,须及时终止实验。

　　2. 功率单车阻力挡位应选择在受试者能耐受的范围内。

　　3. 实验数据统计时男女分组。

【讨论题】

　　1. 为什么骑行状态时功率单车应尽量以恒定的速度维持一段时间?

　　2. 心率对心室射血和心室充盈有何影响?

　　3. 循环系统平均充盈压受哪些因素的影响,如何在实验中进行证明?

　　4. 失血性休克患者中,机体将如何调控以代偿失血造成的血压降低?

三、运动对机体血压的影响

【实验目的】

　　观察运动时血压、心率变化的特点,学习间接测定人体动脉血压的原理和方法。

【实验原理】

　　人体动脉血压随人体功能状态不同而发生变化,运动可引起血压发生改变。临床上动脉血压大小常用肱动脉血压值来代表。肱动脉血压常采用 Korotkoff 音法测量,其原理是:血液在血管内以层流形式流动时没有声音。当通过袖带在动脉外施加压力时,血流经过血管狭窄处形成湍流,撞击血管壁,发出 Korotkoff 音。当袖带的压力完全阻断肱动脉内的血流时,听不到声音也触不到该侧桡动脉脉搏。当袖带压力比肱动脉的收缩压稍低的瞬间,血液在动脉压作用下突破被压迫的血管段,形成湍流撞击血管壁,即发出 Korotkoff 音。第一次声响相应的压力读数即为收缩压(systolic pressure),同时可触及桡动脉脉搏。当袖带内的压力降至等于或稍低于舒张压时,血管内的血流完全通畅,恢复为层流,Korotkoff 音突然消失或突然变调,此时压力读数即为舒张压(diastolic pressure)。血压常以收缩压 / 舒张压的形式记录,例如 120/80mmHg(16/10.6kPa),即表示收缩压为 120mmHg(16kPa),舒张压为 80mmHg(10.6kPa)。

【实验对象】

健康成年志愿者

【实验材料】

听诊器、血压计、BL-420N 生物机能实验系统、血压换能器、心音换能器。

【实验方法和步骤】

1. 测量安静状态下的动脉血压

(1)水银检压计测压法:受试者安静端坐 5min,脱去右侧衣袖。前臂自然平放于桌上,手掌心向上。上臂中段与心脏位置等高,血压计水银槽也与心脏在同一水平上。检测者松开血压计橡皮球上的螺旋阀,将袖带内空气排尽,然后将螺旋阀拧紧,打开水银槽开关。将袖带缠绕上臂固定好。注意袖带下缘距离肘窝横纹上方 2~3cm,袖带松紧度以能插入 1~2 根手指为宜。于肘窝处靠近内侧触及动脉脉搏,将听诊器胸件置于肱动脉搏动最强处。检测者一手轻压听诊器胸件,一手紧握橡皮球向袖带内充气使水银柱上升到听不到动脉脉搏音时,再继续充气使压力继续上升 20~30mmHg。然后打开气阀缓慢放气,以降低袖带内压,两眼平视水银柱,在水银柱缓慢下降的同时仔细听诊。记录出现第一次声响和声响突然减弱或消失时水银柱所对应的压力值。

(2)电子 Korotkoff 音测压法:打开人体生理实验系统,分别将血压换能器和心音换能器连接在不同通道。受试者准备同上。将血压换能器的袖带缠绕在上臂,要求同上。将心音换能器感应头放在肱动脉搏动的部位上面。启动记录相应通道的血压信号波形和脉搏跳动的声波信号波形。确定放气阀已拧紧后,边充气边观察波形,直到肱动脉被阻断,二通道波形呈一条直线。缓慢旋开放气阀放气,保持压力下降速度在 2~3mmHg/s。当压力下降至 50mmHg,完全打开放气阀,放出全部气体直至压力回零。压力下降过程中,第一个出现的 Korotkoff 音信号对应的压力即为收缩压。波形消失或骤减的信号对应压力为舒张压(图 11-3-6)。

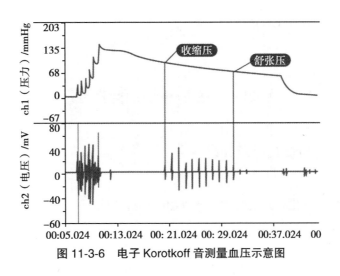

图 11-3-6　电子 Korotkoff 音测量血压示意图

2. 观察项目

（1）嘱受试者上臂上举和下垂,分别观察其在心脏水平以上或以下时血压数值有何改变。

（2）观察同一受试者两上臂血压是否相同。

（3）分别观察采取坐立位、仰卧位、站立位和下蹲位等不同体位各 2min 的血压值。

（4）分别观察平静呼吸、深吸气、尽力尽快呼吸时的血压值。

（5）嘱受试者做快速下蹲运动 1min,速度可控制在男性 40 次 /min,女性 30 次 /min。测定运动前、运动后即刻、5min 及 10min 后的血压值（表 11-3-2）。

表 11-3-2　运动对人体血压的影响

项目	运动前	运动后 0min	运动后 5min	运动后 10min
收缩压 /mmHg				
舒张压 /mmHg				

【注意事项】

1. 室内保持安静,以利于听诊。

2. 听诊器的胸件不可塞在袖带下。

3. 袖带放气速度要缓慢,保持匀速。

4. 每位受试者需连续测量血压 3 次,每次间隔 2min。重复测定动脉血压每次需排尽袖带内的空气,使血压计降到零位。

5. 血压计用完后,应将袖带内气体排尽,卷好,放置在盒内。将血压计向右略倾斜,使水银退回储槽内,然后关闭,防止水银外漏。

6. 为方便测量,可利用无线人体生理信号采集系统进行项目观察。

【讨论题】

1. 为什么听诊器的胸件不可塞在袖带下？

2. 为什么测量血压时水银槽应与心脏在同一水平？

3. 为什么左侧与右侧上肢所测量的血压值不同？

4. 测量血压时,受试者将手臂上举或垂下,血压是否有变化？请分析原因。

5. 为什么平躺后对血压有较大的影响？

6. 电子血压计测量血压的方法与 Korotkoff 音有何不同？请从准确性、重复性、可操作性等多方面比较电子血压计与传统血压计的优缺点。

（王海英）

实验四　感觉器官机能学实验

一、视觉调节反射和瞳孔对光反射

【实验目的】

学习视觉调节反射和瞳孔对光反射的原理,掌握其检查方法。

【实验原理】

当眼视近物时,为使物体仍然能够清晰地成像在视网膜上,视觉系统将进行一系列调节。人的视觉调节包括以下 3 方面:①晶状体变凸,增加眼折光系统的折光能力,使视网膜成像清晰（眼折光调节反射);②瞳孔缩小,减小球面像差与色像差,增强视觉的准确度[(瞳孔近反射或瞳孔调节反射(pupillary accommodation reflex)];③双眼球会聚,使视网膜成像对称[辐辏反射(convergence reflex)]。其中晶状体变凸是视近物时视觉调节的主要因素。

随着照射到视网膜的光线强度变化,反射性地引起瞳孔大小的变化,以控制射入眼内的光线量。当光线强时,瞳孔缩小;光线弱时,瞳孔扩大。这个反射称为瞳孔对光反射(pupillary light reflex)。

【实验对象】

健康成年志愿者。

【实验材料】

蜡烛,火柴,手电筒。

【实验方法和步骤】

1. 视觉调节反射

(1)晶状体调节:实验在暗室里进行,受试者眼前30cm左右偏颞侧45°处放一烛光,让受试者注视眼前150cm以外的物体,检查者从烛光另一侧以同样角度进行观察,此时可看到受试者眼球内的3个烛像(图11-4-1A)。其中,最亮的中等大小的正像(①),是光线在角膜表面反射形成的;较暗的最大的一个正像(②),是光线在晶状体的前表面反射形成的;最小的一个倒像(③),是光线在晶状体的后表面反射形成的。看清3个烛像后,记录各像的位置和大小。再让受试者迅速注视眼前15cm处的物体(如检查者的手指),这时可观察到①像无变化,③像变化不明显,而②像变小且向①像靠近(图11-4-1B),这是晶状体前表面曲度增加的结果。用这样的方法,可以间接观察到晶状体曲度的改变。

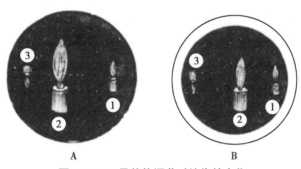

图 11-4-1　晶状体调节时烛像的变化

(2)瞳孔近反射和辐辏反射:令受试者注视正前方远处的物体,观察其瞳孔的大小。然后将物体由远处向受试者眼前移动(受试者的眼睛要紧紧盯住物体),在此过程中观察受试者瞳孔大小的变化和两眼瞳孔间距离的变化。

2. 瞳孔对光反射　在光线较暗处(或暗室里),用手电筒直接照射受试者的双眼,观察双眼瞳孔的变化。在鼻梁上用折光板或用手隔离照射眼球的光线,再用手电筒照射一眼,观察另一眼瞳孔的变化。检查时,受试者两眼须直视前方远处,不可注视灯光。

【讨论题】

1. 分析视远物时3个烛像的形成及视近物时烛像变化的原理。

2. 瞳孔对光反射有哪些特点?

二、视敏度测定与色盲检查

【实验目的】

学习视敏度和色盲的概念,了解其测定原理,学会测定视力和色盲检查的方法。

【实验原理】

视敏度(visual acuity)又称视力,即眼对物体细小结构的分辨能力,表现为辨别注视目标的能力。要感觉到注视目标的两点是否分开存在,视网膜上被两点刺激的锥体细胞之间至少要夹一个不受刺激的视锥体细胞。人们能辨别出两点间最小距离时的视角(visual angle)(即两点发出的光线在眼球内节点处相交叉所构成的夹角)称为1分角。当视角为1分角时的视力为正常视力。

视力表(visual acuity chart)就是根据视角的原理制成的,用来检查眼可辨别的最小视角(图11-4-2)。国内常用的国际标准视力表由12行"E"字构成。当受试者距视力表5m处观看第10行时,"E"字的每一缺口发出的光线恰在眼球内形成1分角。因此,凡在距5m处能辨认第10行"E"字缺口方向者,即为正常视力1.0(5.0)。

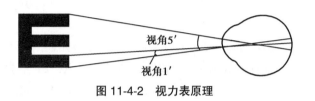

视角5′

视角1′

图11-4-2　视力表原理

根据公式:

$$\frac{受试者视力}{正常视力} = \frac{受试者辨认某字的最近距离}{正常视力辨认某字的最近距离}$$

视力表每行"E"字左侧数字即按上述公式推算求得。如在5m处只能辨认第一行最大"E"字,则视力为0.1。本实验目的旨在学习视力测定的原理和方法。

色盲是由于视锥细胞中感光色素异常或不全而出现的色觉紊乱。正常人具有三色视(含3种感光色素)。若有一种原色素缺乏,则仅有二色视,根据缺乏的色素种类分为红色盲、绿色盲及蓝色盲;若缺乏二种色素,则成为一色视,也称全色盲或全色弱,罕见。

色盲检查图谱是根据假同色原理设计的检查方法,由色调鲜明度相同而颜色不同的图点组成。图点排列的方式是用同一种颜色的圆点组成数字或图案,底面则用另种颜色的圆点。这样构成的图,正常人易识别,而色盲者不能认出。

【实验对象】

健康成年志愿者。

【实验材料】

视力表(远视力表),遮眼板,指示杆,米尺,色盲检查图谱。

【实验方法和步骤】

1. 视敏度测定

(1)视力表悬挂处应光线充足,必要时可用人工照明。受试者距视力表5m,视力表第10行应与眼同高。

(2)用遮眼板遮住一眼,按自上而下的顺序辨认表上的"E",直到不能辨认的一行为止。其前一行代表受试者视力。如第一行也不能辨认者,则嘱受试者向视力表方向逐渐移近,直至能辨认为止,记录此时受试者距视力表的距离,按上述公式推算出视力。

(3)如上法测得另一眼视力。

(4)给受试者戴一凸透镜,用同样方法分别测定两眼的视力。观察其视力是否较前差。令受试者向前走,看走到何处才能看清戴镜前所能看清的最小"E"。考虑一下为什么。

2. 色盲检查

（1）色盲检查图谱放在光线充足处。受试者距检查图 60~80cm，每个画面的辨认时间为 5s，最长不超过 10s。

（2）受试者遮蔽一眼，先查一眼的色觉。检查者依次打开色盲检查图谱，让受试者读出图上的数字、形状或线条，注意受试者回答是否正确。如发生错误，则根据色盲检查图谱中的说明，查出受试者属哪一类色盲。

（3）按上述方法再查另一眼色觉，并记录结果。

【注意事项】

1. 将视力检查表挂在光线充足且均匀的墙壁上，光线应由被测者的后方向前投射。

2. 测定过程中，必须避免由侧方射来的较强光线的干扰。

3. 两眼视力需分别测定。用遮光板先将一眼遮住（不可用手遮）。

【讨论题】

1. 为什么视力表可以检查视敏度？

2. 试述检测色盲的意义。

三、视野测定

【实验目的】

学习利用视野计测定视野的方法，测定正常人的白、红、黄、绿各色视野。

【实验原理】

用单眼固定注视前方一点时，该眼所能看到的空间范围，称为视野（visual field）。视野的最大界限应以它和视轴形成的夹角大小来表示。每个人的视野不同，同一个人的左眼视野和右眼视野也有差别，同一眼的白色视野和各色视野大小都不同。在同一光照条件下，白色视野最大，其次为黄蓝色、红色，绿色最小。视野的大小与各类感光细胞在视网膜中的分布范围及面部的结构有关，正常人鼻侧、上侧视野较窄小，颞侧与下侧视野较宽阔。

测定视野需使用视野计，所测的视野用视野图纸记录后即得到视野图。测定视野可了解视网膜、视觉传导路和视觉中枢的功能。

【实验对象】

健康成年志愿者。

【实验材料】

视野计，各色（白、红、黄、绿）视标，视野图纸，彩色铅笔。

【实验方法和步骤】

1. 熟悉视野计的构造和使用方法　视野计（图 11-4-3）是一个安装在支架上的半圆形金属弧，其中心固定可做 360°旋转，在弧上标有角度（即半圆弧上各点与圆心连线同半圆弧中心点与圆心连线之间的夹角），半圆弧中心的后部有标志半圆弧旋转角度的指针和分度盘，在半圆弧的圆心处有一固定眼位置的眼眶托。测定时将视野计放在光线充足的桌台上，受试者的下颌搁在托颌架上，眼眶下缘靠在眼眶托上，调节高低，使眼的位置处于圆心，并与弧架的中心点位于同一水平面上。单眼凝视弧中心的小镜，另一眼遮住，光线从受试者后上方均匀射到视野计。

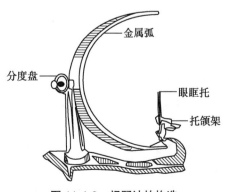

图 11-4-3　视野计的构造

2. 转动半圆弧架呈水平位,主试者从0°一边的周边向中央慢慢移动弧架上的白色视标,当移至受试者刚刚能看到视标时,记下视标所处度数;再将视标移回一些,然后再向前移,重复一次,求平均值,将测定结果标在视野图纸的相应经纬度上。依同样方法,测出180°边的视野值,并画在视野测定图上(图11-4-4)。

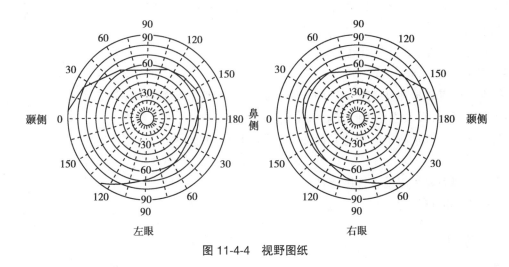

图 11-4-4 视野图纸

3. 依次转动半圆弧架,每转动45°重复上项操作,共操作4次,在视野测定图上得出8个点,将8个点依次连接起来,即成白色视野范围。

4. 依同样方法测定红、黄、绿色的视野,用相应颜色的彩笔画在同一视野测定图上。

5. 用同一方法测定另一眼的视野。

【注意事项】

1. 熟悉视野计的构造和使用,学会测定视野的方法。

2. 检查时一般不戴眼镜,否则会因镜框的遮挡而影响视野。

3. 测定时头位要正,且被测者眼睛始终凝视弧中心的小镜,否则不能准确测定。

4. 测定一种颜色的视野后,应休息5min后再继续测另一颜色的视野,以免因视觉疲劳造成误差。

【讨论题】

1. 视交叉病变时,患者视野将出现何种改变? 为什么?

2. 夜盲症患者的视野将会出现何种变化? 为什么?

四、声音的传导途径

【实验目的】

掌握声音的传导途径,比较气传导和骨传导的异同点。了解临床上鉴别传导性耳聋(传音性耳聋)与感觉神经性耳聋(感音性耳聋)的试验方法和原理。

【实验原理】

外界声波传入内耳有两种途径:一是声波经外耳、鼓膜和听骨链传至内耳,这是声音传导的主要途径,称为气传导(气导)(air conduction);另外,声波也可经颅骨、耳蜗骨壁传入内耳,称为骨传导(骨导)(bone conduction)。正常人气导的功效远大于骨导。临床上,若气导时间大(长)于骨导时间,称之为林纳(Rinne)试验阳性;反之,若气导时间缩短而小于骨导时间,则称为林纳试验阴性。用来比较两耳骨传导的试验叫韦伯(Weber)试验。当耳的传导功能异常时,气导和骨导的正常关系受到破坏。根据以上两种试验可鉴别传导性耳聋(由传导装置障碍所致的耳聋)和感觉神经性耳聋(由感音装置障碍引起的耳聋)。见表 11-4-1。

表 11-4-1　听力试验结果

	正常人	传导性耳聋	感觉神经性耳聋
林纳试验	(+)	(−)	(+)
	气导＞骨导	骨导＞气导	气导＞骨导(但均减弱)
韦伯试验	两耳相等	偏向患侧	偏向健侧

【实验对象】

健康成年志愿者。

【实验材料】

音叉(频率为 256Hz 或 512Hz),棉球,胶管。

【实验方法和步骤】

1. 林纳试验——比较同侧耳的气导和骨导

(1) 室内保持肃静,受试者闭目静坐。检查者轻轻敲响音叉使其振动后,立即将音叉柄置于受试者一侧颞骨乳突部。此时,受试者可听到音叉响声,随后声音逐渐减弱。

(2) 当受试者刚刚听不到声音时,立即将音叉移到其外耳道口,则受试者又可重新听到响声。反之,先置音叉于外耳道口处,当听不到声音时再将音叉移至乳突部,受试者仍听不到声音。这说明正常人气导时间比骨导时间长,即林纳试验阳性(+)。

(3) 用棉球塞住该侧耳孔(模拟气导障碍),重复上述实验步骤,则气导时间缩短,等于或小于骨导时间,即林纳试验阴性(−)。

2. 韦伯试验——比较两耳骨传导

(1) 将振动的音叉柄置于受试者前额正中发际处,令其比较两耳听到的声音强弱,正常人两耳声音强弱相同。

(2) 用棉球塞住受试者一侧耳孔,重复上述步骤,此时受试者听到的声音强度偏向哪侧?

(3) 取出棉球,将胶管一侧塞入耳孔,管的另一端塞入另一人的耳孔,然后将发音的音叉置于受试者的同侧乳突上,另一人可通过胶管听到响声,这种现象可说明什么问题?

【注意事项】

1. 掌握林纳试验和韦伯试验的方法。

2. 敲响音叉时严禁在硬物上敲击,以防损坏音叉。

3. 要使音叉振动方向正对外耳道口,不能触及耳郭及头发。

4. 室内保持安静,尽量减少外界干扰。

【讨论题】

1. 气导与骨导有何区别?

2. 传导性耳聋和感觉神经性耳聋的发生与表现有何不同?

3. 用林纳试验和韦伯试验怎样鉴别两种耳聋?

(朱苏红　林　娜)

第十二章

疾病动物模型复制及实验观察

实验一 水 肿

一、家兔淤血性水肿

【实验目的】

观察静脉淤血和淋巴回流障碍在淤血性水肿发生中的作用。

【实验原理】

静脉淤血可使毛细血管静水压（capillary hydrostatic pressure）增大，有效滤过压（effective filtration pressure）随之增大，从而使组织液生成增多而回流减少。此时淋巴回流（lymphatic return）出现代偿性增加，当淤血严重，组织液生成增多超过了淋巴回流的代偿限度时，就会发生水肿。本实验通过单独结扎股静脉和结扎股静脉加阻断淋巴回流的方法，观察静脉淤血在水肿发生中的作用及淋巴在淤血性水肿（stagnation edema）中的代偿作用。

【实验对象】

家兔

【实验材料】

1. 药品 1%普鲁卡因（procaine），生理盐水。

2. 器材 兔固定台，急性实验手术器械一套，缝合针、缝合线、粗棉线、直尺。

【实验方法和步骤】

1. 取健康家兔一只，仰卧位固定于手术台上，分别用粗线测量双后肢腿围，再用直尺核对后记录。

2. 剪去一侧腹股沟区的被毛，用1%普鲁卡因进行局部麻醉。用手指触摸股动脉搏动，确定股部血管走行的位置，沿血管走行方向作一稍微偏向外侧的纵切口，切开皮肤，分离筋膜，在内外侧肌肉群之间找到股静脉，分离并用细线结扎后缝合皮肤。

3. 同时在另一侧后肢的根部用粗线结扎牢固（紧度要求动脉血仍能通过，而静脉、淋巴回流受阻）。

4. 1h后，观察双后肢外部表现，并分别测量腿围（部位同前），直尺核对后记录。

【注意事项】

1. 为保证前后测量腿围是在同一位置以减少实验误差，可选择一骨性标志帮助定位，例如股骨粗隆；同时一侧的腿围应由一个同学测量，以保证松紧度一致。

2. 两侧的结扎应在后肢的同一高度。

3. 仔细区分股动脉和股静脉，勿将动脉当成静脉结扎或二者一起结扎。

【讨论题】

1. 结扎前后腿围有何不同？各是如何发生的？

2. 哪侧腿围增粗明显？为什么？

二、小鼠氯气中毒性肺水肿

【实验目的】

1. 学习复制小鼠中毒性肺水肿模型。

2. 观察中毒性肺水肿时动物的呼吸机能和肺的形态变化。

3. 了解氯气中毒性肺水肿的发生机制。

【实验原理】

本实验通过给小鼠吸入氯气造成中毒性肺水肿（toxic pulmonary edema）。氯气可直接破坏肺泡 - 毛细血管膜（alveolar capillary membrane），导致其通透性（permeability）增大，影响了血管内外液体交换的平衡而引起肺水肿发生。

【实验对象】

小鼠

【实验材料】

1. 试剂　重铬酸钾、浓盐酸。

2. 器材　氯气发生装置（图 12-1-1），水浴锅，天平，小剪刀，镊子，吸水纸，吸球，移液器。

【实验方法和步骤】

1. 取小鼠一只，称体重，观察呼吸频率、深度和一般机能状态。

2. 向氯气发生装置的一广口瓶内加入 5mL 浓盐酸和 2g 重铬酸钾，盖紧瓶塞。

3. 将小鼠放入氯气发生装置的另一广口瓶内，塞紧瓶塞。如反应不明显，可将气体发生装置放入水浴锅中加热，促进气体产生。

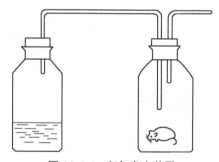

图 12-1-1　氯气发生装置

$$K_2Cr_2O_7+14HCl \rightarrow 3Cl_2\uparrow +2CrCl_3+7H_2O+2KCl$$

4. 仔细观察氯气中毒时小鼠呼吸频率、深度和一般机能状态的改变。

5. 待小鼠死后，剪开颈部皮肤，在甲状软骨下轻轻分离气管，靠气管下段结扎，在结扎处上端剪断气管，剖开胸腔，小心分离周围组织（避免损伤肺组织），将肺全部取出。

6. 用吸水纸擦净肺表面液体，称取肺重，并计算肺系数。然后观察肺的大体形态，并切开肺观察切面改变，注意有无泡沫液体流出。

7. 取另一只小鼠，称重，用颈椎脱臼法处死，同法取肺，计算肺系数并观察肺的大体形态、切面改变，并与中毒小鼠比较。

$$肺系数 = \frac{肺重量（g）}{体重（g）}$$

【注意事项】

1. 实验过程中注意保持室内良好通风，取中毒死亡的小鼠时应在靠窗处或室外。

2. 分离取肺时勿损伤和挤压肺组织，以防止水肿液流出。

【讨论题】

1. 氯气中毒小鼠与正常小鼠的肺系数哪个大？说明什么？
2. 分析氯气中毒性肺水肿的发生机制。

（孙　芳　巴再华）

实验二　高钾血症及其抢救

一、家兔高钾血症及其抢救

【实验目的】

1. 掌握家兔高钾血症模型的复制方法。
2. 观察高钾血症时心电图的变化，掌握高钾对心脏的毒性作用。
3. 了解高钾血症的紧急处理原则。

【实验原理】

高钾血症（hyperkalemia）主要表现为对心肌的毒性作用，引起心肌兴奋性、传导性、自律性及收缩性的改变，出现多种心律失常，心电图（ECG）可相应出现规律性变化，严重的高钾血症可引起心室颤动（ventricular fibrillation）和心搏骤停（sudden cardiac arrest）。本实验采用静脉缓慢推注氯化钾的方法造成高钾血症，通过观察心电图变化，了解高钾血症对心脏的毒害作用。钙剂能拮抗高钾对心肌的毒性作用，严重高钾血症可用氯化钙溶液抢救。

【实验对象】

家兔

【实验材料】

1. 药品　20% 乌拉坦溶液，5% 及 10% 氯化钾生理盐水溶液，肝素生理盐水溶液，10% 氯化钙溶液，10% 葡萄糖酸钙溶液。
2. 器材　兔手术台及兔头固定器，婴儿秤，BL-420 生物机能实验系统，752 紫外光栅分光光度计，手术器械一套，5mL 注射器，小儿头皮针。

【实验方法和步骤】

1. 取健康家兔一只，称重，用 20% 乌拉坦溶液 5mL/kg 耳缘静脉注射麻醉，仰卧位固定在兔台上。
2. 剪去颈部被毛，沿正中线切开皮肤，钝性分离气管，作一倒"T"形切口，插入气管插管以利通气；分离一侧颈总动脉，插入动脉套管，以备取血之用。
3. 将针形电极分别刺入四肢踝部皮下，导联线连接方法：右前肢 - 红色，左前肢 - 黄色，左后肢 - 绿色，右后肢 - 黑色加白色。
4. 打开计算机，启动 BL-420 生物机能实验系统，在实验项目中选择循环实验的"全导联心电"，描记正常心电图波形。
5. 颈总动脉取血 1mL，离心取血浆，测定血浆钾浓度。
6. 将充有肝素生理盐水的小儿头皮针沿耳尖部的耳缘静脉走行刺入，见到回血后推注少量液体，用胶布固定针头，缓慢推注 5% 氯化钾溶液 1mL/kg，观察心电图波形。如无改变，继续间歇推注 5% 氯化钾溶液，每次 2mL。输入氯化钾溶液过程中，仔细观察心电图波形的变化规律。出现 P 波低平增宽、QRS 波群压低变宽和 T 波高尖时，记录心电图。
7. 出现异常波形后，颈总动脉取血 1mL，离心取血浆，测定血浆钾浓度。
8. 然后每隔 5min 推入 5% 氯化钾溶液 1 次，每次 2mL，继续观察记录心电图改变，并注意观察心率的变化。

9. 3 次以后,以同样方法推注 10% 氯化钾并观察记录心电图改变,并复测血浆钾浓度。

10. 当家兔出现心室扑动或颤动波形后立即停止输入氯化钾溶液,并迅速输入已准备好的抢救药物(10% 氯化钙溶液或 10% 葡萄糖酸钙溶液 2mL/kg),如果 10s 内无法输入抢救药物,则治疗效果不佳。

待心室扑动或颤动波形消失、心电图基本恢复正常时,再次抽取动脉血 1mL,测定治疗后家兔血浆钾离子浓度。

11. 先快速打开胸腔,再注入致死量的 10% 氯化钾溶液(8mL/kg),观察心肌纤颤及心脏停搏时的状态。

【注意事项】

1. 麻醉深浅要适度,过深易抑制呼吸,过浅家兔术中会挣扎,影响心电图描记。

2. 连接小儿头皮针硅胶管的注射器以塑料型的为宜,因其拉栓较紧,能有效防止回血所造成的导管内凝血。

3. 血液凝固后应立即分离血清,否则动脉血标本溶血会使血钾值升高。

4. 耳缘静脉推注氯化钾溶液一定要缓慢,以防血钾急剧升高造成心搏骤停。

5. 动物对注入氯化钾的耐受性有个体差异。有的动物需注入较大量的氯化钾才出现异常心电图改变。

6. 为减少心电干扰波,实验开始前应接好计算机地线;针型电极刺入皮下部位要左右对称,防止刺入肌肉,以免受到肌电干扰;及时清除实验台上的液体,防止导线间短路,且勿放置其他导体。

【讨论题】

1. 高钾血症时心电图出现哪些异常变化?发生变化的机制是什么?

2. 输入致死量氯化钾溶液后,心脏停搏在舒张期还是收缩期?为什么?

3. 钙剂为什么能拮抗高钾对心肌的毒性作用?

二、豚鼠高钾血症

【实验目的】

1. 掌握豚鼠高钾血症模型的复制方法。

2. 观察高钾血症时豚鼠心电图变化的特点。

3. 了解血钾升高后的不同阶段,钾对心肌的毒性作用。

【实验原理】

高钾血症可引起心肌兴奋性(excitability)、传导性(conductivity)、自律性(autorhythmicity)及收缩性(contractility)的改变,导致多种心律失常,心电图出现相应的规律性变化,严重的高钾血症可引起心室颤动和心搏骤停。本实验采用腹腔注射氯化钾,使血钾浓度升高,通过观察心电图的变化,了解高钾血症对心脏的毒害作用。

【实验对象】

豚鼠

【实验材料】

1. 药品 20% 乌拉坦溶液,5% 及 10% 氯化钾生理盐水溶液。

2. 器材 BL-420 生物机能实验系统,针型电极,5mL 注射器。

【实验方法和步骤】

1. 将豚鼠称重后,用 20% 乌拉坦溶液 5mL/kg 腹腔注射麻醉,仰卧位固定在实验台上。

2. 将针型电极分别插入四肢踝部皮下,导线连接方法:右前肢-红色(负极),左后肢-蓝色(正极),右后肢-黑色(地线)。

3. 打开计算机,启动 BL-420 生物机能实验系统,描记正常心电图波形。

4. 自下腹部左或右侧腹腔注入氯化钾。首次选择 10% 氯化钾生理盐水溶液 3mL/kg 注入,以后每 5min 注射一次 5% 氯化钾生理盐水溶液 2mL/kg,共 3~5 次后改用 10% 氯化钾生理盐水溶液 3mL/kg,直至出现心室扑动或颤动波形。

【注意事项】

1. 注射部位选择下腹部左或右外侧,轮流交替注射,切莫选择下腹部正中部位注射,以免注入膀胱内。若 3 次注射氯化钾后,心电图变化仍不明显,应考虑是否将药液注入了膀胱,及时纠正注射部位。每次腹腔注射后,轻揉动物腹部数次,以使药液迅速吸收。

2. 为减少心电干扰波,实验开始前应接好计算机地线;针型电极刺入皮下部位,切勿刺入肌肉,以免受到肌电干扰;及时清除实验台上的液体,防止导线间短路,且勿放置其他导体。

3. 动物对注入氯化钾的耐受性有个体差异。有的动物需注入较大量的氯化钾才出现异常心电图改变。

【讨论题】

1. 高钾血症时心电图出现哪些异常变化?它们是怎样发生的?

2. 高钾血症的抢救治疗方案是什么?有何理论依据?

(胡力旬　巴再华)

实验三　家兔酸碱平衡紊乱

【实验目的】

1. 学习复制实验性酸碱平衡紊乱的动物模型。

2. 观察酸碱平衡紊乱时动物的血气指标及血压、呼吸的变化。

3. 探讨酸碱平衡紊乱的常见原因及机制。

【实验原理】

酸碱平衡紊乱(acid-base disturbance)的基本类型是代谢性酸中毒(metabolic acidosis)、代谢性碱中毒(metabolic alkalosis)、呼吸性酸中毒(respiratory acidosis)和呼吸性碱中毒(respiratory alkalosis)。代谢性酸、碱中毒是由原发性 HCO_3^- 减少或增多引起,呼吸性酸、碱中毒是由原发性 CO_2 增多或减少引起。本实验通过给动物过度通气造成 CO_2 呼出过多,复制呼吸性碱中毒;通过动物的不全窒息造成 CO_2 呼出减少,复制呼吸性酸中毒;通过给动物输注 $NaHCO_3$ 复制代谢性碱中毒;通过给动物输注 HCl 造成 HCO_3^- 消耗过多,复制代谢性酸中毒。

【实验对象】

家兔

【实验材料】

1. 药品　20% 乌拉坦溶液,4%$NaHCO_3$ 溶液,0.5mol/L HCl,生理盐水,0.3% 肝素生理盐水。

2. 器材　小型动物呼吸机,血气分析仪,BL-420 生物机能实验系统,压力换能器,张力换能器,兔固定台,婴儿秤,急性实验手术器械 1 套,温度计,输液装置 1 套,气管插管、动脉套针、静脉插管各 1 个,注射器 10mL 2 支、5mL 2 支,肝素化注射器(1mL)8 支。

【实验方法和步骤】

1. 取健康成年家兔一只,称重后,耳缘静脉注射 20% 乌拉坦溶液 5mL/kg 麻醉,仰卧位固定于兔台上,剪去颈部和一侧腹股沟区的被毛。

2. 在甲状软骨下颈部正中切开皮肤 6cm,分开皮下组织、肌肉,分离气管、左颈总动脉和一侧颈外静脉。

3. 耳缘静脉注射 0.3% 肝素生理盐水 2mL/kg。

4. 插入气管插管,连接呼吸机,调好呼吸机各项参数:呼吸频率(50±5)次 /min,潮气量(21±2)mL,吸呼时比 1.25:1。左颈总动脉插入动脉导管(管内充满 0.3% 肝素生理盐水),接压力换能器,与 BL-420 生物机能实验系统相连,记录血压。左颈外静脉插管,同输液装置相连,以 10 滴 /min 的速度输入生理盐水,保持静脉通畅,以备输液之用。

5. 在一侧腹股沟区沿股动脉走行方向作 4cm 长的皮肤切口,分离股动脉,插入动脉套针并固定牢靠。

6. 将连有丝线的挂钩挂于剑突下呼吸运动最明显处,把丝线系于张力换能器的簧片上,使呼吸运动时恰好能拉动簧片。张力换能器与 BL-420 生物机能实验系统相连,记录呼吸。

7. 打开计算机,启动 BL-420 生物机能实验系统,描记一段正常血压、呼吸曲线。

8. 用 1mL 肝素化注射器自股动脉抽血 0.5mL,立即将针头插入橡皮塞中以隔绝空气。用血气分析仪测定血液的 pH、$PaCO_2$、PaO_2、SB、BB、BE 等,作为实验前对照值。

9. 复制酸碱平衡紊乱的动物模型

(1)呼吸性碱中毒:将呼吸机呼吸频率调至 60~70 次 /min,进行过度通气(注意勿吹破肺脏)。注意观察呼吸、血压的变化。5min 后迅速自颈总动脉抽血 0.5mL,测定血气指标的变化。将呼吸机的呼吸频率调回基础参数。

(2)代谢性酸中毒:待兔恢复正常后(10~15min),再取颈总动脉血 0.5mL,测上述指标作为实验前对照。然后从颈外静脉缓慢注入 0.5mol/L 的 HCl 2mL/kg,注意观察呼吸、血压的变化,注射后 5min 以同样方法取血测血气。

(3)代谢性碱中毒:待兔恢复正常后(10~15min),复取颈总动脉血 0.5mL,并测血气作为实验前对照。然后从颈外静脉缓慢注入 4% $NaHCO_3$ 5mL/kg,观察呼吸、血压的变化,注射后 5min 内再取动脉血 0.5mL 测血气。

(4)呼吸性酸中毒:待兔恢复正常后(10~15min),同上法取动脉血 0.5mL,并测血气指标作为实验前对照。然后将兔气管插管的通气管用止血钳夹闭(开始时作不完全夹闭)1.5~2min,观察呼吸、血压变化,并迅速同上法取动脉血 0.5mL,测其血气指标的变化。

【注意事项】

1. 动物的营养状况要好。长期半饥饿状态引起的酮体增多可使血液 pH 下降。

2. 注射乌拉坦、HCl、$NaHCO_3$ 时速度要慢,以防家兔死亡。麻醉深度要控制好,动物卧倒不动、四肢肌肉松弛无力、角膜反射迟钝或消失、呼吸变深变慢即可。麻醉过深 pH 偏低,过浅则 pH 偏高。

3. 抽血时注射器与动脉套针要严密结合,以防空气进入,否则 pH 偏高。若有空气进入应立即排出,然后将针头插入橡皮塞内密封。

4. 所取血液标本应立即送检。否则应放入冰瓶内,并避免冰水进入标本,标本搁置时间不宜超过 1h。

5. 检测条件要严格控制,每次抽血时注射器内肝素的量、针头的型号,采血的量均应一致。

【讨论题】

1. 复制的 4 种单纯性酸碱平衡紊乱,血压、呼吸及血气指标各有什么变化? 变化的原因是什么?

2. 血气分析时,血液标本为何必须隔绝空气?

(胡力旬)

实验四　缺　氧

一、小鼠一氧化碳中毒性缺氧

【实验目的】

1. 学习复制 CO 中毒性缺氧的动物模型。

2. 观察 CO 中毒性缺氧对机体呼吸的影响和皮肤、黏膜特征性的变化及血液颜色变化。

【实验原理】

CO 与血红蛋白亲和力（affinity）是氧的 210 倍，动物吸入 CO 后，血红蛋白大部分与 CO 结合形成碳氧血红蛋白（HbCO）而失去携氧能力；同时 CO 还可使氧解离曲线（oxygen dissociation curve）左移，使与 Hb 结合的氧不易释放，导致机体缺氧（hypoxia）。

【实验对象】

小鼠

【实验材料】

1. 试剂　浓硫酸，甲酸，10% NaOH 溶液，蒸馏水。

2. 器材　一氧化碳发生装置一套，吸管 2 支，5mL 试管 2 支，试管架，滴管，酒精灯，剪刀，镊子。

【实验方法和步骤】

1. 取 2 支试管，各加入 3mL 蒸馏水，并分别加入 10%NaOH 溶液 2 滴备用。

2. 连接好一氧化碳发生装置（图 12-4-1）。

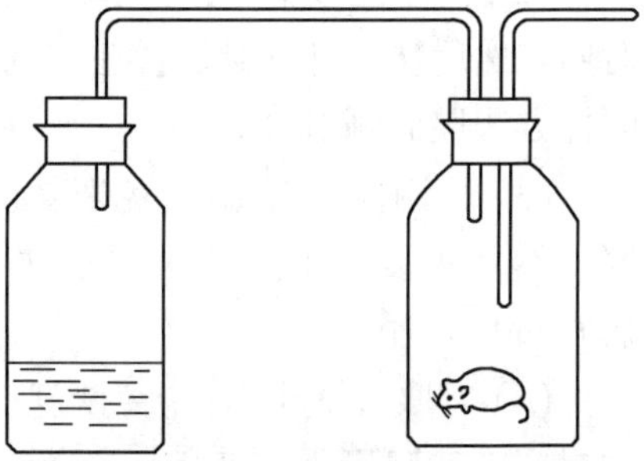

3. 取小鼠一只，观察其一般状况、呼吸频率和深度及唇、尾、耳、肢端的颜色。然后放入一氧化碳发生装置的广口瓶中。

4. 取浓硫酸 3mL 放于一氧化碳发生装置的反应瓶中，再加入甲酸 2mL，塞紧瓶塞。将反应瓶放入 70℃水浴中加热促进反应。

$$HCOOH \xrightarrow[\triangle]{浓硫酸} H_2O+CO\uparrow$$

图 12-4-1　一氧化碳发生装置

5. 仔细观察小鼠的机能及皮肤黏膜颜色的变化，每 2 分钟记录一次呼吸频率。

6. 待小鼠死亡后，停止通入 CO，并立即将小鼠取出，观察唇、尾、耳和肢端的颜色，迅速打开胸腔，刺破心脏，取血 2 滴，加入准备好的一支试管中，混匀，观察血液颜色并记录颜色变化时间，同时观察内脏（主要是肝）颜色的变化。

7. 另取一只正常小鼠，处死后，心脏取血 2 滴，加入准备好的另一支试管中，混匀，观察血液颜色并记录颜色变化时间。

8. 比较正常与一氧化碳中毒小鼠的皮肤、血液及内脏颜色的变化。

【注意事项】

1. 一氧化碳发生装置及广口瓶要密闭，防止一氧化碳泄漏。

2. 加热温度不要太高，以免一氧化碳产生过多过快，导致动物迅速死亡，影响实验结果。

3. 实验过程中要注意室内通风，防止一氧化碳中毒。

【讨论题】

1. 一氧化碳中毒小鼠皮肤黏膜及血液颜色与正常小鼠有何不同，其发生机制是什么？

2. 两支试管中血液颜色是否变化？如有变化,发生变化的时间是否相同,为什么？

二、不同因素对小鼠缺氧耐受性的影响

【实验目的】

观察年龄、神经系统机能状态的不同对缺氧耐受性的影响。

【实验原理】

很多因素如机体的耗氧率和代偿能力都会影响机体对缺氧的耐受性(tolerability of hypoxia)。本实验将正常成年小鼠、幼鼠和麻醉小鼠放在同一缺氧环境下,以存活时间作为指标,观察年龄、神经系统机能状态不同对缺氧耐受性的影响。

【实验对象】

小鼠、幼鼠

【实验材料】

1. 药品　10% 乌拉坦溶液。

2. 器材　小天平,特制 200mL 广口玻璃筒、1mL 注射器。

【实验方法和步骤】

1. 取一只小鼠,称重。腹腔注射 10% 乌拉坦溶液 0.2mL/10g,待麻醉后与一只幼鼠同装入玻璃筒一端。

2. 另取一只与麻醉小鼠体重相近的小鼠,放入玻璃筒的另一端。

3. 两端同时用橡胶塞塞紧,观察 3 只小鼠的一般状态(呼吸频率、深度、活动状况、口唇黏膜颜色等),记录存活时间。

【注意事项】

1. 麻醉小鼠和幼鼠同装入玻璃筒一端,不能放错。

2. 玻璃筒两端要用橡胶塞塞紧,防止漏气。

【讨论题】

年龄、中枢神经系统的机能状态不同对缺氧耐受性有何影响？其机制是什么？

三、兔乏氧性缺氧

【实验目的】

1. 学习复制乏氧性缺氧实验动物模型。

2. 观察缺氧过程中血氧变化特点及机体代偿适应变化,并分析其机制。

【实验原理】

乏氧性缺氧(hypoxic hypoxia)的常见原因是大气中氧分压过低和机体外呼吸功能障碍(external respiration dysfunction)。本实验通过对家兔行气管插管术,将气管插管与盛有钠石灰的再吸入式缺氧瓶相连,随着家兔呼吸运动不断消耗氧气,缺氧瓶中氧分压逐渐降低,造成乏氧性缺氧。

【实验对象】

家兔

【实验材料】

1. 药品　1% 普鲁卡因,0.3% 肝素生理盐水,钠石灰或 20%NaOH。

2. 器材　BL-420 生物机能实验系统,手术器械一套,压力换能器,张力换能器,动脉三通插管,气管插管,再吸入式缺氧瓶(见【附 1】),紫外 - 可见分光光度计,血气分析仪。

【实验方法和步骤】

1. 兔称重后,仰卧固定于兔台上。剪去颈部及一侧腹股沟区的被毛。

2. 用1%普鲁卡因做颈部皮下浸润麻醉,在甲状软骨下颈部正中切开皮肤6cm,分开皮下组织、肌肉,分离气管和左侧颈总动脉,穿线备用。

3. 耳缘静脉注射0.3%肝素生理盐水2mL/kg。

4. 插入气管插管,接张力换能器,并与BL-420生物机能实验系统相连,记录呼吸。插入动脉导管(管内充满0.3%肝素生理盐水),接压力换能器,与BL-420生物机能实验系统相连,记录动脉血压。

5. 在一侧腹股沟区,用1%普鲁卡因行局部麻醉,沿股动脉走行方向作4cm长的皮肤切口,分离股动脉,插入动脉套针并固定牢靠,以备取血之用。

6. 打开计算机,启动BL-420生物机能实验系统,描记正常呼吸、血压曲线,并记录呼吸频率及心率。从股动脉取血1mL(注意抗凝:注射器内事先蘸少量肝素抗凝),迅速塞紧橡皮塞,注意切勿有气泡,观察血液颜色,做血气分析。另由股动脉取血0.2mL,用氰化高铁血红蛋白测定法测定血红蛋白含量(具体方法见【附2】)。

7. 按图12-4-2安装好再吸入式缺氧瓶,将A端与气管插管一侧相连(注意密闭勿漏气),记录缺氧时间。缺氧过程中不断摇动缺氧瓶,使家兔呼出的CO_2充分被瓶内的NaOH吸收。记录呼吸频率及心率。

8. 密切观察呼吸及血压变化。当血压下降至40mmHg时,迅速从颈动脉抽血1mL,做血气分析。另由股动脉取血测定血红蛋白含量。解除机体缺氧,观察其恢复情况。

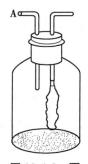

9. 数据处理。记录缺氧前后所测得的Hb,pH,PaO_2,$PaCO_2$,SB等数据,并按常规计算或查得血氧饱和度(SO_2)、血氧含量(CO_2)、氧解离曲线的P_{50}。

图12-4-2 再吸入式缺氧瓶

10. 根据观察结果及各种数据详细分析乏氧性缺氧的血氧变化特点及机体代偿适应变化。

【注意事项】

1. 手术过程中尽量减少出血。分离组织时要钝性分离,并注意结扎小血管,以免注射肝素后手术部位渗血。

2. 抽血做血气分析时,注射器与动脉套针要严密结合,针头插入橡皮塞内密封,以防空气进入。

3. 测定血红蛋白时,注意氰化钾有剧毒,小心防止中毒。

【讨论题】

1. 乏氧性缺氧引起机体缺氧的机制是什么?

2. 乏氧性缺氧时呼吸和循环系统将会出现哪些变化?其机制是什么?

3. 乏氧性缺氧最常出现哪一类型的酸碱紊乱?血气应出现哪些变化?

【附1】再吸入式缺氧瓶

再吸入式缺氧瓶(图12-4-2)系一容积为1L的广口瓶,瓶塞上有两根玻璃管,一根与气管插管侧管相连,另一根外侧端与大气相通,内侧端连通一个密闭的薄膜橡皮囊。实验前塞紧瓶塞备用。

【附2】氰化高铁血红蛋白测定法

原理:血红蛋白在高铁氰化钾和氰化钾的作用下,生成极为稳定的氰化高铁血红蛋白(红色),其颜色深浅与血红蛋白的含量成正比。氰化高铁血红蛋白在540nm波长下,毫克分子消光系数为44。据此,用分光光度法测其吸光度,运用消光系数作血红蛋白的定量测定,其化学反应式如下:

$$血红蛋白 \xrightarrow{高铁氰化钾} 高铁血红蛋白 \xrightarrow{氰化钾} 氰化高铁血红蛋白(红色)$$

（1）氰化高铁血红蛋白转化液制备：氰化钾 0.05g，高铁氰化钾 0.2g，磷酸二氢钾 0.14g，TritonX-100（或其他非离子型表面活性剂）1.0mL，蒸馏水加至 1 000mL，然后调节 pH 至 7.0~7.4。

（2）取氰化高铁血红蛋白转化液 5mL，加入 20μL 血液，混匀后静置 5min。

（3）用光径 1.0cm，波长 540nm 的分光光度计测定吸光度 OD（以蒸馏水调"0"）。

（4）计算求出每升血液中的血红蛋白含量：

$$血红蛋白（g/L）= \frac{OD}{44 \times 1.000cm} \times \frac{64\,458mg}{1\,000mL} \times 251 = OD \times 367.7$$

（胡力旬）

实验五 发 热

一、内源性致热原性发热

【实验目的】

掌握内源性致热原性发热模型的复制方法，观察发热时体温的变化规律。

【实验原理】

内源性致热原（endogenous pyrogen，EP）是由发热激活物（fever activator）激活产 EP 细胞，产生和释放的能引起体温升高的物质。EP 作用于体温调节中枢，引起发热中枢调节介质（central mediators of fever）的释放，继而引起体温调定点（set-point of body temperature）的上移，导致体温升高。本实验通过静脉注入内源性致热原引起动物发热（fever）。

【实验对象】

家兔

【实验材料】

1. 药品 液体石蜡或凡士林，无热原生理盐水，内源性致热原生理盐水溶液。

2. 器材 体温测定仪，婴儿秤，10mL、20mL 一次性注射器，恒温水浴锅 2 个，坐标纸。

【实验方法和步骤】

1. 取体重相近的家兔 3 只，分别称重，随机分为 A、B、C 并加以标记。

2. 采用体温测定仪分别测其直肠温度 将校正好的测温探头插入动物肛门内 10cm，用胶布固定于兔尾根部，直肠温度从液晶显示屏读取，精确度为 0.1℃。待家兔安静，体温基线基本稳定后，连续测温 3 次，每次间隔 10min，取 3 次平均值作为基础体温。

A 兔：耳缘静脉注入经 38℃水浴 30min 的无热原生理盐水 5mL/kg，同时记录注射时间。

B 兔：经耳缘静脉注入 38℃水浴 30min 的内源性致热原生理盐水溶液 5mL/kg，同时记录注射时间。

C 兔：经耳缘静脉注入先经 90℃加热 30min，而后又经 38℃水浴 30min 的内源性致热原生理盐水溶液 5mL/kg，同时记录注射时间。

3. 注射后每隔 10min 测体温一次，各测 12 次。

4. 分别计算各兔的体温反应指数（TRI）与发热高峰（ΔT），比较各兔发热效应的强度。

（1）体温反应指数（TRI）的计算方法：以体温为纵坐标、以时间为横坐标，如：5cm=1℃，1.0cm=10min。以注射前 3 次体温的平均值为两坐标之交点，横坐标即为体温基线。将各时间点体温变化数值在坐标纸上描绘成体温变化曲线。体温变化曲线与体温基线之间的面积即为反应指数。TRI 是反映发热效应强度的良好指标。将所测各点分别与横坐标作垂直线，可将发热曲线与体温基线之间的面积划分为若干个小梯形或三角形，再计算其面积之和。

（2）发热高峰（ΔT）的计算方法：发热高峰为体温上升的最高值与基线体温值之差。发热高峰也是反映发热效应强度的一种指标。

【注意事项】

1. 测温探头应涂以液体石蜡或凡士林，以免损伤肛门。

2. 每次测温探头的插入深度应一致，约 10cm（应做好标记以保证插入深度的一致）。体温上升高于对照体温 0.3℃视为发热。

3. 测温时家兔不能捆绑，否则体温不上升。

【讨论题】

1. 内源性致热原性发热时体温有何变化规律（潜伏期、热型）？

2. 内源性致热原有无耐热性？

【附】内源性致热原的制备方法

1. 方法一　腹腔渗出液的上清液及其白细胞悬浮液的制备。

（1）取健康家兔，在无菌、无内毒素污染的条件下，向每只家兔腹腔内滴注无污染生理盐水 300~350mL（每小时约滴入 100mL）。为防止感染，每毫升生理盐水中加入青霉素 60U，链霉素 0.8mg。

（2）滴注完毕后 4h，将腹腔液吸出，置于 250mL 制剂瓶中。

（3）以 2 000r/min 离心 20min，取出上清液置于 4℃冰箱中备用，并将沉淀物（白细胞）加入 9 倍生理盐水，在 38℃恒温水浴振荡中培育 2h，然后置于 4℃冰箱中备用。上清液及白细胞悬浮液中均含有内源性致热原。

2. 方法二　发热动物"循环内源性致热原"制备

（1）用无菌除污染的器材，先配制 100μg% 精制大肠埃希菌内毒素生理盐水溶液，含量为 1μg/mL。

（2）取健康家兔，经耳缘静脉注入 100μg% 内毒素溶液，用量为 1mL/kg。

（3）注射内毒素后 2h，在无菌和局部麻醉条件下，经颈总动脉放血，盛于除污染的 250mL 制剂瓶内。

（4）将制剂瓶置于 38℃恒温水浴振荡 1h。

（5）以 2 000r/min 的速度离心 20min，取出血清置于 4℃冰箱中备用。此血清中即含有足量的内源性致热原。

注意：在内源性致热原的制备过程中要严格防止污染，其措施有：①手术器械、玻璃器皿等要在 160℃干烤 2h；②所使用的溶液必须用无热原的生理盐水配制；③实验前实验室要用紫外线消毒 2h；④按无菌手术的规则取血。

3. 方法三　全血细胞体外 6h 培育内源性致热原的制备。

（1）取健康家兔，称重，在无菌无内毒素污染、局部麻醉条件下，用 1 号针头接输液胶管经颈总动脉取血，取血前经耳缘静脉注入 1% 肝素溶液，用量为 1mL/kg。

（2）向血中加入内毒素，用量为 0.033μg/mL 血液，再加入肝素，用量为 0.1μg/mL 血液。

（3）将血瓶置于 38℃水浴振荡器中培育 1h。

（4）将血瓶以 2 000r/min 离心 20min。

（5）吸取血浆并弃之，加入与血浆等量的生理盐水，再置于 38℃恒温水浴振荡器中培育 5h。

（6）以 2 000r/min 的速度离心 20min，取上清液置于 4℃冰箱中备用，其中含有足量的内源性致热原。

二、内毒素性发热

【实验目的】

学习内毒素性发热模型的复制方法，观察内毒素性发热时体温变化的规律。

【实验原理】

内毒素（endotoxin）是最常见的外源性致热原（exogenous pyrogen）。内毒素通过激活产内源性致热原细胞,产生和释放内源性致热原（EP）而引起发热（fever）。本实验通过给家兔静脉注射内毒素导致发热。

【实验对象】

家兔

【实验材料】

体温计,婴儿秤,坐标纸,10mL、20mL 注射器（高压消毒）,38℃恒温水浴装置,90℃恒温水浴装置。液体石蜡或凡士林,无热原生理盐水,20μg% 精制大肠杆菌内毒素生理盐水溶液（每 ml 含内毒素 0.2μg）。

【实验方法和步骤】

1. 取体重相近的健康家兔 3 只,分别称量体重,判定性别,随机分为 A、B、C,并加以标记和记录。

2. 3 只家兔均测量直肠温度,每 10min 一次,测量 3 次,取其平均值。分别进行静脉注射。

A 兔:经耳缘静脉注入经 38℃水浴 30min 的无热原生理盐水 5mL/kg。记录注射时间。

B 兔:经耳缘静脉注入经 38℃水浴 30min 的内毒素溶液 5mL/kg。记录注射时间。

C 兔:经耳缘静脉注入先经 90℃水浴 30min 加热,而后又经 38℃水浴 30min 的内毒素溶液 5mL/kg。记录注射时间。

3. 注射后,每隔 10min 测量一次体温,各测 9~12 次。

4. 分别计算各兔的体温反应指数（TRI）和发热高峰（ΔT）,比较各兔的发热效应的强度。

【注意事项】

1. 体温计头（换能器头或水银球）插入前应涂以少许液体石蜡或凡士林,以免损伤肛门和直肠。

2. 每次插入深度应一致,以 10cm 为宜,并应在温度计上做标记,以保证插入深度一致。

3. 测温时家兔不能捆绑,否则体温不上升。可用左手将家兔仰卧抱在怀中,右手持温度计测温。

【讨论题】

1. 内毒素性发热时的体温变化有何规律（潜伏期和热型）?

2. 内毒素有无耐热性?

（刘海静）

实验六　家兔失血性休克

【实验目的】

1. 复制家兔失血性休克模型,观察兔失血性休克时血流动力学和肠系膜微循环的变化。

2. 观察用缩血管药物和扩血管药物不同治疗方法对休克的影响,加深对休克发病机制的理解。

【实验原理】

股动脉放血使循环血量（circulatory blood volume）减少,当快速失血量超过总血量的 25%~30% 时,引起心输出量（cardiac output）减少,动脉血压下降,同时反射性地引起交感神经（sympathetic nerve）兴奋,外周血管（peripheral vessel）收缩,组织器官微循环（microcirculation）的灌流量（perfusion）急剧减少,发生失血性休克（hemorrhagic shock）。

【实验对象】

家兔

【实验材料】

1. 药品　20% 乌拉坦溶液,0.3% 肝素生理盐水,生理盐水。

2. 器材　兔缺口实验台,BL-420 生物机能实验系统,压力换能器,张力换能器,微循环观察装置,动脉和静脉导管(可用直径相当的聚乙烯管),输液装置,5mL、20mL、50mL 注射器,手术器械一套。

【实验方法和步骤】

1. 取健康成年家兔一只,称重,耳缘静脉注射 20% 乌拉坦溶液 5mL/kg 全身麻醉。

2. 将兔仰卧位固定于兔实验台上,剪去颈部、腹部和左侧腹股沟部的被毛。

3. 在甲状软骨下颈部正中切开皮肤 6cm,分开皮下组织、肌肉,分离气管、左颈总动脉和两侧颈外静脉。插入气管插管,接张力换能器,并与 BL-420 生物机能实验系统相连,记录呼吸。左颈总动脉插入动脉导管(管内充满 0.3% 肝素生理盐水),接压力换能器,与 BL-420 生物机能实验系统相连,记录血压。左颈外静脉插管,同输液装置相连,以 10 滴 /min 的速度输入生理盐水,保持静脉通畅,以备抢救时输液之用。右颈外静脉插管约 6cm,接压力换能器,与 BL-420 生物机能实验系统相连,记录中心静脉压。

4. 在一侧腹股沟区沿股动脉走行方向作 4cm 长的皮肤切口,分离股动脉,插入动脉导管,同50mL 注射器(预先抽取 1% 肝素 2mL)相连,并先夹闭动脉,以备放血之用。

5. 肠系膜微循环观察　在右侧腹直肌旁做长约 6cm 的纵形切口,钝性分离肌肉,打开腹腔后,将一段游离度较大的回肠肠袢(回盲部上方约 15cm 处)轻轻拉出,用温生理盐水纱布保护平铺并固定于恒温微循环灌流盒内,以 38℃台氏液恒温灌流,并将灌流盒固定于显微镜镜台上,以观察家兔肠系膜微循环的变化。

6. 静脉注射 0.3% 肝素生理盐水 3mL/kg。

7. 打开计算机,启动 BL-420 生物机能实验系统。

8. 观察记录血压、呼吸、皮肤黏膜颜色、中心静脉压和肠系膜微循环(注意观察微血管的流速、口径及每个低倍镜视野下开放的毛细血管数目)。

9. 股动脉放血,血液流入注射器内,当血压降至 40mmHg 时,停止放血。当代偿性血压升高时,再次放血,使血压稳定在 40mmHg 持续 20~30min。记录上述各项指标。

10. 分组治疗

(1)甲兔:用动脉夹夹闭股动脉,将放出的血液经颈外静脉输入,待血液接近输完时,加入生理盐水 20mL/kg、山莨菪碱 3mg/kg,混合后由颈外静脉输入。观察并记录上述指标变化。

(2)乙兔:夹闭股动脉后,将放出的血液经双层纱布过滤后经颈外静脉输入,待血液接近输完时,加入生理盐水 20mL/kg、去甲肾上腺素 2mg/kg,混合后由颈外静脉输入。观察并记录上述指标变化。并比较两组家兔的不同。

【注意事项】

1. 注射麻醉药速度不可过快,以免引起窒息。麻醉深浅要适度。

2. 手术过程中尽量减少出血。分离组织时要钝性分离,并注意结扎小血管,以免静脉注射肝素后手术部位渗血。

3. 牵拉肠袢要轻,以免引起出血和创伤性休克。

4. 观察微循环时,如肠蠕动过度,可滴入几滴 1% 普鲁卡因。

5. 应用 BL-420 生物机能实验系统记录血压时,要对传感器、放大器的灵敏度进行校正。

【讨论题】

1. 失血性休克时,上述观测指标有何变化? 其机制是什么?

2. 用山莨菪碱治疗的病理生理学基础是什么?

3. 用山莨菪碱与去甲肾上腺素的治疗效果有何不同,为什么?

(刘海静)

实验七　家兔弥散性血管内凝血

【实验目的】

1. 掌握急性弥散性血管内凝血动物模型的复制方法。

2. 根据血液学检测结果,讨论其在弥散性血管内凝血诊断中的意义。

【实验原理】

生理状态下,机体保持着凝血与抗凝血的动态平衡。任何导致血液凝固性增高和/或抗凝血功能降低的因素,均可导致凝血与抗凝血功能紊乱,从而发生弥散性血管内凝血(disseminated intravascular coagulation,DIC)。

本实验应用兔脑粉复制 DIC 动物模型。兔脑粉浸液含有丰富的组织因子(tissue factor,TF),静脉注入后,组织因子(TF)与 FⅦ/Ⅶa 结合成Ⅶa-TF 复合物,启动外源性凝血途径(extrinsic pathway)而导致 DIC。

【实验对象】

家兔

【实验材料】

1. 药品　4% 兔脑粉生理盐水溶液,P 试液,K 试液,1% 鱼精蛋白液,0.025mol/L 氯化钙溶液,血小板稀释液,20% 乌拉坦溶液,3% 戊巴比妥钠溶液,3.8% 枸橼酸钠溶液,饱和氯化钠溶液。

2. 器材　双孔恒温电热水浴锅,秒表,小试管架,5mL 玻璃试管,0.5mL 吸管,动脉夹,动脉插管,血细胞计数板,血红蛋白吸管,离心机,721 型紫外 - 可见分光光度计,显微镜,兔固定台,婴儿秤,手术器械一套。

【实验方法和步骤】

1. 实验兔

(1)取健康家兔一只,称重,由耳缘静脉注射 20% 乌拉坦溶液 5mL/kg 全身麻醉。麻醉后将动物仰卧位固定于兔台上,剪去颈部手术部位的被毛。

(2)在甲状软骨下颈部正中切开皮肤 5~7cm,分开皮下组织及舌骨下肌群,分离一侧颈总动脉,插入硅胶管并固定,以备取血样本之用。

(3)由颈总动脉抽取血样本 5mL(取血样前先废弃血液数滴),用 3.8% 枸橼酸钠溶液按 1∶9(V/V)抗凝,以 3 000r/min 的速度离心 15min,取血浆(含微量血小板)备用[测白陶土部分凝血活酶时间(KPTT)、凝血酶原时间(PT)、凝血酶时间(TT)、硫酸鱼精蛋白副凝试验(3P 试验)、血浆纤维蛋白原]。同时采血 1~2 滴做血小板计数。另取血 2.0mL(不抗凝)置于试管内,放入 37℃水浴中 30min,以 3 000r/min 的速度离心 15min,吸出血清备用(测 FDP)。

(4)取 4% 兔脑粉生理盐水溶液,按 2.0mL/kg 计算,将总量用生理盐水稀释至 30mL,由耳缘静脉注射,在 15min 内注射完毕。其注入速度为:第 1 个 5min 为 1.0mL/min,第 2 个 5min 为 2.0mL/min,最后一个 5min 为 3.0mL/min。

(5)在注入兔脑粉浸液后 15min 及 45min,分别由颈总动脉取血样。每次取血量及标本处理按第 3 步方法进行。

2. 对照兔　取健康家兔一只,麻醉及手术方法同实验兔。不注射兔脑粉浸液而改注生理盐水,注入途径、总量和速率、取血样时间及标本处理等均同实验兔。

3. KPTT、PT、TT、3P 试验、血浆纤维蛋白原、FDP 测定,血小板计数。

(1)KPTT 的测定:①取被检血浆 0.2mL,加入小试管内,置 37℃水浴中,然后加入 K 试液 0.2mL,

混匀,孵育 3min;②加入 0.025mol/L 氯化钙溶液 0.2mL,同时开动秒表,10s 后从水浴中取出,轻轻地侧动,直至液体流动停止或出现粗颗粒时,即为凝固终点。重复 2~3 次,取平均值。正常值:人 31~43s,兔约 30s,犬 15.6~20.7s。

（2）PT 的测定:①取被检血浆 0.1mL 置于小试管内,置于 37℃水浴中。②加入 P 试液 0.2mL,开动秒表,轻轻地侧动,直至液体停止流动或出现粗颗粒,即为凝血时间。③重复 3 次,取平均值。正常值:人 11~13s,兔 6~8s,犬 7.0~10s。

（3）TT 的测定:①取被检血浆 0.2mL 置于小试管内,放入 37℃水浴中。②加入适当浓度的凝血酶悬液 0.2mL,开动秒表,观察方法同上,测定其凝固时间。③重复 3 次,取平均值。

（4）3P 试验:①取血浆 0.9mL 置于小试管内。②加入 1% 鱼精蛋白液 0.1mL,混匀,室温下放置 30min,于观察终点前将试管轻轻地摇动,有白色纤维或凝块为阳性,均匀混浊、无白色纤维为阴性。

（5）血浆纤维蛋白原定量测定（饱和盐水法）:①取血浆 0.5mL 置于 12mm×100mm 的试管中,加入饱和氯化钠溶液 4.5mL,充分混匀,置于 37℃水浴中孵育 3min,取血后再次混匀,用 721 型紫外 - 可见分光光度计比色,测定光密度。②以生理盐水代替饱和氯化钠溶液,进行同样操作,作为对照。③将对照管调零点,测出光密度（波长 520mm）后,按下式计算纤维蛋白原定量:测定管光密度 /0.5×1 000＝mg%。

（6）血浆纤维蛋白（原）降解产物（FDP）测定（比浊法）:将血样置于试管内,放入 37℃水浴中 30min,然后以 3 000r/min 的速度离心 10min,吸出血清 1.0mL 置于另一试管中,加入牛凝血酶悬液 0.1mL（100U/mL）,在 37℃水浴 5min,以 3 000r/min 离心 10min。再吸取血清 0.5mL 与 1.25mL 抗兔纤维蛋白原血清（抗血清）相混合,在室温下放置 30min,以正常血浆 0.5mL 加 1.25mL 抗血清作为空白管调 "0"。用分光光度计,以 605nm 波长测定其光密度（E_1）,然后将此混合物以 3 000r/min 离心 10min,去除絮状物,再测光密度（E_2）。

$\Delta E＝E_1-E_2$,参照标准曲线将 ΔE 换算成纤维蛋白相关抗原（mg）/ 每升血清。标准曲线是以每批抗血清分别加到不同浓度的纤维蛋白原溶液中,测其 ΔE 而绘制的。

正常值:用此法,血清 FDP 正常值为零。

（7）血小板计数:吸血小板稀释液 0.38mL 于一小试管内,用血红蛋白吸管取血 20mL 立即加入血小板稀释液内,充分摇匀后,用滴管将上述混悬液一小滴滴入计算室内,静置 15min 后,用高倍镜计数。数 5 个中方格内的血小板数,乘以 1 000,即得每立方毫米血小板数。正常值:兔（3~6）×10^5/mm^3。

【注意事项】

1. 在注入兔脑粉浸液的过程中,密切观察动物呼吸情况,必要时酌情调整注射速度。

2. 收集的血浆标本先置冰箱中冷藏,测定时先取出放置至室温。

【附】

1. 兔脑粉浸液的制备　称取兔脑粉［实验前检测其活力,以凝血酶原时间（PT）不超过 12s 为宜］400mg,加入生理盐水 10mL,充分搅匀后放入 37℃恒温水浴箱内孵育 60min,每隔 15min 搅拌一次,然后离心（1 000r/min）5min,吸取上清液,过滤后供静脉注射用。

2. K 试液　实验前将 2% 白陶土生理盐水悬液 1 份与兔脑磷脂悬液等量混合。

3. P 试液　实验前称取兔脑粉 200mg,加入 5mL 生理盐水,充分混匀后放入 37℃恒温水浴箱内孵育 1h,在此过程中,用玻璃棒搅拌 3~4 次,并颠倒混匀,然后离心（1 000r/min）5min,吸取上清液,再加入等量的 0.025mol/L 氯化钙溶液,用前摇匀,作 PT 实验用。

【讨论题】

1. 讨论兔脑粉导致急性 DIC 的机制。

2. 上述血液学检测对急性 DIC 的诊断有何意义?

（刘海静）

实验八　家兔小肠缺血 - 再灌注损伤

【实验目的】

学习复制小肠缺血 - 再灌注损伤的动物模型,观察小肠缺血 - 再灌注损伤时血液循环和小肠的形态学变化,探讨缺血 - 再灌注损伤的机制。

【实验原理】

结扎肠系膜上动脉(superior mesenteric artery)造成小肠缺血(ischemia)损伤,解除结扎后小肠发生更为严重的损伤。再灌注损伤(reperfusion injury)是否发生与缺血时间有关。小肠缺血 1h,恢复血流后可发生再灌注损伤。再灌注损伤与自由基生成增多、钙超负荷、白细胞的作用及高能磷酸化合物缺乏等有关。

【实验对象】

家兔

【实验材料】

1. 药品　1% 普鲁卡因,0.3% 肝素生理盐水,生理盐水。

2. 器材　兔缺口实验台,BL-420 生物机能实验系统,压力换能器,微循环观察装置,动脉和静脉导管(可用直径相当的聚乙烯管),输液装置,5mL、10mL 注射器,手术器械一套。

【实验方法和步骤】

1. 取健康成年家兔 1 只,称重后仰卧位固定于兔缺口实验台上,剪去颈部和腹部被毛。

2. 在 1% 普鲁卡因局麻下,颈部正中切开皮肤 6cm,分开皮下组织、肌肉,分离气管、左颈总动脉和右侧颈外静脉。插入气管插管,接张力换能器,并与 BL-420 生物机能实验系统相连,记录呼吸。左颈总动脉插入动脉插管(管内充满 0.3% 肝素生理盐水),接压力换能器,与 BL-420 生物机能实验系统相连,记录血压。右颈外静脉插管,导管插入约 6cm,结扎固定,接压力换能器,与 BL-420 生物机能实验系统相连,记录中心静脉压。

3. 在 1% 普鲁卡因局麻下作上腹部正中切口,切开皮肤 6cm,沿腹白线打开腹腔,用温生理盐水纱布将内脏轻轻推向左前方,暴露出脊柱及腹膜后组织,找到肠系膜上动脉,分离周围组织,穿线备用。

4. 向微循环灌流盒内注入 38℃生理盐水。将一段游离度大的回肠肠袢轻轻拉出,放入微循环灌流盒内,显微镜下观察肠系膜微循环。

5. 静脉注射 0.3% 肝素生理盐水 2mL/kg。

6. 打开计算机,启动 BL-420 生物机能实验系统。

7. 观察并记录正常血压、呼吸、皮肤黏膜颜色、中心静脉压和肠系膜微循环(注意观察血管的流速、口径及每个低倍镜视野下开放的毛细血管数目)。

8. 轻轻提起肠系膜上动脉的穿线,用动脉夹将肠系膜上动脉夹闭,观察记录上述各项指标的变化。

9. 夹闭肠系膜上动脉 1h 后,松开动脉夹,恢复肠系膜上动脉的血流,观察 5min、10min、30min 和 60min 各项指标的变化,然后检查腹腔有无渗出液,肠袢有无淤血、水肿、点状出血等。

【注意事项】

1. 分离肠系膜上动脉和肠系膜上静脉动作要轻,切勿损伤血管。夹闭血管时,要用带有橡皮套的动脉夹夹闭。

2. 牵拉肠袢要轻,以免引起出血和创伤性休克。

3. 手术过程中尽量减少出血。分离组织时要钝性分离,并注意结扎小血管,以免注射肝素后手术部位渗血。

4. 应用 BL-420 生物机能实验系统记录血压时,要对传感器、放大器灵敏度进行校正。

【讨论题】

1. 小肠缺血-再灌注损伤时,为何发生全身血流动力学的改变?

2. 探讨小肠缺血-再灌注损伤的发病机制,你认为要测定哪些指标?

（王建礼）

实验九　急性左心衰竭

【实验目的】

1. 学习复制急性左心衰竭的动物模型。

2. 观察急性左心衰竭时心泵功能及血流动力学的主要变化。

【实验原理】

本实验通过结扎家兔冠状动脉左室支(left ventricular branch,LVB),使左室大面积急性缺血坏死,导致左心室收缩和舒张功能障碍而引起急性左心衰竭(acute left heart failure)。

【实验对象】

家兔

【实验材料】

1. 药品　20% 乌拉坦溶液,1% 普鲁卡因溶液,0.3% 肝素生理盐水溶液,碳素墨水。

2. 器材　BL-420 生物机能实验系统,手术器械一套,小拉钩一对,2mL、5mL、10mL 注射器。

【实验方法和步骤】

1. 取健康家兔一只,称重,由耳缘静脉注射 20% 乌拉坦溶液 5mL/kg 全麻,仰卧固定于兔手术台上。剪去家兔颈部、胸部左侧及一侧腹股沟部毛。

2. 在甲状软骨下颈部正中切开皮肤 6cm,分开皮下组织和舌骨下肌群,分离右侧的颈总动脉,穿两根线备用。

3. 在一侧腹股沟区沿股动脉走行方向作 4~5cm 长的皮肤切口,分离股动脉,穿 2 根线备用。

4. 从第 2~5 肋沿左侧胸骨旁线做皮肤切口,分离皮下组织和胸壁肌层,用有齿镊在距胸骨线约 0.5cm 处夹持提起肋软骨,紧贴胸骨左缘剪断左侧第 2~5 肋软骨,用小拉钩牵开胸壁,仔细提起并剪开心包。

5. 左手示指包裹湿纱布,将心脏向右拨,使其外旋,显露左室外侧面,可见一穿行于浅层心肌下,纵行到心尖的血管,即为冠状动脉左室支(图 12-9-1)。用细圆针穿"0"号丝线,在距左心耳下缘约 0.5cm 处绕左室支缝穿一针,暂不结扎。

6. 耳缘静脉注射 0.3% 肝素生理盐水溶液 2mL/kg。

7. 股动脉插入动脉插管(管内充满 0.3% 肝素生理盐水),接压力换能器,与 BL-420 生物机能实验系统相连,记录血压。

8. 打开计算机,启动 BL-420 生物机能实验系统。

9. 在计算机监视下插入左心室导管　结扎右颈总动脉远心端,近心端夹一动脉夹,在动脉壁上剪一斜口,插入左心室导管(管内充满 0.3% 肝素生理盐水),先用丝线打一单结固定,接压力换能器,与 BL-420 生物机能实验系统相连,打开动脉夹,监测动脉血压波(图 12-9-2A)。将导管继续插

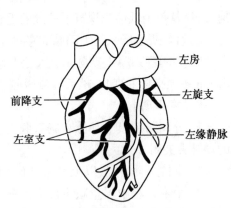

图 12-9-1　家兔冠状动脉左室支走行示意图

入 6~7cm,动脉压波形变小,并明显感到阻力,此时不能强行插入,应旋转、提插导管或退出一段后再插入,当动脉压波突然转变为心室压波(图 12-9-2B)时,表明导管已进入左心室,此时再插入约 1cm,结扎固定。将心室内压力信号经微分处理后,即可测得室内压微分曲线(图 12-9-2C)。

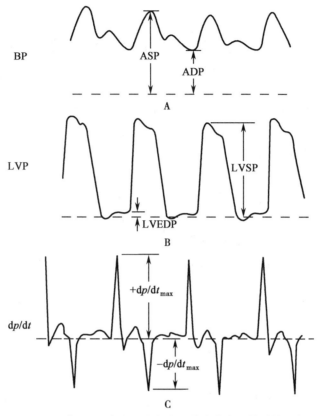

图 12-9-2 兔血压、左室压和左室压微分曲线及其测量示意图

10. 以上操作完成后,去除胸部拉钩,用组织钳将皮肤对合并敷以温盐水纱布。让动物静置 10min 后,观察并记录下列指标:动脉收缩压(ASP)、动脉舒张压(ADP)、左室内压峰值(LVSP,由心室压基线到曲线顶峰高度)、左室舒张末压(LVEDP,心室舒张末和收缩初室内压转折点到基线高度)、心率。

11. 重新牵开胸壁,结扎左室支,然后再关闭胸壁,继续观察各项指标的变化,每 5min 记录一次数据。

12. 结扎左室支 20min 后,若各项指标变化不显著,可在更高位置再次结扎左室支,继续观察各项指标的变化。若发生室颤,注意观察其心脏搏动状况和各项指标的变化。

13. 动物死亡后,观察心脏各部分体积的变化,打开胸膜腔,观察肺的变化。然后剪下心脏,在离升主动脉根部 1.5cm 处剪断升主动脉,插入塑料管,将主动脉壁和塑料管结扎,并从左房根部结扎左房。由塑料管向升主动脉内注入碳素墨水 2mL,观察心室壁黑染范围,估测未黑染(缺血部分)面积约占左室游离壁面积百分比。

【注意事项】

1. 开胸时一定要紧贴胸骨左侧缘,放置拉钩时,在胸壁切口左侧缘垫湿盐水纱布,注意不要损伤胸膜,以防造成气胸。

2. 家兔冠状动脉左室支结扎要准确。遵循先低位再高位的结扎,避免心肌缺血坏死面积过大而猝死。

【讨论题】

1. 本实验导致左心衰竭的原因和机制是什么?

2. 左心衰竭时反映心泵功能的指标有何变化?

（郭志英）

实验十　氨在肝性脑病发病机制中的作用

【实验目的】

1. 应用家兔肝脏大部切除方法,复制急性肝功能不全的动物模型,并以十二指肠插管灌注复方氯化铵溶液,观察血氨升高在肝性脑病发病机制中的作用。

2. 应用谷氨酸钠治疗,探讨其疗效的病理生理机制。

【实验原理】

切除家兔大部分肝脏,造成肝脏解毒功能(detoxification function)急剧降低,在此基础上向十二指肠腔内注入复方氯化铵溶液,氯化铵(ammonium chloride)在肠道内碱性环境下生成氨,氨吸收入血后,使兔血氨(blood ammonia)迅速升高,直至出现震颤、抽搐、昏迷等类似肝性脑病(hepatic encephalopathy)的症状。通过与对照组家兔比较,证明血氨升高在肝性脑病发生机制中的重要作用及肝脏在解氨毒中的重要地位。

【实验对象】

家兔

【实验材料】

1. 药品　1% 普鲁卡因,复方氯化铵溶液,复方谷氨酸钠溶液,生理盐水。

2. 器材　兔实验台,5mL、10mL 注射器,细导尿管,粗棉线,缝合线,腹部手术器械一套。

【实验方法和步骤】

1. 实验兔(肝大部切除 + 肠腔注入复方氯化铵溶液)

（1）取健康成年家兔一只,称重后仰卧位固定于兔实验台上,上腹部剪毛,于上腹部正中用 1% 普鲁卡因皮下浸润麻醉。

（2）自胸骨剑突下正中切口,长约 8cm,打开腹腔,即可见位于右季肋区肝脏的边缘,剪断肝与膈肌之间的镰状韧带,然后下压、下拉肝脏,再将肝叶翻向上方,用手剥离肝胃韧带,辨明肝脏各叶后,用粗棉线结扎肝左外叶、左中叶、右中叶及方形叶的根部,并从结扎线上方逐叶剪除(仅保留右外叶及尾状叶,胆囊一并切除),完成肝大部切除术。

（3）沿胃幽门部向下找出十二指肠,用小圆缝合针在十二指肠前壁做一荷包缝合,然后用眼科小剪刀在荷包中央剪一小口,将细导尿管一端插入肠腔约 4cm,另一端留在腹腔外,收缩荷包并结扎固定,将肠管回纳腹腔,检查腹内无出血后,关闭腹腔。

（4）观察兔一般情况、角膜反射及对疼痛刺激的反应等。

（5）每隔 5min 经十二指肠插管向肠腔中注入复方氯化铵溶液 5mL,仔细观察动物情况(反应性增强、肌肉痉挛、抽搐等),直至出现全身性抽搐、角弓反张为止,记录所用复方氯化铵溶液的总量,并计算出每千克体重用量。

（6）自耳缘静脉缓慢注入复方谷氨酸钠溶液 30mL,观察给药后上述症状有无缓解。

2. 对照兔

（1）甲兔:除不做肝叶结扎和切除术外,其余操作步骤同实验兔。如前所述,每隔 5min 向肠腔内注入复方氯化铵溶液 5mL,直至全身性抽搐、角弓反张为止,记录所用复方氯化铵溶液总量,并计算出每千克体重用量。

（2）乙兔：手术操作同实验兔，术后每隔 5min 向肠腔注入生理盐水 5mL，生理盐水的用量按千克体重同实验组。观察动物反应有无异常，并与以上 2 只家兔进行比较。

【注意事项】

1. 游离肝脏时动作宜轻柔，以免肝脏破裂出血。结扎线应扎于肝叶根部，避免拦腰勒破肝脏。

2. 复方氯化铵溶液切勿漏入腹腔。

3. 手术完毕后，肠腔注射氯化铵溶液观察结果时，应将兔撤下实验台，以免出现全身性抽搐、角弓反张时观察不到。

4. 实验兔肠腔注射氯化铵溶液应早于对照兔，以便出现脑病症状时计算出每千克体重氯化铵溶液的用量，对照组乙兔以甲兔的药物用量为标准，给予生理盐水腹腔注射。

【讨论题】

1. 氯化铵中毒引起肝性脑病的机制如何？

2. 实验兔与对照兔结果比较，各说明什么问题？

【附】

复方氯化铵溶液配制：氯化铵 25g，碳酸氢钠 15g，溶于 5% 葡萄糖溶液 1 000mL 中。

复方谷氨酸钠溶液配制：谷氨酸钠 25g，溶于 5% 葡萄糖溶液 1 000mL 中。

（孙　芳）

第十三章

综合性实验

实验一　血液凝固及其影响因素

【实验目的】

通过测定不同条件下的血液凝固时间,了解血液凝固的基本过程及加速和延缓血液凝固的因素。

【实验原理】

血液由流动的液体状态变成不能流动的凝胶状态的过程称为血液凝固(blood coagulation)。血液凝固的基本过程分为三步:①凝血酶原酶复合物的形成;②凝血酶原的激活;③纤维蛋白(fibrin)的生成。根据凝血酶原复合物的形成途径不同,血液凝固可分为内源性凝血和外源性凝血两条途径。内源性凝血(intrinsic coagulation)是指参与凝血过程的因子全部来自血液,由因子Ⅻ被激活而启动;外源性凝血(extrinsic coagulation)是指由来自血液之外的组织因子暴露于血液而启动的凝血过程。某些理化因素可促进或延缓血液凝固。

【实验对象】

家兔

【实验材料】

1. 药品　20% 乌拉坦溶液,富血小板血浆,少血小板血浆,兔肺组织浸液,0.025mol/L $CaCl_2$ 溶液,生理盐水,肝素 8U(置小试管内),3.8% 枸橼酸钠,1% 草酸钾溶液,1%$CaCl_2$ 溶液,稀释凝血酶溶液,液体石蜡,碎冰块。

2. 器材　清洁小试管(10mm × 7.5mm)12 支,50mL 小烧杯 2 个,0.5mL 吸管 6 支,10mL 注射器,5 号针头,滴管,试管架,恒温水浴器,秒表,哺乳动物手术器械一套,兔手术台,动脉夹,塑料动脉插管,试管刷,棉花。

【实验方法和步骤】

1. 前期准备　按下文【附】中的方法提前制备好富血小板血浆、少血小板血浆、肺组织浸液、凝血酶溶液,置 4℃低温储存备用。

2. 试管准备　取 8 支干燥清洁的小试管,编号后按表 13-1-1 的顺序准备不同的实验条件,放于试管架上。

3. 动物准备　家兔称重后,从耳缘静脉缓慢注入 20% 乌拉坦溶液(5mL/kg),待其麻醉后背位固定于手术台。剪去颈部的毛,沿正中线切开颈部皮肤 5~7cm,分离皮下组织和肌肉,暴露气管,在气管两侧的深部找到颈总动脉。分离出一侧颈总动脉,其下穿过两条丝线。一条将动脉于远心端结扎,另一条备用(固定动脉插管)。在颈总动脉近心端用动脉夹夹闭动脉,然后在远心端结扎点的下方用剪刀作一斜形切口,向心脏方向插入动脉插管,然后用丝线固定。需放血时开启动脉夹即可。

4. 观察项目

（1）观察加速和延缓血液凝固的因素：取干燥清洁的小试管 8 支，按表 13-1-1 准备各种不同的实验条件。由颈总动脉插管放血，各管加血 1mL，即刻开始计时（6、7、8 号试管加入血液后轻轻摇匀，使血液与试剂充分混合），每 30s 倾斜试管一次，直至血液凝固而不再流动为止。

表 13-1-1　影响血液凝固的因素

实验条件	凝血时间	机制
1）对照管		
2）液体石蜡润滑整个试管内表面		
3）放少许棉花		
4）37℃恒温水箱中		
5）置于盛有碎冰块的烧杯中		
6）肝素 8U		
7）1% 草酸钾溶液 0.1mL		
8）3.8% 枸橼酸钠 0.2mL		

（2）观察纤维蛋白原在凝血过程中的作用：由颈总动脉插管放血 10mL，分别注入 2 个小烧杯内。一杯静置，观察血液是否发生凝固现象。另一杯用带有橡皮刷的玻璃棒或竹签不断地搅拌，取出玻璃棒或竹签，用水洗净，观察缠绕在玻璃棒或竹签上的纤维蛋白；并观察去除纤维蛋白后的血液是否会发生凝固。

（3）Ca^{2+} 在血液凝固中的作用：表 13-1-1 的 6）、7）、8）项处理中，如观察 20~30min 后血液仍未发生凝固，加入 1% $CaCl_2$ 溶液 0.1mL，观察血液是否凝固。

（4）观察内源性及外源性凝血过程以及血小板在凝血过程中的作用：取干燥清洁的小试管 3 支，按表 13-1-2 分别加入试剂，最后同时加入 0.025mol/L $CaCl_2$ 溶液，摇匀，每 15s 倾斜一次，分别记录 3 支试管的血浆凝固时间。

表 13-1-2　内源性和外源性凝血途径的观察

	第一管	第二管	第三管
富血小板血浆	0.2mL		
少血小板血浆		0.2mL	0.2mL
生理盐水	0.2mL	0.2mL	
兔肺组织浸液			0.2mL
0.025mol/L $CaCl_2$	0.2mL	0.2mL	0.2mL
血浆凝固时间			

分别比较第二管和第三管、第一管和第二管的血浆凝固时间，分析产生差别的原因。

（5）凝血酶时间的测定：取小试管 1 支，加入少血小板血浆 0.2mL、稀释凝血酶溶液 0.2mL，即刻摇匀置 37℃恒温水箱中，同时开动秒表。不断倾斜试管，密切观察并记录血浆凝固时间，此即"凝血酶时间"。

【注意事项】

1.（1）和（2）两个观察项目可同时进行,可只放血一次,如果有必要进行第二次放血时,最先由血管内流出的血液应弃去。

2. 加强组织工作,合理分工,事先安排好取血顺序和准备各试管实验条件。

【讨论题】

1. 分析本实验每一项结果产生的原因。

2. 根据本实验观察项目(4)的结果比较血液凝固的内源性途径与外源性途径的区别。

3. 凝血酶时间延长有何临床意义?

【附】

1. 富血小板血浆的制备　取 0.1mol/L 枸橼酸钠抗凝全血(1 份抗凝剂加 9 份静脉血),以 1 000r/min 的速度离心 10min,取上层血浆。

2. 少血小板血浆的制备　取上述同样抗凝血,以 4 000r/min 的速度离心 30min,取上层血浆。

3. 兔肺组织浸液的制备　取新鲜兔肺,剪成小块研磨成糊。加 2~3 倍体积的生理盐水,摇匀。静置 6h 以上,离心,取其上清液。

4. 凝血酶溶液的制备　取新鲜血浆 100mL,加蒸馏水至 1 000mL,将 2% 醋酸溶液 8.5mL 加入稀释的血浆中,使其 pH 约在 5.3,此时产生白色混浊,离心后弃掉上清液。用 25mL 生理盐水溶解沉淀物,加入 2%Na$_2$CO$_3$ 0.25mL,使其 pH 在 7 左右,再加 0.25mol/L CaCl$_2$ 溶液 3mL,用玻璃棒将凝结的纤维蛋白搅去,剩下的溶液即为凝血酶溶液。

（于　婷）

实验二　凝血功能检测和弥散性血管内凝血及肝素治疗作用

【实验目的】

1. 了解止凝血功能检测的一般方法。

2. 掌握急性 DIC 动物模型的复制方法。

3. 掌握急性 DIC 的发病机制及血液学检测的常规方法和意义。

4. 了解肝素在治疗 DIC 中的具体作用原理。

【实验原理】

生理状态下,血液在血管内流动,既不会发生血管外出血,也不会发生血管内凝固形成血栓,这是因为机体有完善的止凝血与抗凝血机制并呈动态平衡。在 DIC 病理状态下,止凝血与抗凝血平衡失调,早期凝血功能亢进因而有广泛微血栓形成,晚期凝血功能减退及继发性纤溶亢进可导致出血。因此,止凝血功能检测对诊断 DIC、判断疾病的不同时期以及指导治疗均有重要意义。

本实验应用兔脑粉复制 DIC 动物模型,因为兔脑粉浸液含有丰富的组织因子(TF),静脉注入后,组织因子与 FⅦ/Ⅶa 结合成Ⅶa-TF 复合物,启动外源性凝血系统而导致 DIC。抗凝治疗是终止 DIC 病理过程,减轻器官损伤,重建凝血 - 抗凝平衡的重要措施。临床常用的抗凝药物为肝素,主要包括普通肝素和低分子量肝素。

【实验对象】

家兔

【实验材料】

1. 药品　4% 兔脑粉生理盐水溶液,P 试液,凝血酶,1% 鱼精蛋白液,0.025mol/L 氯化钙溶液,20% 乌拉坦溶液,3.8% 枸橼酸钠溶液,饱和氯化钠溶液,肝素钠注射液。

2. 器材　兔固定台,双孔恒温电热水浴锅,秒表,小试管架,5mL 玻璃试管,0.5mL 吸管,动脉夹,动脉插管,血细胞计数板,血红蛋白吸管,离心机,721 型分光光度计,显微镜,婴儿秤,手术器械一套。

【实验方法和步骤】

1. 取健康家兔 2 只,分别标定为甲兔和乙兔,称重,由耳缘静脉注射 20% 乌拉坦溶液 5mL/kg 全身麻醉。

2. 将动物仰卧固定于兔台上,剪去颈部被毛。

3. 在甲状软骨下颈部正中切开皮肤 5~8cm,分开皮下组织及舌骨下肌群,分离一侧颈总动脉,插入硅胶管并固定,以备取血样本之用。

4. 腹部剪毛,作右侧腹直肌旁纵形切口(长 4~6cm),分层结扎肌肉并在两结扎线之间剪断肌肉,打开腹腔。向微循环灌流盒内注入 38℃生理盐水。将一段游离度较大的回肠肠袢(回盲部上方约 15cm 处)轻轻拉出,放入微循环灌流盒内,显微镜下观察肠系膜微循环。注意观察微血管的流速、口径及每个低倍镜视野下开放的毛细血管数目。

5. 凝血时间测定　用三棱针刺破兔耳末梢部皮肤,让血液自然流出,用干棉球拭去第一滴血液,待血液重新流出后开始计时,用清洁干燥的载玻片接取一大滴血液,2min 后,每隔 30s 用大头针挑血一次,直至挑起细纤维状血丝为止,表示开始凝血,此时间即为凝血时间。

6. 由家兔颈总动脉抽取血样本 5mL(取血样前先废弃血液数滴),用 3.8% 枸橼酸钠溶液按 1:9 (V/V)抗凝,3 000r/min 离心 15min,取血浆(含微量血小板)作 PT、TT、3P 试验和血浆纤维蛋白(原)测定。另取血 2mL(不抗凝)测定 FDP。

7. 取 4% 兔脑粉生理盐水溶液,按 2mL/kg 计算,将总量用生理盐水稀释至 30mL,由耳缘静脉注射,在 15min 内注射完毕。其注入速度为:第一个 5min 为 1mL/min;第二个 5min 为 2mL/min;最后 5min 为 3mL/min。

8. 实验性治疗和观察　甲兔:注入兔脑粉浸液后 15min 及 45min,分别测定凝血时间,颈总动脉抽取血样本测定 PT、TT、3P 试验和血浆纤维蛋白(原)。观察肠系膜微循环的变化。乙兔:注入兔脑粉浸液后 10min 给予肝素溶液 100U/kg 耳缘静脉注射。注入兔脑粉浸液后 15min 及 45min,分别测定凝血时间,颈总动脉抽取血样本测定 PT、TT、3P 试验和血浆纤维蛋白(原)。观察肠系膜微循环的变化。与甲兔比较各项检查与观察有何不同。

【注意事项】

在注入兔脑粉浸液的过程中,密切观察动物呼吸情况,必要时酌情调整注射速度。

【讨论题】

1. 讨论本实验发生 DIC 的机制。

2. DIC 过程中,凝血功能将会出现哪些变化? 为什么?

3. 肝素治疗 DIC 的病理生理学基础是什么? 晚期 DIC 能否用肝素治疗?

【附】检查急性 DIC 的几种血液学的常规方法

1. 凝血酶原时间(PT)测定

(1) 取被检血浆 0.1mL,置于小试管内,放入 37℃水浴中。

(2) 加入 P 试液 0.2mL,开动秒表,轻轻地侧动,直至液体停止流动或出现粗颗粒,即为凝血酶原时间。重复 3 次,取平均值。

正常值:兔 6~8s。

2. 凝血酶时间(TT)测定

(1) 取被检血浆 0.2mL,置于小试管内,放入 37℃水浴中。

(2) 加入适当浓度的凝血酶悬液 0.2mL,开动秒表,观察方法同上,测定其凝固时间。重复 3 次,取平均值。

3. 鱼精蛋白副凝试验(3P 试验)

(1)取血浆 0.9mL 置于小试管内。

(2)加入 1% 鱼精蛋白液 0.1mL,混匀,室温下放置 30min,于观察终点前将试管轻轻地摇动,有白色纤维或凝块为阳性,均匀混浊、无白色纤维为阴性。

4. 血清纤维蛋白(原)定量测定(饱和盐水法)

(1)取血浆 0.5mL 置于 12mm×100mm 的试管中,加入饱和氯化钠溶液 4.5mL,充分混匀,置 37℃ 水浴中孵育 3min,取血后再次混匀,用 721 型分光光度计比色,测定光密度。

(2)以生理盐水代替饱和氯化钠溶液,进行同样操作作为对照。

(3)将对照管调零点,测出光密度(在波长 520nm 下)后,按下式计算纤维蛋白原定量:

$$\frac{测定管密度}{0.5} \times 1\,000 = \mathrm{mg}\%$$

(郭志英)

实验三　动脉血压的调节与失血性休克

【实验目的】

1. 学习动物动脉血压的直接描记方法,观察神经和体液因素变化时对动脉血压的影响。

2. 复制家兔失血性休克模型。观察失血性休克机能变化,探讨其发生机制。

3. 根据失血性休克的病理生理变化,讨论失血性休克的抢救方案。

【实验原理】

循环系统内足够的血液充盈、一定的血管张力和心脏射血是形成动脉血压的基本因素。动脉血压受神经、体液调节。神经调节(neuroregulation)包括各种心血管反射(特别是降压反射),通过调节心血管活动,改变心输出量和血管外周阻力进而调节动脉血压。体液调节(humoral regulation)中最重要的是儿茶酚胺。肾上腺素(adrenaline)作用于心脏的 β_1 受体,可使心率增快、心肌收缩力增强和心输出量增加;在整体情况下,小剂量肾上腺素主要引起血液重新分布,对总外周阻力影响不大,但大剂量亦可使外周阻力显著升高。去甲肾上腺素(norepinephrine)主要作用于血管 α_1 受体,可使血管广泛收缩、外周阻力增加和动脉血压升高。循环血量与血管容量相适应也是维持动脉血压稳定的重要因素。当少量失血(小于血容量 1/10)时,通过神经体液调节可使动脉血压维持正常。当快速失血超过总血量的 25%~30% 时,引起心输出量减少,动脉血压下降;并反射性引起交感神经兴奋,外周血管收缩,组织器官微循环的灌流量急剧减少,发生失血性休克(hemorrhagic shock)。

本实验通过观察刺激迷走神经、降压神经和交感神经,以及注射药物对血压的影响,验证神经、体液因素对心血管活动的调节。并通过快速大量放血,复制失血性休克动物模型,观察动物失血时神经因素及药物对心血管活动的影响。

【实验对象】

家兔

【实验材料】

1. 药品　20% 乌拉坦溶液、0.5%~1% 肝素生理盐水、0.3% 肝素生理盐水、0.01mg/mL 氯化乙酰胆碱溶液、10mg/mL 硫酸阿托品溶液、0.1mg/mL 重酒石酸去甲肾上腺素溶液、甲磺酸酚妥拉明溶液、5% 葡萄糖生理盐水。

2. 器材　BL-420 生物机能实验系统,压力换能器,张力换能器,兔手术台,哺乳动物手术器械一套,动脉夹,细塑料管,气管插管,动脉插管,静脉插管,玻璃分针,注射器(50mL、20mL、5mL、1mL),针头(9号、6号),试管,小烧杯,线绳等。

【实验方法和步骤】

1. 取家兔一只,称重,20%乌拉坦溶液(5mL/kg)耳缘静脉注射进行全身麻醉后,将动物仰卧固定在兔台上,剪去颈前部和一侧腹股沟部的被毛。

2. 颈部手术 在甲状软骨下颈部正中切开皮肤6cm,分开皮下组织,依次分离:①颈外静脉:颈部皮下胸锁乳突肌外缘可见一粗大静脉即为颈外静脉,用止血钳钝性分离,穿两根线备用。②气管:位于颈部正中。用止血钳在舌骨下肌群正中插入,将左、右胸骨舌骨肌向两侧拉开,即可看到气管,分离气管并在其下方穿一根粗棉线备用。③双侧颈总动脉、右侧迷走神经和降压神经:将胸骨舌骨肌和胸锁乳突肌向外拉开,在气管两侧深处可见到与其平行的左、右颈总动脉,颈总动脉旁有一束神经与动脉伴行,这束神经包括迷走神经(最粗),降压神经(最细)和交感神经。用止血钳钝性分离两侧颈总动脉、玻璃分针分离右侧降压神经和右侧迷走神经,分别穿线备用。

3. 股部手术 在一侧腹股三角区沿动脉走行方向做4cm长皮肤切口,用止血钳分离皮下组织和筋膜,即可看到股动脉、股静脉及股神经。小心钝性分离股动脉,并在其下穿2根线备用。

4. 静脉注射0.3%肝素生理盐水2mL/kg。

5. 气管插管 在甲状软骨下约1cm处气管前壁做倒"T"形切口,插入气管插管并做固定,接张力换能器,并与BL-420生物机能实验系统相连,记录呼吸。

6. 颈总动脉插管 结扎左侧颈总动脉的远心端,用动脉夹夹闭近心端(结扎与夹闭部位之间的动脉距离尽可能长一些),用眼科剪在靠远心端结扎处的动脉壁上剪一斜口,向近心端插入动脉插管(管内充满0.3%肝素生理盐水),用线结扎固定,接压力换能器,与BL-420生物机能实验系统相连,记录血压。

7. 左颈外静脉插管 用动脉夹夹闭左颈外静脉近心端,结扎颈外静脉远心端,在颈外静脉侧壁剪一小口,插入与输液装置相连的静脉插管,结扎固定,以10滴/min的速度输入生理盐水,保持静脉通畅,以备输液之用。

8. 中心静脉压测量 将与压力换能器相连的静脉插管充满0.3%肝素生理盐水,并调节换能器的位置与心脏在同一平面。用动脉夹夹闭右颈外静脉的近心端,待血管充盈后,结扎远心端,用眼科剪在靠远心端结扎处的静脉壁上剪一斜口,向心脏方向插入静脉插管,当插管到达动脉夹处,用手捏住血管,放开动脉夹,将插管继续插入约6cm,结扎固定。

9. 股动脉插管 用线结扎股动脉远心端,用动脉夹在尽量靠近近心端处夹住股动脉,用眼科剪在靠近结扎处的股动脉壁上剪一小口,插入动脉导管,同50mL注射器(预先抽取1%肝素2mL)相连,以备放血之用。

10. 观察项目

(1)观察生理状态下正常血压曲线:打开计算机,启动BL-420生物机能实验系统,进入动脉血压的调节界面,调整各项参数(增益在50,滤波30Hz,时间常数DC)后,在整个实验过程中不要再变动,观察血压。正常血压曲线可以看到三级波:一级波(心搏动)随心脏收缩和舒张出现的血压波动,与心率一致;二级波(呼吸波)伴随呼吸运动的血压波动,故与呼吸节律一致;三级波可能是由于血管运动中枢紧张性的周期性变化所致,有时可观察到。

(2)观察生理状态下神经因素对血压的影响:①观察窦反射:压迫两侧颈总动脉窦,观察血压有何变化。②用动脉夹夹闭右侧颈总动脉(10s),观察血压有何变化;突然放开动脉夹,血压有何变化。③将电极与计算机相连,再将电极置于降压神经下,刺激降压神经(10s)(强度5~15V,频率20~200Hz),观察血压变化。④刺激右侧迷走神经(强度5~10V,频率100~200Hz),观察血压变化。

（3）观察药物对血压的影响：①颈外静脉注射 0.01mg/mL 氯化乙酰胆碱溶液 0.05mL/kg，观察血压变化。②颈外静脉注射 10mg/mL 硫酸阿托品溶液 0.2mL/kg，观察血压变化。③重复①，观察血压变化。④颈外静脉注射 0.1mg/mL 重酒石酸去甲肾上腺素溶液 0.1mL/kg，观察血压变化。⑤ 10mg/mL 甲磺酸酚妥拉明溶液 0.2mL/kg，缓慢颈外静脉注射，观察血压有何变化。⑥颈外静脉注射 0.01% 肾上腺素 0.1mL/kg，观察血压有何变化。

（4）少量放血：打开股动脉上的动脉夹，自股动脉少量放血，当放血量约为全血量的 1/10（全血量按体重的 8% 计算）后夹闭股动脉。观察记录心率、血压、窦反射、呼吸和中心静脉压的变化。

11. 复制失血性休克模型，观察失血性休克时的机能变化 于少量放血后 10min 再打开动脉夹自股动脉放血，放血量为全血量的 1/5~1/4，当平均动脉血压降至 40mmHg 时，停止放血。当代偿性血压升高时再次放血，使血压稳定在 40mmHg 持续 20~30min。观察记录心率、血压、窦反射、呼吸和中心静脉压的变化。

12. 实验性治疗 将放出的血液经双层纱布过滤后，快速从颈外静脉输入。然后，山莨菪碱（5~10mg/kg）加入生理盐水（15mL/kg）中经颈外静脉输入。经输血输液抢救后，观察并记录上述指标变化。

【注意事项】

1. 注射麻醉药速度不可过快，以免引起窒息。麻醉深浅要适度。

2. 本实验手术操作多，动作要轻柔，勿损伤神经和血管。分离组织时要钝性分离，并注意结扎小血管，以免静脉注射肝素后手术部位渗血。如手术过程中失血过多，可适当地从颈外静脉输液。

3. 每次给药后均注入少量生理盐水以冲洗残留药物，待各项观察指标基本恢复原水平或平稳后再进行下一药物的输入。

4. 应用 BL-420 生物机能实验系统时，要对传感器、放大器的灵敏度进行校正。

【讨论题】

1. 在心血管反射调节中，交感神经、降压神经与迷走神经的作用有何不同？

2. 讨论实验动物放血前、后各项指标变化的机制，根据什么说明已发生了失血性休克？

3. 失血性休克时使用去甲肾上腺素抢救是否得当，应如何抢救？

（朱宝亮）

实验四　急性右心衰竭的发生与药物治疗

【实验目的】

1. 学习复制急性右心衰竭的动物模型，观察急性右心衰竭时血流动力学的主要变化。

2. 通过对急性右心衰竭的实验性治疗，加深对强心药物作用机制的理解。

【实验原理】

心脏过度负荷是引起心力衰竭的重要原因。静脉注射栓塞剂（液体石蜡）造成肺小动脉栓塞，导致右心室后负荷（afterload）增加；大量快速输液可增加右心室的前负荷（preload）。当右心室前后负荷过度增加超过右心室的代偿限度时，导致右心室舒缩功能障碍而引起急性右心衰竭（acute right heart failure）。

急性右心衰竭的药物治疗主要采用利尿和强心。利尿使血容量减少，以减轻右心室的前负荷；强心剂主要通过抑制心肌细胞膜 Na^+-K^+-ATP 酶，提高细胞内 Ca^{2+} 浓度，由此发挥正性变力作用（positive inotropic action）而有效治疗心力衰竭。

【实验对象】

家兔

【实验材料】

1. 药品 20%乌拉坦溶液,0.3%肝素生理盐水,生理盐水,液体石蜡,去乙酰毛花苷,呋塞米,山莨菪碱。

2. 器材 BL-420生物机能实验系统,家兔手术台、哺乳动物手术器械、压力换能器、张力换能器动脉和静脉插管(可用直径相当的聚乙烯管),听诊器。注射器(1mL、2mL、5mL、10mL)、丝线、纱布、脱脂棉、输液装置、带翼小儿头皮输液针。

【实验方法和步骤】

1. 取健康家兔一只,称重,耳缘静脉注射20%乌拉坦溶液(5mL/kg)全身麻醉。

2. 将兔仰卧位固定于家兔手术台上,剪去颈部的被毛。

3. 颈部手术 在甲状软骨下颈部正中切开皮肤6cm,分离皮下组织。

(1)分离气管并插管:用止血钳钝性分开舌骨下肌群,分离一段气管并穿一根粗棉线,在气管表面做一倒"T"形切口,插入气管插管并结扎固定。气管插管的一侧接张力换能器,并与BL-420生物机能实验系统相连,记录呼吸。

(2)分离颈总动脉并插管:将胸骨舌骨肌和胸锁乳突肌向外拉开,在气管两侧深处可见到与其平行的颈总动脉,分离左侧颈总动脉,结扎其远心端,用动脉夹夹闭近心端,用眼科剪在靠远心端结扎处的动脉壁上剪一斜口,向近心端插入动脉导管(管内充满0.3%肝素生理盐水),用线结扎固定,接压力换能器,与BL-420生物机能实验系统相连,记录血压。

(3)分离颈外静脉并插管:颈外静脉位于皮下胸锁乳突肌外缘,用止血钳钝性分离出两侧颈外静脉。左颈外静脉插入静脉插管与输液装置相连,结扎固定后,以10滴/min的速度静脉滴注生理盐水,保持静脉通畅,以备输液之用;右颈外静脉插入与压力换能器相连的静脉插管(管内充满0.3%肝素生理盐水),导管插入5~7cm时,在显示器上可观察到中心静脉压曲线,并随呼吸明显波动,此时曲线所示压力值即为中心静脉压值,结扎固定静脉插管。

4. 静脉注射0.3%肝素生理盐水2mL/kg。

5. 打开计算机,启动BL-420生物机能实验系统,描记血压、呼吸及中心静脉压曲线。

6. 手术完成后,让动物安静10min,然后观察并记录下列指标:动脉血压、中心静脉压、心率、呼吸频率和幅度、胸背部呼吸音,肝-中心静脉压反流实验(轻轻推压动物右肋弓下3s,记录中心静脉压上升数值)。

7. 复制急性右心衰竭模型

(1)注射栓塞剂:用1mL注射器抽取经水浴加温至38℃的液体石蜡1mL,以0.2mL/min的速度通过耳缘静脉缓慢推注,注意观察血压、呼吸频率、中心静脉压。当血压有明显下降或中心静脉压有明显上升时,即停止注射,观察5min。如血压和中心静脉压又恢复到原水平,可再次缓慢推注少量液体石蜡,直至血压轻度下降(降低10~20mmHg)或中心静脉压明显升高为止(一般液体石蜡的用量不超过0.5mL/kg),然后观察并记录上述各项指标变化。

(2)快速输液:待动物的呼吸、血压较稳定后,以每分钟约5mL/kg的速度快速静脉输入生理盐水。输液过程中观察各项指标变化(心率、呼吸频率及幅度、动脉血压、中心静脉压、心音强度、胸背部水泡音、肝-中心静脉压反流实验)。输液量每增加25mL/kg,即测记各项指标1次。当输液量增加到100~150mL/kg时,进行分组。

8. 各组分工 分为继续输液组和药物治疗组。

(1)继续输液组:继续输液,直至动物死亡。动物死亡后,挤压动物胸壁,观察气管内有无分泌物溢出,并注意其性状。剖开胸、腹腔(注意不要损伤脏器和大血管),观察有无胸腔积液、腹水及其量;观察心脏各腔体积;肺外观和切面观;肠系膜血管充盈情况,肠壁有无水肿,肝脏体积和外观情况。最后剪破腔静脉,让血液流出,观察此时肝脏和心腔体积的变化。

(2)药物治疗组:①呋塞米 5mg/kg 静脉注射。②去乙酰毛花苷 0.04~0.06mg/kg,加适量生理盐水稀释后静脉缓慢推注。③山莨菪碱(属扩血管药物)1mg/kg 静脉注射。治疗后观察并记录动脉血压、中心静脉压、心率、呼吸频率和幅度、胸背部呼吸音、肝 - 中心静脉压反流实验等指标的变化,讨论药物作用机制。

【注意事项】

1. 进行神经体液调节实验时,在每项实验后,应等待血压基本恢复并稳定后再进行下一项。每次注射药物后应立即注射 0.5mL 左右生理盐水,防止药液残留在针头内及局部静脉中,影响下一种药物的效应。

2. 注入栓塞剂的量是急性右心衰竭复制是否成功的关键,注入过少往往需要增加液体输入量,而注入过多过快又容易造成动物的立即死亡。故一定要缓慢注入,并在注入过程中仔细观察血压、中心静脉压的变化。

3. 长时间耳缘静脉注射容易刺穿静脉壁,可用带翼小儿头皮输液针穿刺耳缘静脉,用胶布固定翼片,并连接 1mL 注射器,然后进行各种静脉注射。

【讨论题】

1. 分析本实验急性右心衰竭的原因和机制。

2. 反映急性右心衰竭的指标有哪些变化?

3. 本实验有无左心衰竭? 动脉血压为何降低?

4. 分析用强心、利尿、扩血管药物治疗急性右心衰竭的作用机制。

(王建礼)

实验五 强心药物对动物衰竭心脏的作用

【实验目的】

1. 学习用戊巴比妥钠复制实验动物急性心力衰竭(acute heart failure)模型,观察心力衰竭时心脏功能及血流动力学的变化。

2. 观察强心苷类药物(cardiac glycosides)对动物衰竭心脏的作用及过量时对心脏的毒性,了解抗心律失常药物对强心苷中毒的治疗效果。

【实验原理】

心力衰竭是心功能不全的一种临床综合征,心肌细胞 Ca^{2+} 转运失常是心力衰竭发生的基本原因之一。戊巴比妥钠通过抑制心肌细胞肌质网对 Ca^{2+} 的摄取,并增加肌质网的磷酸酯与 Ca^{2+} 的结合,从而降低 Ca^{2+} 的储存和减少可利用的 Ca^{2+} 量而抑制细胞膜除极,产生负性肌力作用,导致心力衰竭。强心苷抑制心肌细胞膜 Na^+-K^+-ATP 酶,使细胞内 Na^+ 增加,又通过 Na^+-Ca^{2+} 双向交换机制,调节 Na^+、Ca^{2+} 交换,使心肌细胞内 Ca^{2+} 浓度提高,发挥正性变力作用而有效治疗心力衰竭。强心苷的安全范围较小,过量易引起中毒,出现各种心律失常。根据心律失常的类型不同,选用不同的抗心律失常药(antiarrhythmic drug)治疗。

【实验对象】

家兔

【实验材料】

1. 药品 3%戊巴比妥钠溶液;0.02%去乙酰毛花苷注射液;0.3%肝素生理盐水溶液;25%尼可刹米;20%乌拉坦溶液。

2. 器材 BL-420生物机能实验系统,手术台,手术器械,动脉插管,静脉插管,压力换能器,张力换能器,气管插管,人工呼吸机,自动恒速推注机,输液装置,注射器等。

【实验方法和步骤】

1. 取2~3kg健康家兔1只,称重,耳缘静脉注射20%乌拉坦溶液5mL/kg,麻醉后仰卧位固定于手术台上。

2. 启动计算机,确认USB接口已经连通,打开BL-420生物机能实验系统软件。在"输入信号"下拉菜单中选择"1通道"的"心电","2通道"的"左室内压",3通道的"中心静脉压","4通道"的"张力或呼吸",在"1通道"连接心电导联线,记录Ⅱ导联心电图,"2通道""3通道"连接压力传感器以记录左室内压和中心静脉压,"4通道"连接"张力换能器"以记录呼吸。

3. 手术 剪去颈部被毛。在颈部正中做长5~7cm的切口,分离出气管,作一倒"T"形切口,插入气管插管,用粗线结扎固定,以保持呼吸道通畅,记录呼吸曲线。分离出左侧颈外静脉,穿两根丝线备用,先以动脉夹夹闭近心端,再结扎远心端,在靠近结扎线处,用眼科剪刀剪一"V"形口,将预先充满0.3%肝素生理盐水的静脉导管朝向心方向插入,插入深度约为4cm(进胸腔即可),用线结扎固定,记录中心静脉压;分离右侧颈总动脉,插入预先充满0.3%肝素生理盐水的动脉插管,约为7cm,以血压图形变为室内压图形为依据,终止插管,记录左室内压(图13-5-1)。在四肢近心端内侧皮内插入电极针,以观察记录心电图变化(图13-5-1),电极顺序为:右上肢红色,左上肢黄色,左下肢绿色,右下肢黑色。耳缘静脉留置套管针。观察记录呼吸频率(RR)、心率(HR)、左室收缩压(LVSP)、左室舒张压(LVDP)、左室舒张末期压(LVEDP)、左室内压上升/下降速率($LV \pm dp/dt_{max}$)、中心静脉压(CVP)及心电图(Ⅱ导联)的正常数据。

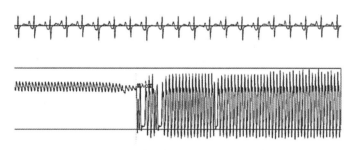

图13-5-1 家兔Ⅱ导联心电图波形、血压波形与室内压波形

4. 制备急性心力衰竭模型 观察记录上述指标后,启动呼吸机,调节潮气量为10mL/kg,呼吸频率30~40次/min,呼吸比为1.25∶1,将动物呼吸机输出管与气管插管连接,对动物进行人工通气。3%戊巴比妥钠溶液2mL由耳缘静脉缓慢注入(以0.5mL/min的速度为宜),同时密切观察血压、呼吸等的变化。以LVSP下降30%~40%为急性心力衰竭指标,此时停止推注戊巴比妥钠。稳定10min,再次记录上述各项指标。

5. 出现急性心力衰竭后,从耳缘静脉缓慢注入0.02%去乙酰毛花苷注射液(以0.3mL/min的速度为宜)。观察LVSP回升,同时监测心电图,出现心律失常时为中毒指标。

6. 如果出现心动过缓,从耳缘静脉缓慢注入0.1%阿托品1mL/kg救治。记录用药后心电图变化。如果出现心动过速,从耳缘静脉缓慢注入2%盐酸利多卡因3mL/min或苯妥英钠,记录用药后心电图变化。

7. 将实验数据经计算处理后填入表 13-5-1，并分别做 LV ± dp/dt_{max}，LVSP，LVDP，LVEDP，CVP 随去乙酰毛花苷剂量而变化的线形图；从图中找出药物对家兔的治疗量（1/2 最大有效量）、最大有效量、最小中毒量和最小致死量。

表 13-5-1　药物对家兔心脏的作用

	LVSP/ mmHg	LVDP/ mmHg	LVEDP/ mmHg	CVP/ cmH$_2$O	HR/ （次·min^{-1}）	LV ± dp/dt_{max}	
						上升	下降
给药前							
戊巴比妥钠							
去乙酰毛花苷							
利多卡因							

【注意事项】

1. 室温以 25℃为宜，室温过高或过低均影响实验结果。

2. 插入心导管前应首先在体表粗略测量一下需要的导管长度，插入心导管时动作应轻柔，边插入边注意观察血压变化，避免将心脏刺穿或导管紧贴心脏内壁。

3. 因为双侧颈部都要插管，所以一定要胆大心细，力求避免插管失败。在游离颈总动脉时，应把迷走神经分离干净，以免影响实验结果。

4. 推入戊巴比妥钠溶液前一定要开启动物呼吸机进行人工通气，否则易造成动物呼吸抑制而死亡。

【讨论题】

1. 本实验如何引起全心衰竭？哪些指标变化反映全心衰竭？

2. 强心苷治疗心功能不全的作用机制是什么？强心苷中毒时，可采取哪些抢救措施？

3. 家兔急性心力衰竭治疗前后，各项观察指标有哪些变化？为什么？

（齐汝霞）

实验六　呼吸运动的调节与急性呼吸衰竭

【实验目的】

1. 学习呼吸运动的记录方法，观察某些因素对呼吸运动的影响。

2. 复制呼吸衰竭动物模型，观察呼吸衰竭时呼吸运动及血压的变化。

3. 探讨某些原因引起呼吸衰竭的发病机制。

【实验原理】

正常呼吸运动是呼吸中枢（respiratory center）节律性活动的反映。呼吸中枢通过膈神经和肋间神经支配呼吸肌，引起呼吸肌节律性收缩与舒张，产生呼吸运动。体内外环境的改变可通过不同机制作用于呼吸中枢，引起呼吸运动的改变，如，神经和化学因素（如：血液或脑脊液的 PO$_2$、PCO$_2$ 或 H$^+$）可直接作用于呼吸中枢或通过不同的感受器反射性地影响呼吸运动。本实验通过造成家兔不同程度的 CO$_2$ 吸入增多、气管狭窄、窒息和肺水肿，引起各种异常的呼吸运动形式。

静脉注射油酸可导致急性肺损伤，其主要发生机制是通过趋化因子使中性粒细胞与巨噬细胞在肺内聚集、激活，并释放大量氧自由基、蛋白酶和炎症介质等，引起急性弥漫性肺泡 - 毛细血管膜的损伤,使之发生通透性增高、肺水肿等变化,引起肺通气障碍、肺泡通气/血流比例失调及气体弥散障碍,导致呼吸衰竭。

【实验对象】

家兔

【实验材料】

1. 药品　20%乌拉坦溶液,4%乳酸溶液,0.3%肝素生理盐水,5%~10%$NaHCO_3$溶液,油酸,地塞米松,生理盐水,CO_2气体、氮气(或钠石灰瓶)。

2. 器材　BL-420生物机能实验系统、哺乳类动物手术器械一套、兔手术台、气管插管、静脉插管、16号针头、静脉输液装置、注射器、50cm长橡皮管、球胆2只、马利气鼓、张力换能器、听诊器。

【实验方法和步骤】

1. 取健康成年兔一只,称重,耳缘静脉注射20%乌拉坦溶液5mL/kg全身麻醉。将兔仰卧位固定于兔手术台上,剪去颈前部的被毛。

2. 颈部手术　在甲状软骨下颈部正中切开皮肤6cm,分开皮下组织,依次分离:①右颈外静脉:用止血钳钝性分离右颈外静脉,动脉夹夹闭近心端,结扎远心端,在颈外静脉侧壁剪一小口,插入静脉插管与输液装置相连,结扎固定,以10滴/min的速度输入生理盐水,保持静脉通畅,以备输液之用。②气管:用止血钳在舌骨下肌群正中插入,将左、右胸骨舌骨肌向两侧拉开,即可看到气管,分离一段气管并穿一根粗棉线,在气管表面做一倒"T"形切口,插入气管插管并结扎固定。气管插管的一侧接马利气鼓,气鼓鼓面经一细线连接张力换能器,后者与BL-420生物机能实验系统相连,记录呼吸。③左侧颈总动脉:将胸骨舌骨肌和胸锁乳突肌向外拉开,在气管左侧深处可见到与其平行的左颈总动脉,用止血钳钝性分离左侧颈总动脉,穿线并结扎左侧颈总动脉的远心端,用动脉夹夹闭近心端,用眼科剪在靠远心端结扎处的动脉壁上剪一斜口,向近心端插入动脉插管(管内充满0.3%肝素生理盐水),用线结扎固定,接压力换能器,与BL-420生物机能实验系统相连,记录血压。

3. 打开计算机,启动BL-420生物机能实验系统,描记正常呼吸、血压曲线。

4. 用听诊器听诊肺的正常呼吸音。

5. 观察CO_2对呼吸运动的影响　将装有CO_2的球胆管口对准气管插管的另一侧,打开球胆的夹子,使兔吸入CO_2,观察呼吸及血压变化。待呼吸出现明显变化后,停止吸入CO_2,使呼吸恢复正常。

6. 观察缺氧对呼吸运动的影响

(1)方法一:将装有N_2的球胆管口对准气管插管的另一侧管口,打开球胆的夹子,使兔吸入O_2浓度降低,观察呼吸及血压变化。待呼吸出现明显变化后,停止吸入N_2,使呼吸恢复正常。

(2)方法二:气管插管的一侧通过钠石灰瓶,与盛有一定空气的球胆相连,使兔呼吸球胆内的空气,此时动物呼出的CO_2被钠石灰吸收。随着呼吸的进行,球胆中的O_2明显减少,观察呼吸、血压的变化。待呼吸出现明显变化后,解除缺氧,使呼吸恢复正常。

7. 观察无效腔增大对呼吸运动的影响　在气管插管的另一侧接上50cm橡皮管,观察呼吸运动包括呼吸形式和频率的变化。待呼吸出现明显变化后,去除橡皮管,使呼吸恢复正常。

8. 观察气管狭窄对呼吸运动的影响　用螺旋夹夹住与气管插管一侧相连的橡皮管,调节螺旋夹使管腔缩窄1/2~2/3,观察呼吸形式、频率、幅度的变化。待呼吸出现明显变化后,解除狭窄,使呼吸恢复正常。

9. 观察窒息对呼吸运动的影响　迅速将气管插管的另一侧管完全夹闭,使动物处于完全窒息30s,观察呼吸频率、幅度及血压的变化,并注意呼吸困难的类型,皮肤黏膜及血液颜色。30s后解除气管夹闭,使呼吸恢复正常。

10. 复制代谢性酸中毒,观察对呼吸运动的影响　家兔颈外静脉内滴注4%乳酸溶液(20~40滴/min,

不可过快),总量(10~11)mL/kg。观察呼吸运动的变化。

11. 复制代谢性碱中毒,观察对呼吸运动的影响 待动物呼吸稳定后,自颈外静脉滴注 5%~10%NaHCO₃ 溶液(30滴/min),剂量为 15mL/kg,观察呼吸频率及幅度的改变。

12. 复制气胸 待动物呼吸稳定后,在右胸第 4~5 肋间隙插入一个 16 号针头造成右侧气胸,针头用三通连上水检压计测定胸膜腔内压,观察呼吸运动的变化。10min 后用 50mL 注射器将胸膜腔内空气抽出,使胸膜腔内压维持在 0~-2cmH₂O,拔出针头,待动物呼吸恢复正常。

13. 复制油酸性肺水肿 由耳缘静脉缓慢注入油酸 0.2mL/kg,观察家兔血压及呼吸频率与深度,用听诊器听诊肺部有无湿性啰音出现。注射油酸 30~60min 后,气管内涌出粉红色泡沫样液体,呼吸明显浅频,提示肺水肿已经形成。夹闭气管将动物处死,打开胸腔,用线在气管分叉处结扎以防止肺水肿液流出,在结扎处以上切断气管,小心将心脏及其血管分离(勿损伤肺),把肺取出。用滤纸吸去肺表面的水分后称取肺重并计算肺系数,观察肺大体改变。切开肺,观察切面的改变,注意有无泡沫液体流出。

肺系数 = 肺重量(g)/ 体重(kg)。正常家兔肺系数为 4~5。

【注意事项】
1. 气管插管前一定注意把气管内清理干净。
2. 气体流速不宜过急,以免直接影响呼吸运动,造成假象,干扰实验结果。
3. 解剖取出肺时,注意勿损伤肺表面和挤压肺组织以防止水肿液流出,影响肺系数。

【讨论题】
1. CO₂ 增多、低 O₂、H⁺ 增多以及注射尼可刹米对呼吸运动有何影响?其作用途径有何不同?
2. 切断迷走神经后,呼吸运动有何变化?为什么?
3. 根据实验所得资料,简述油酸性呼吸衰竭的可能发病机制。

(辛 青)

实验七 离体小肠平滑肌的生理特性及药物作用的影响

【实验目的】
学习哺乳类动物离体器官灌流的方法,观察哺乳动物消化道平滑肌的一般生理特性,观察传出神经系统药物对离体小肠的作用。

【实验原理】
哺乳动物小肠平滑肌具有兴奋性(excitability)、传导性(conductivity)、收缩性和自律性(autorhythmicity),在离体条件下完全排除了神经和激素的影响,仍能自动产生节律性兴奋,并引起节律性收缩。此外,还具有伸展性,对化学、温度及机械牵张刺激敏感等特性,pH 变化、温度变化均可使小肠平滑肌活动发生改变,作用于传出神经系统的药物可显著影响肠平滑肌的活动。

【实验对象】
家兔

【实验材料】
1. 药品与试剂 台氏液,0.01% 肾上腺素溶液,0.001% 乙酰胆碱溶液,0.1% 硫酸阿托品溶液,10% 氯化钡溶液,1mol/L HCl 溶液,1mol/L NaOH 溶液。

2. 器材 BL-420 生物机能实验系统,恒温浴槽(或麦氏浴槽),张力换能器,铁支架,气泵(或充气球胆),"L"形通气管,温度计,烧杯,大试管,双凹夹,棉线,注射器,常规手术器械。

【实验方法和步骤】
1. 准备麦氏浴槽 麦氏浴槽内装灌流肠管的台氏液,浸于盛一定量的 38℃ 温水的恒温浴槽内,将充满氧气的球胆经橡皮管与麦氏浴槽内的"L"形通气管相连。调节与气泵或球胆相连的橡皮管上的螺丝夹,控制通气量,使气泡一个接一个地通至浴槽,起供氧及搅拌溶液的作用。

2. 制备标本　取家兔 1 只,用木槌猛击兔头枕部,使其昏迷。迅速剖开腹腔,在胃幽门和十二指肠交界处及距此 20~30cm 处的肠管上各做一结扎。先沿肠缘剪去相连的肠系膜。然后在两结扎点的内侧缘截取肠段置于台氏液中轻轻漂洗,除去肠内容物。再将肠段分成 2~3cm 长的小段,在小段肠的两端各扎一线,一线系于"L"形弯钩上,另一线系于张力换能器,通入空气供氧。连线必须垂直,且不得与浴槽的管壁、通气管接触,以避免摩擦而增加阻力或影响平滑肌运动。

3. 仪器调试　张力换能器连于 BL-420 生物机能实验系统。打开计算机,进入 BL-420 生物机能实验系统操作界面,打开菜单栏实验项目→消化实验→消化道平滑肌的生理特性。

4. 观察项目

(1) 记录离体小肠平滑肌自动节律性收缩曲线,观察小肠平滑肌收缩的节律、波形和幅度。收缩曲线的基线反映了小肠平滑肌的紧张性。基线上升表示紧张性升高;基线下降则表示紧张性降低。

(2) 用 25℃的台氏液更换浴槽内 38℃的台氏液,观察肠收缩曲线的改变,然后再将台氏液加温至 38℃,待肠肌收缩稳定后,描记正常曲线。

(3) 用 38℃无 Ca^{2+} 台氏液冲洗肠段至少 3 次,换上新鲜 38℃的无 Ca^{2+} 台氏液观察小肠自发性收缩变化。

(4) 加入 0.001% 乙酰胆碱 0.2mL,观察肠段运动的变化;如无反应,1min 后用正常含 Ca^{2+} 台氏液冲洗 3 次,观察自发性收缩是否恢复。

(5) 加入 1mol/L HCl 1~2 滴,观察肠段反应。冲洗肠段,使其恢复正常。

(6) 加入 1mol/L NaOH 1~2 滴,观察肠段反应。冲洗肠段,使其恢复正常。

(7) 加入 0.001% 乙酰胆碱 0.2mL,观察肠段运动的变化;不冲洗,向浴槽加入 0.1% 硫酸阿托品溶液 0.2mL,观察肠收缩曲线的改变;待收缩曲线发生明显改变时,再加入 0.001% 乙酰胆碱 0.2mL,观察收缩曲线有无显著改变。更换新台氏液冲洗 2~3 次。

(8) 加入 0.01% 肾上腺素 1~2 滴,观察肠段运动的变化,效果明显后,更换新的台氏液冲洗 2~3 次。

(9) 加入 10% 氯化钡溶液 0.2mL,待肠平滑肌收缩显著增强时,加入 0.1% 硫酸阿托品溶液 0.2mL,观察肠收缩曲线的变化。

【注意事项】

1. 实验过程中,台氏液应保持 38℃,液面应保持恒定。

2. 通气管的气泡逸出速度不可太快,以单个气泡陆续出现为宜。否则会影响肠段运动的曲线记录。

3. 肠管与换能器连接线不宜太紧,亦不能与浴管壁接触。

4. 每项实验效果明显后,立即更换新鲜台氏液,一般应冲洗 2~3 次,待肠段恢复正常活动后再进行下一项目。

5. 向浴管内加药时,不要触碰连接线,也不要把药滴到管壁上。

6. 实验结束后,先确认 USB 接口已经关闭,再关闭 BL-420 生物机能实验系统软件,最后关闭计算机。

【讨论题】

1. 根据小肠平滑肌的神经支配及其释放的不同递质,分析各递质的作用机制。

2. 兔离体小肠平滑肌的活动与离体蛙心的活动有何异同点?试比较二者活动所需的条件有何不同。

(王海英)

实验八　大鼠胃酸分泌及其影响因素

【实验目的】

学习胃灌流的方法,观察组胺、促胃液素及卡巴胆碱的促进胃酸分泌(gastric acid secretion)作用,了解胃酸分泌的体液性调节。

【实验原理】

胃酸是胃液分泌的主要成分,胃酸分泌受神经和体液两种因素的调节。组胺(histamine)、乙酰胆碱(acetylcholine)和促胃液素(gastrin)是引起胃酸分泌的内源性物质。

【实验对象】

大鼠

【实验材料】

1. 药品　20%乌拉坦溶液,磷酸组胺,五肽胃泌素,卡巴胆碱,生理盐水,0.01mol/L NaOH溶液,1%酚酞。

2. 器材　恒温水箱,电子微动泵,蛇形管,直径2mm的细塑料管30cm(作食管插管),直径4mm的粗塑料管15cm(作胃插管、气管插管),1mL和5mL注射器及针头,100mL锥形瓶,碱式滴定管和支架,常用手术器械,纱布,棉球,缝针,丝线。

【实验方法和步骤】

1. 实验步骤

(1)手术前大鼠禁食18~24h,自由饮水。

(2)麻醉、固定动物:用戊巴比妥钠溶液30~50mg/kg腹腔注射,麻醉后将大鼠背位固定于手术台上。

(3)颈部手术:在大鼠颈前正中作长约1.5cm皮肤切口,用止血钳钝性分开舌骨下肌群,分离一段气管并穿一根棉线,在气管表面做一倒"T"形切口,插入气管插管并结扎固定。分离出食管并穿线备用。

(4)腹部手术:在大鼠上腹正中剑突下作一长3cm切口,沿腹白线打开腹腔,用温热生理盐水湿润的纱布将胃轻轻拉出置于腹外,上下均以湿热纱布覆盖。

(5)于食管前壁切口,插管至胃内(此时可用手在胃表面触摸到进入胃内的塑料管)并结扎固定。

(6)在胃和十二指肠交界处穿2根线,结扎远端。在近幽门端的十二指肠前壁切口,将胃管由此口插入胃内,结扎固定。

(7)将食管插管通过蛇形管与微动泵相连,微动泵另一端管口放入盛有生理盐水的容量瓶中。蛇形管液浸于39~40℃的恒温水箱中。

(8)启动微动泵,用生理盐水冲洗胃腔。待胃腔冲净后,将胃轻轻送回腹腔,用缝针缝合上腹部切口或用温热生理盐水湿润的纱布覆盖切口。

(9)胃液的样品采集和胃酸的测定:手术后稳定30min可开始采集样品。调节微动泵转速至流量为3~4mL/min,用锥形瓶或刻度离心管收集自胃管流出的液体,每10min为一个胃液样品。以酚酞为指示剂,用0.01mol/L NaOH溶液滴定每个胃液样品。以"mmol/h"表示胃酸排出量,计算方法如下:中和胃液所用0.01mol/L NaOH溶液的量乘以$0.01 \times 1\,000$(NaOH溶液的毫摩尔浓度)再乘以6(即为每小时分泌量)。例如:中和胃液用去0.01mol/L NaOH溶液,则1h胃酸排出量为$0.2 \times 0.01 \times 1\,000 \times 6 = 12$mmol/h。

2. 观察项目

（1）胃酸的基础分泌：用药前先取 2~3 个胃液样品，测定其基础胃酸排出量作为对照。

（2）组胺的泌酸作用：皮下注射磷酸组胺 1mg/kg，连续收集 3~4 个样品，测其胃酸排出量。

（3）促胃泌素的泌酸作用：皮下注射五肽胃泌素 100μg/kg，连续收集 3~4 个样品并测定胃酸排出量。

（4）卡巴胆碱的泌酸作用：肌内注射卡巴胆碱 10μg/kg，连续收集 3~4 个样品并测定胃酸排出量。

【注意事项】

1. 应给动物保暖，使体温维持正常。

2. 灌流液的流速应保持恒定。

3. 每一项观察结束后，等胃液分泌恢复至对照水平再进行下一项观察。

【讨论题】

1. 胃酸的分泌主要受哪些因素的影响？

2. 请设计一实验，验证脑供血不足时能否影响胃酸的分泌？

（齐汝霞）

实验九　影响尿生成的因素

【实验目的】

1. 观察影响尿生成的因素，并分析其作用机制。

2. 复制失血性休克模型，观察休克状态下尿量的变化。

3. 了解休克治疗的一般原则及观察尿量变化在休克治疗中的意义。

【实验原理】

尿的生成包括 3 个基本过程：肾小球滤过（glomerular filtration）；肾小管与集合管的重吸收；肾小管与集合管的分泌（secretion）和排泄（excretion）。凡影响以上过程的因素均可引起尿量的改变。

肾小球滤过作用受滤过膜通透性、肾小球有效滤过压和肾小球血浆流量等因素的影响。肾小球有效滤过压（effective filtration pressure，EFP）是肾小球滤过作用的动力，其高低主要取决于肾小球毛细血管血压、血浆胶体渗透压和囊内压 3 个因素。肾小球毛细血管血压主要受全身动脉血压的影响，当动脉血压在 80~160mmHg 变动时，由于肾血流量的自身调节作用，肾小球毛细血管血压能保持相对稳定。如超出此自身调节范围，肾小球毛细血管血压、肾小球有效滤过压和肾小球滤过率将发生相应的变化。肾小管、集合管的泌尿功能则受小管液中溶质的浓度、醛固酮（aldosterone）、抗利尿激素（antidiuretic hormone）等多种因素影响。这些因素的变化均能影响尿的生成，从而引起尿量和尿液某些成分的改变。另外，一些药物也会作用于尿生成的不同环节而影响尿的质和量。如：呋塞米是临床常用的高效利尿药物，其主要作用机制是抑制髓袢升支粗段等部位对于 Na^+、Cl^- 的继发性主动重吸收。

机体失血时，心血管系统的活动将出现一系列的变化。当失血低于总血量的 10% 时，通过心血管系统的神经和体液调节可以使血压保持相对稳定，各组织供血无明显影响，机体无明显的缺血和缺氧现象；如果失血大于总血量的 20%，机体通过上述调节仍不能使血压保持恒定，血压下降，微循环供血不足，尿量减少，即休克。通过恢复血容量、增加心输出量和收缩外周血管等处理，可以恢复血压、组织供血和尿量。

【实验对象】

家兔

【实验材料】

1. 药品 20% 乌拉坦溶液,生理盐水,20% 葡萄糖,垂体后叶素,1/10 000 去甲肾上腺素,1/1 000 多巴胺,酚妥拉明,呋塞米。

2. 器材 BL-420 生物机能实验系统,哺乳动物手术器械一套,兔手术台,动脉插管,膀胱漏斗(或膀胱插管)及引流管,动脉夹,微循环观察装置,动脉和静脉导管(可用直径相当的聚乙烯管),5mL、20mL、50mL 注射器,静脉输血输液装置,压力换能器,记滴器,恒温水浴锅,纱布,温度计。

【实验方法和步骤】

1. 麻醉与固定 用 20% 乌拉坦溶液(5mL/kg)给家兔耳缘静脉缓慢注射,麻醉后将其仰卧位固定于兔手术台上。

2. 手术准备

(1)颈部手术:剪去颈前部被毛,在颈前正中作一长 4~6cm 的切口,分离气管并作气管插管。分离左侧颈总动脉和右侧迷走神经,分别穿线备用。

(2)腹部手术:剪去下腹部膀胱区被毛,从耻骨联合处向上沿正中线作一长约 4cm 的切口,沿正中腹白线切开腹壁,用手轻轻将膀胱翻至体外(勿使肠外露,以免血压下降)。再于膀胱底部找出两侧输尿管,确认无误后,小心地从两侧输尿管下方穿一丝线,将膀胱上翻,结扎膀胱颈部以阻断通尿道的通路(不可扎闭或压迫输尿管)。然后在膀胱顶部选择血管较少处做一荷包缝合,在荷包缝合中心处剪一小口,插入充满水的膀胱漏斗(或膀胱插管),收紧缝线,结扎固定。漏斗口应对着输尿管开口处并紧贴膀胱壁。膀胱漏斗收集的尿液经引流管流出,由记滴器记录。手术完毕,用止血钳夹闭切口,或用温生理盐水纱布覆盖腹部创口,以防体热散失。

(3)股动脉插管:在一侧腹股沟区沿股动脉走行方向作 4cm 长的皮肤切口,分离股动脉,插入动脉导管,同 50mL 注射器(预先抽取 1% 肝素 2mL)相连,并先夹闭动脉,以备放血之用。

(4)左颈外静脉插管输液:用动脉夹夹闭左颈外静脉近心端,结扎颈外静脉远心端,在颈外静脉侧壁剪一小口,插入与输液装置相连的静脉插管,结扎固定,以 10 滴/min 的速度输注生理盐水,保持静脉通畅,以备输液、输血和静脉给药之用。

3. 信号输入 在左颈总动脉插入充满抗凝剂(枸橼酸钠或肝素溶液)的动脉插管,插管经压力换能器连至 BL-420 生物机能实验系统 1 通道,准备记录血压的变化(在实验开始前勿将动脉夹打开)。由记滴器将尿滴信号输入系统的 2 通道,准备记录尿量的变化。

4. 仪器调试 打开计算机,进入 BL-420 生物机能实验系统操作界面,由菜单栏实验项目→泌尿实验→尿生成的影响因素。检查所有装置完好后,放开动脉夹,记录血压。

5. 观察项目

(1)记录正常的血压和尿量(滴/min)作为对照数据。

(2)由耳缘静脉徐徐注入 38℃生理盐水 15~20mL,观察血压和尿量的变化。

(3)待尿量基本恢复后,刺激迷走神经外周端,使血压维持在 50mmHg 左右的低水平 15~20s,观察尿量的变化。

(4)静脉注射 38℃的 20% 葡萄糖溶液 5mL,观察尿量的变化。

(5)静脉注射 1/10 000 去甲肾上腺素 0.3~0.5mL,观察血压和尿量的变化。

(6)静脉注射酚妥拉明 5mg 后,再静脉注射 1/10 000 去甲肾上腺素 0.3~0.5mL,观察血压和尿量的变化。

(7)静脉注射垂体后叶素 3~5U,观察血压和尿量的变化。

(8)静脉注射呋塞米 10~20mg,观察尿量的变化。

(9)股动脉放血,放血前观察皮肤黏膜颜色、血压、呼吸及肠系膜微循环(注意观察微血管的流速、口径及每个低倍镜视野下开放的毛细血管数目)的变化;血液流入注射器内,当血压降至 40mmHg 时,停止放血。当代偿性血压升高时,再次放血,使血压持续稳定在 40mmHg 20~30min。观察上述指标,尤其注意尿量和肠系膜微循环的变化。肠系膜微循环的观察方法是:向微循环灌流盒内注入 38℃生理盐水。将一段回肠肠袢(游离度较大)轻轻拉出,放入微循环灌流盒内,在显微镜下观察肠系膜微循环。

(10) 实验性治疗:用动脉夹夹闭股动脉,经颈外静脉快速静脉滴注失血量 1~2 倍的生理盐水和失血全血,观察血压和尿量的变化。如血压仍低于 60mmHg,静脉注射 0.1% 多巴胺 0.3~0.5mL,观察血压和尿量的变化。

【注意事项】

1. 复习肾小球的滤过、肾小管和集合管的重吸收与分泌过程及其影响因素。

2. 实验前最好给家兔喂食足量的青菜,否则应在手术时给予静脉补液。

3. 各项实验的顺序安排,是在尿量增加的基础上进行减少尿生成的实验。而且应该等前一项影响因素基本消失、尿量基本恢复后再实施下一步新的项目操作。

4. 实验需多次静脉注射,应保护好耳缘静脉。静脉注射尽量从耳缘静脉远心端开始,逐步向近心端移行;亦可保留耳缘静脉输液用的头皮针,方便静脉给药。

5. 使用膀胱漏斗引流尿液时,操作要轻柔;引流管的记滴端应低于膀胱端。实验中若无尿或尿量极少,应检查膀胱是否扭转而压迫了输尿管,或结扎尿道时是否误扎了输尿管。

【讨论题】

1. 电刺激迷走神经观察尿量变化时,应注意什么?

2. 静脉注射 1/10 000 去甲肾上腺素后,有时尿量变化不大,是何原因?

3. 全身动脉血压升高,尿量是否一定增加? 血压降低,尿量是否一定减少? 为什么?

4. 在本实验中,哪些因素影响肾小球滤过? 哪些因素影响肾小管和集合管的重吸收与分泌?

5. 当放血出现血压降低直至休克后,能否立即注射去甲肾上腺素升高血压、改善组织器官灌流? 为什么?

(朱苏红)

实验十　家兔急性肾功能不全及呋塞米的治疗作用

【实验目的】

1. 复制家兔升汞($HgCl_2$)中毒性肾功能不全动物模型。

2. 观察肾功能不全时家兔的尿液、血气、血尿素氮及肾脏大体形态学改变。

3. 观察呋塞米对肾功能不全家兔的治疗作用。

【实验原理】

重金属类肾毒物 $HgCl_2$ 可以造成家兔急性肾小管坏死(acute tubular necrosis)。肾毒物引起肾血管痉挛,造成肾缺血和肾小球滤过率(glomerular filtration rate,GFR)降低,是急性肾衰竭(acute renal failure)初期的主要发病机制。肾小管坏死所致的肾小管阻塞和原尿回漏进一步导致 GFR 降低,发生急性肾衰竭。急性肾衰竭的少尿期,由于 GFR 降低及肾小管重吸收和排泄功能障碍,可导致尿量、尿成分改变,并发生代谢性酸中毒、氮质血症等内环境紊乱。

袢利尿剂呋塞米(furosemide)是目前最有效的利尿药,主要作用部位在髓袢升支粗段,特异性地抑制 Na^+-K^+-$2Cl^-$ 共转运子,从而抑制 NaCl 的重吸收,降低肾的稀释与浓缩功能,产生强大的利尿作用。临床上可利用袢利尿剂增加尿量和 K^+ 的排出,冲洗肾小管,减少肾小管的萎缩和坏死,治疗急性肾衰竭。

【实验对象】

家兔

【实验材料】

1. 药品 20% 乌拉坦溶液,1%HgCl₂溶液,生理盐水,10mg/mL 呋塞米溶液,5% 葡萄糖液,1% 普鲁卡因,尿素氮标准应用液Ⅰ(1mL=0.025mg 氮),二乙酰 - 肟 - 氨硫脲(DAM-TSC)液,酸混合液,5% 醋酸溶液,尿素氮标准应用液Ⅱ。

2. 器材 兔实验台,血气分析仪,离心机,752 型紫外 - 可见分光光度计,水浴锅,试管,滴管,吸管,试管架,酒精灯,输尿管,塑料插管,显微镜,玻片,手术器械一套。

【实验方法和步骤】

1. 复制模型 实验前 1 天,取健康家兔 3 只(最好是雄兔),随机分为甲、乙、丙。称重后,甲、乙皮下注射 1% HgCl₂溶液(按 0.4~0.6mL/kg,一次注射),造成急性肾功能不全;丙在相同的部位注射等量生理盐水作为对照。实验前均少喂食蔬菜。

2. 手术操作

(1)实验时将家兔称重后,耳缘静脉注射 20% 乌拉坦溶液 5mL/kg 全身麻醉,仰卧位固定于兔实验台上,下腹部剪毛,在耻骨联合上约 1.5cm 处正中切口,长约 4cm,暴露膀胱,并将膀胱翻向体外,在膀胱底部寻找并分离两侧输尿管,在输尿管靠近膀胱处用线结扎。略等片刻,待输尿管充盈后,用眼科剪剪一小口,向肾盂方向插入细塑料管,结扎固定,以便收集尿液。

(2)自耳缘静脉缓慢注入 5% 葡萄糖液 100mL/kg,以保证有足够的尿量。

(3)记录给药前 30min 内的总尿量。

(4)颈部剪毛,1% 普鲁卡因局部浸润麻醉,作颈总动脉分离、插管,以备取血。

3. 尿蛋白定性检查 取兔尿液 3mL 分别放入试管中,在酒精灯上加热至沸腾(切勿溢出)。若有混浊,加入 5% 醋酸溶液 3~5 滴,再煮沸。若尿液变清,表明是尿酸盐所致;若变浊,则表示尿中含有蛋白。依混浊程度不同判定尿蛋白含量,判断标准见表 13-10-1。

表 13-10-1 蛋白浊度判定标准

	清晰	轻度混浊	稀薄乳样混浊	乳浊或少量碎片	絮状混浊
混浊程度	-	+	++	+++	+++
含蛋白量 /g%		0.01~0.05	0.05~0.2	0.2~0.5	>0.5

4. 尿液镜检

(1)取收集的尿液 1 滴置于玻片上,于高倍视野下计数细胞,低倍视野下计数管型,至少用 10 个视野报告结果(用最低和最高数报告)。

(2)亦可取 5mL 的尿液置于离心管中离心沉淀(1 500r/min)5min,取沉渣涂片,先高倍后低倍观察,计算 10 个不同视野细胞的平均值,管型以低倍视野计算。

5. 血清尿素氮测定

测定原理:在强酸条件下,当血液中尿素与二乙酰 - 肟 - 氨硫脲共同煮沸时,可生成红色复合物——二嗪衍生物。其颜色深浅与尿素氮含量成正比关系,用 752 型紫外 - 分光光度计测定可计算出含量。操作如下:

(1)家兔颈总动脉各取血 5mL,离心 5min(2 000r/min),吸出血清置干燥试管中备用。

(2)按表 13-10-2 的方法加入试剂。

表 13-10-2　血清尿素氮测定

试剂 /mL	测定管 A*	测定管 B*	标准管	空白管
血清	0.02	0.02	—	—
蒸馏水	0.5	0.5	0.1	0.5
尿素氮标准应用液 Ⅱ	—	—	0.4	—
DAM-TSC 液	0.5	0.5	0.5	0.5
酸混合液	4.0	4.0	4.0	4.0

*注:测定管 A 为对照兔血清,测定管 B 为中毒兔血清。

加完上述试剂后混匀,先置沸水锅中准确煮沸 10min,再置流水中冷却 3min。然后在紫外 - 可见分光光度计上用 520nm 波长或绿色滤光板比色,以空白管调"0",读取各测定管读数,按下式算结果:

$$\frac{测定管光密度}{标准管光密度} \times 0.002 \times \frac{100}{0.02} \times 10 = 血清尿素氮(mg\%)$$

6. 血气测定　家兔颈总动脉各取血 1mL,测定血气参数:pH、SB、PaCO₂、BE。

7. 给药　甲兔静脉注射 10mg/mL 呋塞米溶液 0.5mL/kg(5mg/kg);乙兔、丙兔注射生理盐水 0.5mL/kg,给药后每 5min 记录一次尿液量,连续 6 次,合并各次尿液,记录给药后 30min 总尿量。并于给药后 30min 取动脉血 6mL。重复步骤 3、4、5、6。

8. 形态学观察　家兔一并处死(自耳缘静脉注入 5~10mL 空气),取出肾脏,称重,计算肾体比(体重最好为去除肠道的体重)。观察比较家兔肾脏的大体形态。组织切片示教,显微镜下观察皮质肾小管上皮有无变形、坏死、脱落,管腔中有无红细胞、白细胞及管型等。

【注意事项】

1. 血清、标准液等试剂应准确。

2. 加入试剂 Ⅱ 后,不超过 1~2min,即应放入沸水浴中。

3. 煮沸及冷却时间应准确,否则颜色反应消退。

4. 对照兔血清尿素氮 5.0~7.1mol/L,急性 HgCl₂ 中毒性肾病家兔血清尿素氮约为正常值的 1~2 倍。

【讨论题】

1. 根据实验结果,请分析、判断家兔是否发生急性肾衰竭?

2. 用课堂理论结合实验结果,讨论升汞引起急性肾衰竭的机制。

3. 结合实验,讨论家兔尿蛋白、管型的发生机制。

【附】试剂配制

1. 二乙酰 - 肟 - 氨硫脲液　二乙酰 - 肟 600mg,氨硫脲 30mg,蒸馏水溶解并加至 100mL。

2. 酸混合液　浓磷酸(85%~87%)35mL,浓硫酸 80mL,慢慢滴加于 800mL 水中,冷却后加水至 1 000mL。

3. 尿素氮标准储存液(1mg 氮 /mL)　分析纯尿素 2.143g,加 0.01mol/L 硫酸溶解,并加至 1 000mL 时,置冰箱内保存。

4. 尿素氮标准应用液 Ⅰ(0.025g/L)　吸取尿素氮标准储存液 2.5mL,加 0.01mol/L 硫酸至 100mL。

5. 尿素氮标准应用液 Ⅱ(0.005g/L)　吸取尿素氮标准应用液 Ⅰ 20mL,加 0.01mol/L 硫酸至 100mL。

(王建礼)

实验十一　胰岛素的降血糖作用、过量反应及其解救

【实验目的】

观察胰岛素对小鼠血糖的影响,并观察小鼠胰岛素过量反应及解救作用。

【实验原理】

胰岛素(insulin)是促进合成代谢,调节血糖稳定的主要激素。其能促进组织细胞对葡萄糖的摄取和利用,加速葡萄糖合成糖原贮存于肝和肌肉中,并抑制糖异生,促进葡萄糖转变为脂肪酸储存于脂肪组织,导致血糖水平下降。过量胰岛素可引起低血糖反应(hypoglycemia reaction),患者出现饥饿感、出汗、心跳加快、焦虑、震颤等症状;严重者血糖下降过快,细胞外液水分向高渗的细胞内转移,导致或加重脑水肿,引起昏迷、惊厥、休克,甚至脑损伤及死亡。

测定血糖浓度的方法有多种,常用的包括血糖仪测定法和邻甲苯胺法 2 种。后者的原理为葡萄糖在热的酸性溶液中与邻甲苯胺产生缩合反应,生成蓝色的希夫碱。根据其颜色深浅不同,使用分光光度计可测定血糖浓度。

【实验对象】

小鼠

一、血糖仪测定法

【实验材料】

1. 药品　5U/mL 胰岛素,生理盐水,25% 葡萄糖注射液。

2. 器材　血糖仪,血糖测定试纸,恒温水浴箱,1mL 注射器,烧杯。

【实验方法和步骤】

取禁食不禁水 12~24h 的小鼠 3 只,称重。

1. 空腹血糖测定　分别从 3 只小鼠尾部远端断尾,取血适量,涂于血糖仪试纸上,测定实验前 3 只小鼠血糖浓度;2 只小鼠腹腔注射 5U/mL 胰岛素 0.2mL/10g,另 1 只腹腔注射等容量生理盐水作为对照,观察以下项目。

2. 低血糖反应　将 3 只小鼠装入烧杯并放入 38℃左右的恒温水浴箱内,观察小鼠出现的低血糖惊厥反应(注射胰岛素的小鼠为 10~20min)。断尾取血,分别测定 3 只小鼠血糖水平,并与上述测定结果进行比较。

3. 低血糖解救　对处于惊厥状态的一只小鼠腹腔注射 25% 葡萄糖注射液 0.5~1.0mL 解救,另一只惊厥小鼠不解救,继续观察小鼠行为有何变化。并且 3 只小鼠再次断尾取血,测定其血糖水平。

【注意事项】

1. 禁食条件一致。

2. 禁食后小鼠体重应在 20g 以上。

3. 小鼠放入恒温水浴箱后应在 15min 内达到所需温度,升温太慢会影响反应率。

4. 应选择安静和光线柔和均匀的场所实验,因为声、光等外来刺激能增加小鼠对胰岛素的敏感度。

5. 断尾应从远端开始,渐靠近近端。

【讨论题】

过量注射胰岛素的小鼠为什么惊厥? 有何临床意义?

二、邻甲苯胺法

【实验材料】

1. 药品　胰岛素,葡萄糖标准液,蒸馏水和 10% 邻甲苯胺试剂。

2. 器材　10mL 试管 15 支,试管架,5mL 离心管 10 支,离心机,0.1mL 和 5mL 吸管各 2 支,恒温水浴箱,注射器,分光光度计。

【实验方法和步骤】

1. 正常空腹血糖测定　取禁食不禁水 12~24h 小鼠 5 只,称重。1 只断头取血 1mL 左右。立即注入离心管内,稍等片刻用竹签剥离心管周围血块再离心,血清作正常空腹血糖测定用。

2. 低血糖反应　再取另外 4 只小鼠,其中 2 只分别腹腔注射胰岛素 1U/g,另 2 只注射等容量的生理盐水作为对照,将 4 只小鼠标记后装入烧杯并放入 38℃左右的恒温水浴箱内,观察小鼠出现的低血糖反应(注射胰岛素的小鼠 10~20min 后出现惊厥),观察 5min 后将其取出。分别取 1 只注射胰岛素和生理盐水的小鼠断头取血,离心测定血糖水平,并与正常空腹血糖进行比较。

3. 低血糖解救　对另一只处于惊厥状态的小鼠腹腔注射 25% 葡萄糖 0.5~1.0mL,观察小鼠行为有何变化,并分别取葡萄糖解救小鼠和注射生理盐水的小鼠断头取血,离心测定血糖水平,并与正常空腹血糖进行比较。

4. 邻甲苯胺法测定血糖的方法

(1)比色液的制备:按表 13-11-1 配备。

表 13-11-1　比色液的分配

试液	测定管 /mL	标准管 /mL	空白管 /mL
血清	0.1	—	—
葡萄糖标准液	—	0.1	—
蒸馏水	—	—	0.1
10% 邻甲苯胺液	5	5	5

(2)摇匀后置于沸水中煮沸 10min,取出冷却 3min。用光电比色计或分光光度计在 30min 内比色,记录各管光密度,计算全血 100mL 所含葡萄糖的毫克数。

$$血糖浓度(mg\%) = \frac{测定管光密度}{标准管光密度} \times 100\%$$

然后换算为 mmol/L,换算关系为(mg/100mL)× 0.055 5 = mmol/L。

【注意事项】

1. 邻甲苯胺为浅黄色油状体,若显红棕色宜重蒸馏。收集 191~201℃时蒸馏出的微黄色液体,蒸馏时弃去首尾部分。

2. 煮沸时水面需要较管内水面为高,以免温度不均而影响比色。

3. 分光光度计用 0.5cm 光径比色环,若用光电比色计则使用 65 号滤光片。

4. 若用分光光度计比色,上述血清液、葡萄糖标准液、蒸馏水则各取 0.05mL,10% 邻甲苯胺试剂取 2.5mL。

【附】试液的配制

1. 10% 邻甲苯胺试剂　在 700mL 乙二醇中加入 150g 枸橼酸,于水浴中加热搅拌使之溶解,冷却后加 1.5g 硫脲,待硫脲溶解后加入 100mL 邻甲苯胺,用乙二醇稀释至 1 000mL,贮存在棕色瓶中备用。

2. 葡萄糖标准液

（1）贮存液（1mL＝10mg）：称取 1g 干燥无水葡萄糖放入 1 000mL 容量瓶内，以 0.2% 苯甲酸加至刻度处。

（2）应用液（1mL＝1mg）：取贮存液 10mL 放入 1 000mL 容量瓶内，用 0.2% 苯甲酸溶液稀释至刻度处。

（亚白柳）

第十四章

设计性实验

设计性实验（designing experiment）也称探索性实验（exploring experiment），是指采用科学的逻辑思维配合实验学方法与技术，对拟定研究的目标（或问题）进行的一种有明确目的的探索性研究。设计性实验与基础性、综合性实验有着本质的区别。基础性、综合性实验是在前人工作总结的基础上进行的，只要能按实验方法操作，即可达到实验目的。设计性实验是在借助前人工作经验的基础上，通过对研究对象的积极思考与归纳，对未知因素进行大胆设计、探索、研究的一种科学实验。开设设计性实验，通过自主和创造性设计一个或几个小型实验研究项目，在一定的实验条件和范围内，完成选题、实验设计、实验操作、结果分析和论文撰写等过程，使学生初步掌握医学科学研究的基本程序和方法，培养学生的科学思维和创新能力，提高团队协作精神。

第一节 设计性实验的基本要求和步骤

一、设计性实验的基本要求

学生以实验小组为单位，独立进行实验设计，经过小组讨论和指导教师审查，确定实验方案。实验设计的具体要求如下：

1. 所选课题应具有科学性、创新性、目的性和可行性等。
2. 查阅文献，了解所研究内容的国内外研究现状。
3. 实验目的明确，并具有一定的理论意义或应用价值。
4. 依据对照原则、均衡原则和随机原则，围绕假说内容进行实验设计，通过实验得出结果，从而有力地证实假说内容。实验设计要符合实验室条件和自己的技术水平，切实做到合理、可行。
5. 选择合适的实验动物及疾病模型，并注意降低实验成本。
6. 由于受实验条件及学生自身技术水平的影响，处理因素和观察指标不宜过多。注意处理因素要标准化，即实验中按一个标准进行。注重观察指标的关联性，即能确切反映处理因素的结果效应。

二、设计性实验的步骤

1. 选题立题 根据已学的基础知识或近期将要学习的知识提出自己感兴趣的实验研究项目，查阅相关的文献资料，了解国内外研究现状。经过小组集体讨论，确立一个既有科学性又有一定创新的题目。实验方案不可过大或脱离现实条件，应强调其可操作性。初步选题后，由指导教师根据设计方案的目的性、科学性、创新性和可行性进行初审，然后与同学一起对实验方案进行论证。

2. 方案设计的内容与格式　每个实验小组写一份设计性实验申请书,认真按照规定的格式写出实验的设计方案。设计性实验方案的内容应详细并具可操作性,具体内容和格式要求如下:①在实验设计方案首页标明学生专业、年级、班、组、姓名、学号,以便于归档保存和查阅;②立题依据(研究的目的、意义,以及要解决的问题和国内外研究现状);③实验动物品种、性别、规格和数量;④实验器材与药品(器材名称、型号、规格和数量;药品或试剂的名称、规格、剂型和使用量),包括特殊仪器与药品需要;⑤实验方法与操作步骤,包括实验的技术路线、实验的进程安排、每个研究项目的具体操作过程,以及设立的观察指标和指标的检测手段;⑥可能遇到的问题及解决措施;⑦注明参考文献;⑧指导教师修改、完善实验方案。

3. 实验准备　同学应根据实验的设计方案,按照具体的实验室条件列出实验所需的动物、器械、药品的预算清单,在实验前3周提交给指导教师。

4. 预实验　按照实验设计方案和操作步骤认真进行预实验。在预实验过程中,学生要做好各项实验的原始记录。实验结束后,应及时整理实验结果,发现和分析预实验中存在的问题和需要改进、调整的内容,并向指导教师进行汇报。得到教师的同意之后,在正式实验时加以更正。

5. 正式实验　按照修改后的实验设计方案和操作步骤认真进行正式实验。做好各项实验的原始记录。实验结束后,及时整理实验数据。

6. 实验结果的记录、归纳与分析　各实验小组在实验过程中认真记录实验结果,实验结束后进行实验数据的归纳和处理。

7. 撰写论文和制作课件　在认真完成实验数据的整理分析后,每个学生均要按照规定的格式撰写论文,并按时上交论文。按照课题名称、选题背景、研究目标、实验方法、实验结果、结果分析及讨论、结论的顺序制作 PPT 文件(幻灯片),准备答辩。

8. 论文答辩　论文答辩以小组为单位,每位小组成员均须参加答辩,其中确定一位作为主答辩人,负责论文的汇报。

9. 评分　依据每组设计性实验的科学性、先进性、创新性,以及实验完成的情况和论文质量进行评分;每个同学在整个设计性实验过程中的具体表现,如方案设计的参与程度、实验动手能力、论文的质量、回答问题的能力进行评分。

第二节　设计性实验的设计格式和范例

一、设计性实验的设计格式

研究题目:

项目组成员:包括专业、年级、班级、姓名、学号。

立题依据:包括研究目的意义、国内外研究现状、本项目的创新之处及主要参考文献。

实验设计方案:包括研究方法、实验步骤、观察指标及检测手段、统计学处理等。

实验材料:实验动物(包括动物性别、规格、数量),实验器材与药品。

可行性分析:包括研究基础、实验室条件、可能遇到的问题及解决措施。

进度安排:

预期实验结果:

二、设计性实验的设计范例

范例 1

研究题目:山莨菪碱(654-2)的钙拮抗作用探讨

项目组成员:专业 __临床医学__ 年级 __2019__ 班级 __1__ 姓名 __张××__ 学号 __2019×××__

立题依据:

已有大量的资料证实,山莨菪碱(654-2)具有细胞保护作用,如可增强组织细胞对缺血缺氧的耐受性,减轻缺血组织溶酶体的损伤,减少溶酶体酶的释放,抑制缺血细胞线粒体 Mg^{2+} 的外溢,抑制胰腺组织蛋白分解和心肌抑制因子的产生等。但是,山莨菪碱的细胞保护作用的机制尚未见报道。目前认为,缺血、毒素等多种原因引起的细胞不可逆损伤及细胞死亡的过程中,细胞内钙超载是最重要的因素。本研究拟在异丙肾上腺素诱发的大鼠心肌坏死的模型上,观察山莨菪碱是否具有钙拮抗作用,并与已知的钙通道阻滞剂维拉帕米比较,以期阐明山莨菪碱细胞保护作用的机制。

参考文献:

1. RONA G,CHAPPEL CI,BALAZS T,et al.An infarct-like myocardial lesion and other toxic manifestations produced by isoproterenol in the rat.AMA Arch Pathol,1959,67(4):443-455.

2. 曹锋生,韩继媛.抗胆碱能药防治缺血-再灌注损伤的研究进展.医药导报,2006,25(9):931-933.

实验设计方案:

1. 实验动物及分组 Wistar 大鼠 100 只,体重 250g±50g,随机分为:①异丙肾上腺素组;②异丙肾上腺素+维拉帕米组;③异丙肾上腺素+山莨菪碱组;④盐水对照组。

2. 心肌坏死模型复制及处理 具体如下:①组:皮下注射异丙肾上腺素 30mg/kg;②组:皮下注射维拉帕米 30mg/kg,1h 后皮下注射异丙肾上腺素 30mg/kg;③组:皮下注射山莨菪碱 20mg/kg,1h 后皮下注射异丙肾上腺素 30mg/kg;④组:皮下注射生理盐水 2mL。

各组动物于注射异丙肾上腺素或生理盐水 12h 后,未死亡的大鼠腹腔注射 20% 乌拉坦溶液 5mL/kg 全身麻醉,左侧颈总动脉插入心导管,经压力换能器与 BL-420 生物机能实验系统连接,测定动脉血压和左心室内压。然后,处死动物,取心脏组织作病理检查和心肌钙含量测定。

3. 心肌组织病理学检查 取心尖部和室间隔,常规固定、脱水、透明、浸蜡后,切成 8μm 厚切片,HE 染色,树脂胶封固,玻片覆盖,显微镜下观察病理变化。心肌坏死分级参照 Rona 标准:0 级,无病变;Ⅰ级,心内膜下有灶性坏死病变;Ⅱ级,心肌有大范围的灶性坏死病变;Ⅲ级,心肌有广泛融合性坏死病变。

4. 心肌钙测定 除心尖和室间隔外全部心脏,置烘烤箱中 140℃ 6h 完全脱水,精确称重,按 1g 加入 10mL 酸液(硝酸:硫酸:过氯酸 =2:2:1)消化 24h,用原子吸收分光光度计测定心肌组织钙含量。

5. 统计学处理 用 SPSS23.0 统计软件进行统计,计量数据均以 $\bar{x}±s$ 表示,两组间计量资料比较采用 t 检验,多组间计量资料比较采用 One-Way ANOVA 分析,以 $P<0.05$ 为差异有统计学意义。

实验材料:

1. 实验动物 Wistar 大鼠,雌雄不拘,体重 250g±50g,100 只。

2. 实验器材 BL-420 生物机能实验系统,压力换能器,心导管(可用直径相当的聚乙烯管),GGX-1 型原子吸收分光光度计,光学显微镜,烘烤箱,石蜡切片机,大鼠实验台,电子天平,5mL、10mL 注射器,手术器械一套。

3. 药品 异丙肾上腺素,山莨菪碱(654-2),维拉帕米,0.3% 肝素生理盐水,20% 乌拉坦,生理盐水,硝酸,硫酸,过氯酸,HE 染色试剂。

可行性分析:

机能实验室具备完成本实验研究的基本工作条件,并可利用学校科研平台的相关仪器设备,确保本研究顺利进行。

进度安排:具体安排时间段内要完成的研究内容。

预期实验结果:研究证实山莨菪碱是否具有钙拮抗作用,阐明山莨菪碱细胞保护作用的机制。

范例 2

研究题目:A 药对家兔动脉血压的影响

项目组成员:专业　临床医学　　年级　2019　　班级　2　　姓名　王××　　学号　2019×××

立题依据:

有较多患者反映在使用 A 药期间伴有血压升高现象,已有资料证实该药无直接影响心脏泵血功能的作用,且未见有升血压的报道,故其升压假设可能与血管收缩或血容量增多有关。本实验拟初步验证 A 药的升压效应,并选用部分受体拮抗剂以探索其升压机制。

参考文献:参考文献的著录格式采用"温哥华"式。

实验设计方案:

1. 实验方法与操作步骤

(1) 实验动物及分组:新西兰兔 30 只,体重 2~3kg,随机分为:① A 药组($n=10$ 只);②受体拮抗剂 1+A 药组($n=10$ 只);③受体拮抗剂 2+A 药组($n=10$ 只)。

(2) 用20% 乌拉坦溶液 5mL/kg 耳缘静脉注射麻醉家兔。手术分离左侧颈总动脉并插入动脉导管,经压力换能器与 BL-420 生物机能实验系统相连,测定平均动脉血压。

(3) 耳缘静脉注射给药:每次 0.5mL(标明每药每次的剂量),给药顺序为:①②③,②①③,③①②,③②①。每次给药均在血压基本恢复后进行。

2. 统计学分析　数据均以 $\bar{x}\pm s$ 表示,组间比较采用 t 检验,以 $P<0.05$ 为差异有统计学意义。

实验材料:

1. 实验动物　新西兰兔,雌雄不限,体重 2~3kg,30 只。

2. 实验器材　BL-420 生物机能实验系统,压力换能器,动脉导管,2mL、5mL 注射器,手术器械一套。

3. 药品　A 药,受体拮抗剂 1,受体拮抗剂 2,0.3% 肝素生理盐水,20% 乌拉坦溶液,生理盐水。

可行性分析:

时间安排:具体安排时间段内要完成的研究内容。

预期实验结果:A 药有升血压作用并可能通过某受体起作用。

第三节　设计性实验的选题指南

设计性实验题目的选择至关重要,决定该项研究的工作价值和实验的成功率。一般实验题目的选择从以下几方面着手:①新颖性:根据机能学科所学知识,结合检索国内外有关的文献和科研新资料,在教研室能提供的条件下,尽可能保证所选题目的新颖性。②目的性:此项实验研究要解决什么问题,达到什么目的,这是在选题之前要思考的。一般研究的目的主要是阐明生命的现象、病理变化、发病机制、药物防治作用和作用机制等,具有理论性和实用性。③科学性和可行性:实验设想要有科学依据,而不是凭空想象。要有科学的构思、充分的论证和严密的设计,并在实验中进行证明。同时,在选择和设计实验题目的过程中,还要考虑到实验的可行性,即进行实验研究所必需的实验条件,这是实验得以进行的必要前提。

下面列出一些设计性实验项目,供学生在选题时参考。学生也可自选题目进行设计和研究。

1. 某些生理、病理参数的测定,或某药物的药动学参数测定。

2. 影响胰液和胆汁分泌的因素。

3. 耳蜗动作电位和耳蜗微音器电位的比较。

4. 影响痛觉的因素分析或针刺镇痛的作用机制研究。

5. α僵直和γ僵直的观察。

6. 影响咳嗽反射的因素及药物的镇咳作用研究。

7. 不同剂型药物的血药浓度测定。

8. 药物 LD_{50} 和 ED_{50} 的测定。

9. 药物的镇痛作用。

10. 药物对垂体后叶素所致急性心肌缺血心电图变化的影响。

11. 药物诱发小鼠低血糖惊厥。

12. 药物或其他因素升压和降压作用的分析。

13. 东莨菪碱诱导小鼠记忆缺失及药物的对抗作用。

14. 某因素对胃肠道活动的影响。

15. 药物的抗菌作用。

16. 休克发病机制探讨及实验性治疗。

17. 心肌缺血 - 再灌注损伤发病机制探讨。

18. 缺血预处理和缺血后处理心肌保护机制探讨。

19. 心力衰竭的实验性治疗。

20. 发热的发病机制研究。

(王传功)

第四节　设计性实验(实验方法和步骤设计)项目

科研性质的设计性实验难度较大、所花费的时间较多,而且学生数量多,选择的题目多样,实验课上是很难完成的,一般在课外科技创新活动中进行。在实验课上,给定题目和目的的设计性实验是可行的,特别是在人数众多的医学院校。下面列出了一些设计性实验的题目供选择。参考做法是:实验前一周将设计性实验的题目、目的告知学生,学生以实验小组为单位自行设计实验方法和步骤,由指导教师审阅修改后,于实验课上完成实验并写出实验报告。

实验一　神经干动作电位不应期和传导速度的测定

【实验目的】

学习神经干动作电位传导速度的测定方法,观察神经在发生一次兴奋后的兴奋性变化,并测定其不应期。

【实验原理】

可兴奋细胞(如神经细胞、肌细胞和腺细胞)受刺激后产生动作电位的能力称为兴奋性。细胞在发生一次兴奋后,由于其膜电位发生了一系列的变化,它的兴奋性也发生相应的变化,分为绝对不应期、相对不应期、超常期和低常期。调节双脉冲刺激之间的间距,可对其不应期进行测定。神经兴奋的标志是产生动作电位,其传播速度与神经纤维的粗细、髓鞘的有无及环境温度等因素有关,通过测量神经冲动经过的路程和所需要的时间,可知兴奋传导速度的快慢。

【实验对象】

蛙或蟾蜍

【实验材料】

1. 试剂 林格液。

2. 器材 BL-420生物机能实验系统,神经标本屏蔽盒,蛙类手术器械,蛙板,玻璃板,废物缸,滴管,培养皿,棉花,缝线。

【实验方法和步骤】

根据第八章实验一介绍的方法制备蟾蜍坐骨神经胫(腓)神经标本;参照神经干动作电位引导的实验方法连接导线,放置标本。

【设计要求】

1. 根据实验原理和实验器材,设计操作步骤(选择合适的刺激方式和电刺激参数),观察神经干的不应期。

2. 根据实验原理和实验器材,设计操作步骤(分别用1个或2个通道记录),测定传导速度。

【注意事项】

1. 制备标本时应仔细去除附着在神经干上的结缔组织和血管,不可过度牵拉。

2. 刺激电极与引导电极尽可能远些,并接好地线,调节刺激波宽,以防止刺激伪迹与动作电位融合而影响测量。

3. 神经标本屏蔽盒用毕应清洗擦干,防止电极生锈。

【讨论题】

1. 本实验测得的不应期、传导速度与单根神经纤维是否一样?为什么?

2. 不同组织的不应期是否相同,有何意义?

3. 若坐骨神经标本足够长,增大刺激电极与引导电极之间的距离,动作电位的波形将有何变化?为什么?

(亚白柳)

实验二 神经干局部兴奋的时间总和

【实验目的】

利用离体蟾蜍坐骨神经干标本观察局部兴奋的时间总和现象,了解可兴奋细胞对不同时间序列阈下刺激的反应规律。

【实验原理】

可兴奋细胞接受阈下刺激后,受刺激部位产生局部电位,局部电位具有等级性和可总和性,并在局部形成电紧张性传播。在阈下刺激产生的局部电位尚未结束前,同一部位再接受一次阈下刺激,后一次刺激产生的局部电位与前一次刺激产生的局部电位叠加,叠加后的局部电位达到阈电位时产生动作电位。

为测定可兴奋细胞局部兴奋的时间总和,可采用双脉冲刺激法。先给予一个一定强度的阈下"条件刺激"(第一刺激),使受刺激部位产生局部兴奋,再按不同时间间隔给予一个同等波宽和同等强度的"测试刺激"(第二刺激),测定测试刺激是否达到阈强度或动作电位幅值的大小,以此来反映神经干局部兴奋的时间总和效应。

【实验对象】

蟾蜍

【实验材料】

1. 试剂 林格液。

2. 器材 蛙类手术器械,神经标本屏蔽盒,棉球,BL-420 生物机能实验系统。

【实验方法和步骤】

根据第八章实验一介绍的方法制备蟾蜍坐骨神经胫(腓)神经标本;参照神经干动作电位引导的实验方法连接导线,放置标本。

【设计要求】

1. 根据实验原理和所给实验器材,设计操作步骤,选择合理的电刺激参数,观察神经干局部兴奋的时间总和现象。

2. 用简捷方式表达刺激间隔与阈强度之间的关系或刺激间隔与神经干动作电位幅度之间的关系。

【注意事项】

1. 准确放置刺激电极与引导电极的位置。

2. 保持标本的兴奋性。

【讨论题】

试述局部电位与动作电位的区别。

(辛 青)

实验三 离子与药物对离体蟾蜍心脏活动的影响

【实验目的】

学习离体蛙心灌流方法,观察某些因素对心脏活动的影响。

【实验原理】

心脏离体后进行人工灌流,使灌流液同其内环境一致,则心脏仍可保持自动有节律的收缩、舒张。心肌的节律性活动受许多因素影响,改变灌流液中离子浓度比例、增加某些递质或相应受体拮抗剂,均可引起心肌活动改变。

【实验对象】

蟾蜍

【实验材料】

1. 药品及试剂 林格液,0.65%NaCl,1%CaCl$_2$,1%KCl,1∶10 000 肾上腺素溶液,1∶10 000 普萘洛尔,1∶10 000 乙酰胆碱溶液,1∶1 000 硫酸阿托品。

2. 器材 蛙类手术器械,蛙心插管,蛙腿夹,蛙心夹,长滴管,烧杯,铁支架,肌夹,缝线,橡皮泥,张力换能器。

【实验方法和步骤】

1. 破坏蟾蜍脑与脊髓 用蛙腿夹将其仰卧固定于蛙板上,从剑突下向上剪开皮肤,剪掉剑突和胸骨,暴露心脏。

2. 蛙心脏的解剖结构 如图 14-3-1 所示,在腹面可以看到一个心室,其上方有两个心房,心室右上角连着一个主动脉干,动脉干根部膨大为动脉圆锥,也称动脉球。动脉向上可分左、右两支。用玻璃针从动脉干背部穿过,将心脏翻向头侧,在心脏背面两心房下面,可以看到有节律性搏动的膨大部分,为静脉窦,这是两栖类动物心脏的起搏点,观察静脉窦、心房、心室间收缩的先后关系。

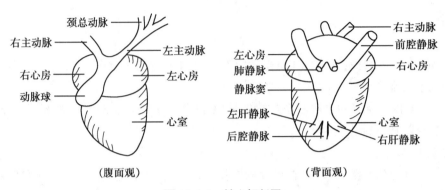

图 14-3-1　蛙心解剖图

3. 心脏插管　用眼科剪刀剪开大血管周围的系膜及心包膜,在左、右主动脉下穿一细线围绕动脉。左手持线固定主动脉,用眼科剪在左主动脉近动脉球处剪一斜口,将盛有少量林格液的蛙心插管自斜口插入主动脉球,然后将插管稍稍后退,使尖端向动脉球的背部下方及心尖方向推进(即向左、后、下方),经主动脉瓣插入心室腔内(小心不可戳破心室)。此时可见插管中的液面随心搏而上下移动。用滴管吸去插管中的血液,更换新鲜林格液,以免产生血凝块堵塞插管口。用橡皮泥将插管固定在蛙板上,将主动脉下的细线扎紧,并固定在插管的小玻璃钩上。剪断左、右主动脉,轻轻提起插管和心脏,在心脏下方穿一线将肺静脉、腔静脉一并结扎(切忌损伤静脉窦),于结扎线下方剪去所有相连的组织,将心室、心房连同静脉窦摘出。再更换新鲜的林格液,并始终保持灌流液液面高度恒定(1~2cm)。

【设计要求】

1. 复习各种离子对心脏活动的影响,心脏的神经支配及神经递质和受体阻断剂对心功能的影响等理论知识。

2. 分别观察 K^+ 浓度升高、Ca^{2+} 浓度降低、Ca^{2+} 浓度升高对离体心脏活动的影响。

3. 分别观察肾上腺素、乙酰胆碱对离体心脏活动的影响并证明其作用的受体机制。

4. 根据给定实验条件设计实验操作步骤和观察指标。

5. 根据设计的实验操作步骤和观察指标完成实验操作。

6. 剪辑整理实验结果。

【注意事项】

1. 尽量选用健壮、体大的蟾蜍,手术过程中注意保护心脏,避免损伤。

2. 实验中及时用林格液冲洗心脏,待曲线恢复平稳后再进行下一步操作。

3. 严格控制每次药品加入量,先加1滴,效果不明显再加1滴。

4. 各种试剂的滴管不要混淆。

5. 换能器头端应向下倾斜,以免液体进入换能器。

【讨论题】

1. 为何实验中要始终保持灌流液液面高度的恒定?

2. 为什么常用离体蛙心做心脏灌流实验?而不常用离体哺乳类动物的心脏?

(成洪聚)

实验四 药物对离体兔主动脉环的作用

【实验目的】

学习家兔离体胸主动脉环(isolated thoracic aortic rings)的制备方法,观察药物对离体血管环的作用。

【实验原理】

高浓度的氯化钾溶液(80~100mmol/L)可使血管平滑肌细胞去极化,促使电压门控钙通道(voltage-gated calcium channels,VGCC)开放,引起胞外 Ca^{2+} 内流,导致血管平滑肌收缩。阻断高钾溶液此作用的药物则为电压依赖性钙通道阻滞药。

α 受体激动药如去氧肾上腺素,通过激动血管平滑肌 $α_1$ 受体,促使受体操控钙通道(receptor-operated calcium channels,ROCC)开放,引起胞外 Ca^{2+} 内流而致血管环收缩,α 受体阻断药可阻断此作用。

【实验对象】

家兔离体主动脉环

【实验材料】

1. 药品及试剂 3mol/L 氯化钾溶液,10^{-3}mol/L 去氧肾上腺素,10^{-3}mol/L 乙酰胆碱溶液,克氏液(Krebs solution)。

2. 器材 恒温平滑肌浴槽,张力换能器,BL-420 生物机能实验系统,手术剪刀,眼科剪,眼科镊,培养皿,烧杯,100μl、1mL 移液器,棉线。

【设计要求】

1. 根据实验题目,设计实验方案。

2. 分别观察电压门控钙通道阻滞药及 α 受体阻断药对家兔离体主动脉环的作用。

3. 记录每次加药前后血管环的张力,计算出每次加药后每 g 动脉环收缩张力。整理实验结果,分析药物的作用机制。

【注意事项】

1. Krebs 液必须临用时以新鲜蒸馏水配制。

2. 制备需要保存内皮的血管环时,动作应轻柔。如需无内皮的血管环,可用棉签或牙签将血管内皮轻轻擦去。

3. 内皮细胞除分泌舒血管物质外,还分泌缩血管物质如内皮素 1(ET-1)、血管紧张素 Ⅱ(AngⅡ)、血栓素 B_2(TXB₂)。可见内皮细胞对血管张力的调节具有收缩与舒张的双重作用。

4. 乙酰胆碱(ACh)可引起内皮依赖性血管舒张反应。用 10^{-3}mol/L 去氧肾上腺素 100μL(终浓度 10^{-6}mol/L)诱发血管收缩达稳定后,加入 10^{-3}mol/L 乙酰胆碱 100μL(终浓度 10^{-6}mol/L),观察血管的松弛效应是否超过 10%,如果≥10% 则为内皮完整,否则为内皮受损或无内皮(血管内皮细胞的完整对血管平滑肌舒缩起调节作用)。

5. 营养液的配制,分离血管时营养液是否充分氧饱和并预冷,营养液 pH,剥离制备血管环方法是否未损伤血管内皮等因素都可以影响实验结果。

6. 注意气泡均匀,保持每秒 1 个气泡为最佳。这样既可以满足需要,又不会因为气体的逸出而导致液体的震动,从而影响到传导装置,使曲线发生变化。

【讨论题】

1. 为什么用乙酰胆碱检验血管内皮的完整性?

2. 如果待测药物 A 可以拮抗氯化钾的缩血管作用,说明什么?

3. 加入待测药物 B 后使去氧肾上腺素张力曲线发生明显变化,原因可能是什么?

【附】标本制备、悬挂及加药前准备

1. 取家兔 1 只,木槌猛击头部致死。剪开胸腔,迅速取出心脏及胸主动脉,放入盛有以混合气体($95\%O_2$,$5\%CO_2$)饱和的 4℃的 Krebs 液的培养皿中,连续用混合气体充气。分离出主动脉,将血管内的残存血液冲洗干净,小心剥去周围的结缔组织和脂肪组织,用棉签轻轻摩擦血管内表面,破坏血管内皮,以排除其对血管平滑肌收缩的影响。将主动脉弓以下的胸主动脉剪成 5mm 长的血管环数段备用。

2. 将血管环固定悬挂于盛有 10mL Krebs 液的浴槽内,将固定杆上的不锈钢钩轻轻穿入血管环一侧,并将连接有细线的另一端系于张力换能器(图 14-4-1),通入混合气体,调节气流速度为 1~2 个气泡 /s。浴槽内温度应保持 37℃。

3. 血管环的初始张力前 15min 为 1.5g,15min 后调至 2.4g,并以此张力平衡 45min。每隔 15min 换液一次。

4. 用终浓度为 60mmol/L 的 KCl(3mol/L KCl 200μl)收缩血管环,待收缩稳定后用预热的 Krebs 液洗脱,反复冲洗直至张力恢复到初始值为止;重复加入同一浓度 KCl,连续 3 次,用 Krebs 液反复洗脱标本,使其张力回复初始值。

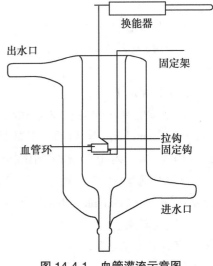

图 14-4-1　血管灌流示意图

（王国芳）

实验五　家兔实验性肺水肿

【实验目的】

1. 学习复制实验性肺水肿的动物模型。

2. 观察实验性肺水肿的表现和发生机制。

【实验原理】

本实验通过给动物大量输入生理盐水使循环血量(circulatory blood volume)增加,输注肾上腺素,导致体循环外周血管强烈收缩,使血液由体循环急速转移到肺循环(pulmonary circulation),导致肺毛细血管静水压突然升高而发生压力性肺水肿(pressure pulmonary edema)。

【实验对象】

家兔

【实验材料】

1. 药品及试剂　1% 普鲁卡因,生理盐水,肾上腺素生理盐水溶液(肾上腺素浓度为 0.1g/L)。

2. 器材　BL-420 生物机能实验系统,张力换能器,兔固定台,动物手术器械一套,气管插管,静脉插管及静脉输液装置,听诊器,烧杯,滤纸,婴儿秤,天平。

【设计要求】

1. 根据给定的实验目的、实验原理和条件,设计观察指标和实验方法与步骤。

2. 实验设计要有实验组和对照组。

3. 肺水肿的观察指标选用　肺部听诊湿性啰音、气管内粉红色泡沫样液体流出、呼吸(呼吸频率和深度)改变、肺系数。

4. 以实验小组为单位,集体讨论设计。必须于实验课前一周完成,交予带教老师审核、修改。

【注意事项】

1. 实验兔与对照兔的输液速度应一致,控制在 180~200 滴 /min。

2. 取肺时,注意勿损伤和挤压肺组织,以防止水肿液流出,影响肺系数。

3. 实验兔和对照兔宜分组同时进行操作,以节省时间及便于实验过程中对比观察。

【讨论题】

1. 实验兔与对照兔的表现及肺系数有何不同? 说明什么问题?

2. 实验性肺水肿的发生机制是什么?

3. 如何证明实验性肺水肿的发生机制还与肺微血管通透性增高有关?

（郭志英）

实验六　毛细血管静水压和血浆胶体渗透压改变在水肿发生中的作用

【实验目的】

1. 学习蛙后肢灌流标本的制作方法。

2. 观察毛细血管静水压和血浆胶体渗透压的改变在水肿发生中的作用。

【实验原理】

毛细血管静水压升高和血浆胶体渗透压(plasma colloid osmotic pressure)降低,均可导致有效滤过压(effective filtration pressure)增大,使组织液的生成增多,当后者超过了淋巴的代偿限度时,便可发生组织水肿(edema)。本实验通过改变蛙后肢灌流液的流体静压和胶体渗透压,观察其对水肿发生的影响。

【实验对象】

蛙或蟾蜍

【实验材料】

1. 药品及试剂　0.65% 生理盐水,中分子右旋糖酐,0.3% 肝素生理盐水。

2. 器材　蛙板 1 个,探针,普通剪刀、组织剪刀和眼科剪各 1 把,大、小镊子各 1 把,1mL、5mL 注射器各 1 支,蛙后肢五角形固定板 1 个,蛙后肢灌流装置 1 套,普通天平 1 个,大头针若干,头皮针、学生直尺、培养皿、200mL 烧杯各 1 个。

【设计要求】

1. 根据给定的实验目的、实验原理和条件,设计观察指标和实验方法与步骤。

2. 蛙后肢灌流标本制备参照后文【附】。灌流装置液面的灌流高度可调。

3. 观察水肿的指标选用后肢灌流标本的重量。

4. 每个观察项目要连续测定 4 次,并画出坐标图。

5. 以实验小组为单位,集体讨论设计。必须于实验课前一周完成,交予带教老师审核、修改。

【注意事项】

1. 背主动脉分离时一定要结扎好血管分支。

2. 背主动脉插入头皮针后要立刻用生理盐水冲洗,以免凝血。

【讨论题】

1. 实验标本的重量有何变化? 说明什么问题?

2. 本实验对临床输液有何指导意义?

【附】蛙后肢灌流标本的制备

1. 取较大蛙（或蟾蜍）一只,用探针插入枕骨大孔破坏大脑和脊髓。

2. 将蛙仰卧于解剖台上,用剪刀沿正中线剪开腹壁,找出腹静脉,用注射器注入 0.3% 肝素生理盐水 0.5mL。

3. 将内脏推向右上方,剪开后腹膜,分离背主动脉并将其分支(髂总动脉除外)——结扎剪断。结扎背主动脉近心端,将充满生理盐水的头皮针在髂总动脉分支上方 1.5cm 处向后肢方向插入背主动脉,结扎固定。

4. 用注射器向头皮针中轻轻推注生理盐水进行冲洗,至后肢标本内流出的血液变淡为止。

5. 将全部内脏剪去,并在插头皮针上方剪断蛙体。

(郭志英)

实验七　影响机体缺氧耐受性的因素

【实验目的】

1. 观察机体神经系统机能状态改变、外界环境温度变化及 CO_2 浓度增高对机体缺氧耐受性的影响。

2. 了解条件因素在缺氧发病中的重要性及在临床的实用意义。

【实验原理】

机体对缺氧的耐受性(tolerability of hypoxia)受很多因素的影响,这些因素可归纳为 2 点:影响机体的耗氧量(oxygen consumption)和机体的代偿能力(compensation ability)。本实验通过改变神经系统机能状态、外界环境温度和 CO_2 浓度,观察机体对缺氧耐受性的影响。

【实验对象】

小鼠

【实验材料】

1. 药品及试剂　1% 咖啡因,0.25% 氯丙嗪,生理盐水,无氧水,钠石灰,碎冰块。

2. 器材　小鼠缺氧瓶,500mL 烧杯 2 个,测氧仪,天平,剪刀,镊子,1mL、5mL 注射器各 1 支。

【设计要求】

1. 根据给定的实验目的、实验原理和条件,设计观察指标和实验方法与步骤。

2. 本实验要求观察 3 个因素,分别设计实验步骤。

3. 观察每个因素的作用,要设对照小鼠。

4. 以实验小组为单位,集体讨论设计。必须于实验课前一周完成,交予带教老师审核、修改。

【注意事项】

1. 必须保证缺氧瓶完全密闭。

2. 测耗氧量前,作高、低温实验的两只缺氧瓶必须在室温平衡温度 15min 后。

【讨论题】

1. 本实验中不同的处理对缺氧耐受性有何影响? 其机制是什么?

2. 本实验对临床有何实用意义?

(郭志英)

实验八　失血性休克的实验性治疗

【实验目的】

1. 设计几种治疗方案,观察对失血性休克的治疗作用。

2. 比较治疗方案的不同效果,加深对休克发病机制的认识。

【实验原理】

机体大量快速失血超过总血量的 25%~30% 时,引起心输出量减少,动脉血压下降,同时反射性地引起交感神经兴奋,外周血管收缩,组织器官微循环的灌流量急剧减少,发生休克。休克的实验性治疗(experimental treatment of shock)应针对病因和发病机制以恢复组织器官微循环灌流(microcirculatory perfusion)和减轻重要器官功能损伤为目的,采取综合措施。

【实验对象】

家兔

【实验材料】

1. 药品　20% 乌拉坦溶液,0.3% 肝素生理盐水,生理盐水,山莨菪碱(654-2),去甲肾上腺素等。

2. 器材　BL-420 生物机能实验系统,压力换能器,张力换能器,动脉和静脉导管(可用直径相当的聚乙烯管),兔实验台,输液装置,5mL、20mL、50mL 注射器,手术器械一套。

【设计要求】

1. 根据给定的实验目的、实验原理和条件,设计观察指标和实验方法与步骤。

2. 针对病因和发病学环节设计治疗方案。

3. 观察治疗方案的效果,可设立对照组。

4. 以实验小组为单位,集体讨论设计。必须于实验课前一周完成,交予带教老师审核、修改。

【注意事项】

1. 失血性休克模型复制要求程度尽可能一致,且不可过轻或过重,否则不易观察到治疗作用。一般动脉放血至平均动脉血压 40mmHg,维持 40~60min 为宜。

2. 如果放出的血液需要再回输,一定要注意抗凝,回输时血液要过滤。

【讨论题】

1. 失血性休克的主要发病机制是什么?

2. 山莨菪碱(654-2)为什么具有抗休克作用?

(郭志英)

实验九　心肌缺血 - 再灌注损伤的保护作用探讨

【实验目的】

1. 学会心肌缺血 - 再灌注损伤模型的复制。

2. 根据再灌注损伤的发病机制,设计几种防治再灌注损伤的方案,观察对心肌缺血 - 再灌注损伤的保护作用,加深对再灌注损伤发病机制的认识。

【实验原理】

结扎冠状动脉造成心肌缺血损伤(ischemic injury),解除结扎后可发生更为严重的心肌损伤。再灌注损伤(reperfusion injury)是否发生与缺血时间长短有关。其发生机制与自由基、钙超载、白细胞的聚集及高能磷酸化合物缺乏等有关。

再灌注损伤的发生机制目前尚未完全清楚,对其防治仍处于实验研究阶段,如控制再灌注条件(reperfusion conditions)、清除自由基(free radicals)、减轻钙超载(calcium overload)、细胞保护剂(cytoprotective agents)的应用等。

【实验对象】

家兔

【实验材料】

1. 药品 20% 乌拉坦,0.3% 肝素生理盐水,生理盐水,山莨菪碱(654-2),自由基清除剂、钙通道阻滞剂、细胞保护剂等。

2. 器材 BL-420 生物机能实验系统,压力换能器,张力换能器,动脉和静脉导管(可用直径相当的聚乙烯管),兔实验台,输液装置,5mL、20mL、50mL 注射器各 1 支,手术器械一套。

【设计要求】

1. 根据给定的实验目的、实验原理和条件,设计实验方法与步骤。

2. 观察心肌保护作用的指标 可选用:①反映心肌舒缩性能的指标;②心肌坏死面积测定和心肌组织学观察;③再灌注心律失常发生频率等。

3. 治疗方案可根据再灌注损伤的发生机制来设计,如控制再灌注条件、清除自由基、减轻钙超载、细胞保护剂应用等。

4. 每个实验室 6 个小组分别设计不同的治疗方案(每个小组设计 1 种)。

5. 观察指标设计不宜太多,否则手术操作将难以完成。

6. 以实验小组为单位,集体讨论设计。必须于实验课前一周完成,交予带教老师审核、修改。

【注意事项】

1. 开胸时注意不要损伤胸膜,以防造成气胸。

2. 家兔冠状动脉左室支结扎要准确,结扎位置不要太高,避免心肌缺血坏死面积过大而猝死。

3. 严格控制缺血和再灌注时间。

【讨论题】

1. 为什么缺血时间过长和过短都不易发生再灌注损伤?

2. 再灌注损伤是如何发生的?

3. 怎样预防和治疗心肌的再灌注损伤?

【附】家兔心肌缺血 - 再灌注损伤模型复制

1. 家兔常规麻醉、固定,气管插管。

2. 在 1% 普鲁卡因局麻下,从第 2~5 肋沿胸部正中线做皮肤切口,分离皮下组织,沿胸部中线左侧切开胸部肌层,用有齿镊在距胸正中约 0.5cm 处夹持提起肋软骨,紧贴胸骨左缘剪断左侧 2~5 肋软骨,用小拉钩牵开胸壁,仔细提起并剪开心包。左手示指包裹湿纱布,将心脏向右拨,使其外旋,显露左室外侧面,即可见一穿行于浅层心肌下,纵行到心尖的血管,即为冠状动脉左室支(图 12-9-1)。用细圆针穿 "0" 号丝线在距左心耳下缘约 0.5cm 处,绕左室支缝穿一针备用。

3. 动物稳定 10min,观察并记录指标后,结扎左室支(将一直径为 2~3mm 的小硅胶管置于结扎线血管之间,使硅胶管压迫冠状动脉的左室支)使左心室心肌缺血,结扎 10min 后剪断结扎线恢复血流,观察再灌注 30min 各项指标的变化。

(郭志英)

第十五章

药物的安全性评价

实验一 药物半数致死量(LD_{50})和半数有效量(ED_{50})的测定

一、戊巴比妥钠 LD_{50} 的测定

【实验目的】

学习药物半数致死量(median lethal dose, LD_{50})的测定方法和计算方法,掌握药物 LD_{50} 的药理学意义。

【实验原理】

在一群动物中引起半数(50%)动物死亡的剂量,即半数致死量(LD_{50}),药理实验中常采用 LD_{50} 来表示药物毒性的大小。测定 LD_{50} 常采用多个剂量 1 次给药,观察并记录动物死亡情况,通常以简化概率单位法、改良寇氏法、序贯法等方法计算出药物的 LD_{50}。当药物毒性较低,测不出 LD_{50} 时,可以做一日最大耐受量测定,也可以反映药物的毒性情况。

【实验对象】

小鼠,雌雄各半

【实验材料】

1. 药品 戊巴比妥钠溶液。
2. 器材 注射器,鼠笼,天平。

【实验方法和步骤】

1. 每组选取 18~22g 小鼠 6 只,随机分为 3 组,称重,标记。各组分别腹腔注射 0.86%、1.15% 和 1.53% 的戊巴比妥钠溶液 0.1mL/10g。

2. 给药后 1h 清点各组的死亡小鼠数,综合全实验室结果,填入表 15-1-1 中,计算戊巴比妥钠的 LD_{50}、LD_{50} 的可信限和可信限率。

表 15-1-1 戊巴比妥钠 LD_{50} 的计算用表

组别	动物数 / 只	剂量 D/ $(\mathrm{mg \cdot kg^{-1}})$	对数剂量 X	死亡数 / 只	死亡率 P	概率单位 Y	权重系数 W_c	权重 W
1								
2								
3								

【附1】简化概率单位法

1. 预实验　取小鼠16~20只,每组4只,分为4~5组,选择一系列剂量,分别按组给药,观察出现的症状并记录死亡数,找出引起100%和0%死亡的剂量,此即上、下限剂量(D_m及D_n)。给药时,如4只小鼠全死则降低剂量一半,如全不死则增加剂量1倍,如部分死亡,则按2:1的比例向上、向下调整剂量,由此找出上、下限剂量。

2. 确定组数,计算各组剂量

(1)确定组数(G):可根据适宜的组距确定组数,一般分5~8个剂量组。

(2)计算各组剂量:要求各组剂量按等比级数排列,在找出D_m及D_n和确定组数后,可按下列公式求出公比r:

$$r = {}^{(G-1)}\sqrt{D_m/D_n}$$

再按公比计算各组剂量$D_1,D_2,D_3,D_4,D_5\cdots D_m$,其中$D_1=D_n=$最小剂量,$D_2=D_1\cdot r,D_3=D_2\cdot r,D_4=D_3\cdot r,D_5=D_4\cdot r,\cdots\cdots D_G=D_{G-1}\cdot r$。$r$值一般以1.15~1.7为宜。

3. 正式实验　在预实验所获得的100%和0%致死量的范围内,选用几个剂量,剂量按等比级数排列,使一半组数死亡率在0%~50%,另一半组数死亡率在50%~100%。各组的动物数应相等,一般每组可用10~20只,动物的体重和性别要均匀分配。完成动物分组和剂量计算后分组给药。

4. 给药后观察并记录中毒症状,观察时间可根据药物作用快慢而定,应到小鼠不再因药物作用死亡为止。一般观察时间为72h,作用快者可观察30~60min。清点各组的死亡小鼠数,计算药物的LD_{50}、LD_{50}的可信限和可信限率。

5. 计算　用2个剂量时

$$LD_k = \lg^{-1}\left[\frac{I\times(Y_k-Y_1)}{Y_2-Y_1}+X_1+\frac{I}{2}\right]$$

$$S_{LD_k} = \frac{2.3\times I\times LD_k}{(Y_2-Y_1)^2}\cdot\sqrt{\frac{4(Y_k-Y_1)^2+(Y_2-Y_1)^2}{\sum W}}$$

用三个剂量时

$$LD_k = \lg^{-1}\left[\frac{2\times I\times(Y_k-\overline{Y})}{Y_3-Y_1}+X_2\right]$$

$$S_{LD_k} = \frac{4.6\times I\times LD_k}{(Y_3-Y_1)^2}\cdot\sqrt{\frac{6(Y_k-\overline{Y})^2+(Y_3-Y_1)^2}{\sum W}}$$

用四个剂量时

$$LD_k = \lg^{-1}\left[\frac{10\times I\times(Y_k-\overline{Y})}{3(Y_4-Y_1)+(Y_3-Y_2)}+X_2+\frac{I}{2}\right]$$

$$S_{LD_k} = \frac{23\times I\times LD_k}{[3(Y_4-Y_1)+(Y_3-Y_2)]^2}\cdot\sqrt{\frac{80(Y_k-\overline{Y})^2+[3(Y_4-Y_1)+(Y_3-Y_2)]^2}{\sum W}}$$

用五个剂量时

$$LD_k = \lg^{-1}\left[\frac{10\times I\times(Y_k-\overline{Y})}{2(Y_5-Y_1)+(Y_4-Y_2)}+X_3\right]$$

$$S_{LD_k} = \frac{23\times I\times LD_k}{[2(Y_5-Y_1)+(Y_4-Y_2)]^2}\cdot\sqrt{\frac{50(Y_k-\overline{Y})^2+[2(Y_5-Y_1)+(Y_4-Y_2)]^2}{\sum W}}$$

$$LD_k\text{的可信限} = LD_k\pm1.96S_{LD_k}(P=0.95)$$

$$= LD_k\pm2.58S_{LD_k}(P=0.99)$$

$$LD_k \text{ 的可信限率} = \frac{1.96 S_{LD}}{LD_k} \quad (P=0.95)$$

$$LD_k \text{ 的可信限率} = \frac{2.58 S_{LD_k}}{LD_k} \quad (P=0.99)$$

$X_1 、 X_2 \cdots$：剂量的对数,从小剂量到大剂量

$Y_1 、 Y_2 \cdots$：各剂量组的动物死亡率转换成概率单位

（见附录 3 中附表 3-4 和附表 3-5）

W_c：权重系数

W：权重　$W = nW_c$（各组动物数 × 权重系数）

n：各组的动物数　N：组数

I：剂量间比值的对数

例：某批胆碱酯酶复能剂 $DMO_4\text{-}Cl_2$ 腹腔注射给予小鼠后,观察 3d 内的死亡率,试计算其半数致死量和可信限。

剂量 D	对数剂量	死亡数	死亡率	概率单位 Y	权重系数 W_c	权重 W
100mg/kg	2.000 0	1/10	10%	3.72	0.343	3.43
125mg/kg	2.096 9	6/10	60%	5.25	0.621	6.21
156mg/kg	2.193 7	9/10	90%	6.28	0.343	3.43
Σ				15.25		13.07

$$I = \log \frac{125}{100} = 2.096\ 9 - 2.000\ 0 = 0.096\ 9$$

$$\overline{Y} = \frac{\sum Y}{N} = \frac{15.25}{3} = 5.08$$

$$LD_{50} = \lg^{-1} \left[\frac{2 \times I \times (Y_k - \overline{Y})}{Y_3 - Y_1} + X_2 \right]$$

$$= \lg^{-1} \left[\frac{2 \times 0.096\ 9 \times (5 - 5.08)}{6.28 - 3.72} + 2.096\ 9 \right]$$

$$= \lg^{-1} (2.096\ 9 - 0.006\ 1) = \lg^{-1} 2.090\ 8 = 123.2 \text{mg/kg}$$

$$S_{LD_{50}} = \frac{4.6 \times I \times LD_{50}}{(Y_3 - Y_1)^2} \cdot \sqrt{\frac{6 (Y_k - \overline{Y})^2 + (Y_3 - Y_1)^2}{\sum W}}$$

$$= \frac{4.6 \times 0.096\ 9 \times 23.2}{(6.28 - 3.72)^2} \sqrt{\frac{6 (5 - 5.08)^2 + (6.28 - 3.72)^2}{13.07}}$$

$$= \frac{54.915}{6.553\ 6} \sqrt{\frac{6.592}{13.09}} = 8.379 \times 0.709\ 6 = 5.946$$

LD_{50} 的可信限 $= 123.2 \pm 1.96 \times 5.946 = 123.2 \pm 11.6 \text{mg/kg} \quad (P=0.95)$

$$LD_{50} \text{ 的可信限率} = \frac{11.6}{123.2} = 0.094 = 9.4\%$$

【附 2】

1. 应用计算软件　点击桌面"BL-420"系列软件,将各组剂量和死亡数填入,然后点击"运行",即

可算出 LD_{50} 及 95% 可信限。

2. 孙氏改良寇氏法 其设计条件是：各组实验动物数相等，各组剂量呈等比数列，各组动物的反应率大致符合正态分布。若以 X_m 为最大反应率组剂量的对数，I 为组间剂量比的对数，P_m 为最高反应率，P_n 为最低反应率，n 为每实验组动物数时，则：

$$ED_{50}=\lg^{-1}\left[X_m-I(\sum P-0.5)+I/4(1-P_m-P_n)\right] \tag{1}$$

含 0% 及 100% 反应率时：

$$ED_{50}=\lg^{-1}\left[X_m-I(\sum P-0.5)\right] \tag{2}$$

$$ED_{50} \text{ 的 95% 可信限}=\lg^{-1}(\lg ED_{50}\pm 1.96\cdot S) \tag{3}$$

其中

$$S=I\sqrt{\frac{\sum P-\sum P^2}{n-1}} \tag{4}$$

当某些药物用最大允许浓度和最大允许容量给予动物时仍未能测出 LD_{50}，可以做一次或一日最大耐受量测定，也可反映受试药的毒性情况。

二、戊巴比妥钠半数有效量（ED_{50}）的测定

【实验目的】

测定戊巴比妥钠腹腔注射对小鼠催眠作用的半数有效量（median effective dose，ED_{50}）值。

【实验原理】

戊巴比妥钠为巴比妥类镇静催眠药，用适当剂量给小鼠腹腔注射后产生的催眠效应，常用翻正反射消失（the disappear of righting reflex）来判断。该指标仅有阳性（睡眠）和阴性（不睡眠）两种状态，属于质反应（qualitative response）。质反应的量效曲线（dose-effect curve）横坐标为对数剂量，而纵坐标采用阳性反应发生的频数时，一般为正态分布曲线。若改用累加阳性频数为纵坐标时，可得到标准 S 形曲线。该曲线的中间部分（50% 反应处）接近一条直线，斜度最大，使其在群体动物中半数个体出现某一效应，则为半数有效量（ED_{50}）。常用的测定方法有简化概率单位法、Bliss 法（正规概率单位法）、孙氏改良寇氏法及序贯法等。

【实验对象】

小鼠，雌雄各半

【实验材料】

1. 药品 戊巴比妥钠溶液。

2. 器材 小鼠笼，天平，注射器。

【实验方法和步骤】

1. 每组选取 18~22g 小鼠 10 只，随机分为 5 组，称重，标记。分别腹腔注射 0.24%、0.289%、0.347%、0.416%、0.50% 的戊巴比妥钠溶液 0.1mL/10g。

2. 观察药物的催眠效应，以翻正反射消失为入睡指标，记录各组给药后 15min 内睡眠鼠数，填入表 15-1-2，计算戊巴比妥钠的 ED_{50}、ED_{50} 的可信限和可信限率（计算方法同上）。

表 15-1-2 戊巴比妥钠 ED_{50} 计算用表

组别	小鼠数 n	剂量 D	对数剂量 X	催眠鼠数	反应率 P	概率单位 Y	权重系数 W_c	权重 W
1								
2								
3								

续表

组别	小鼠数 n	剂量 D	对数剂量 X	催眠鼠数	反应率 P	概率单位 Y	权重系数 W_c	权重 W
4								
5								

【注意事项】

1. 本实验为定量实验,注射药量应准确。

2. 在 ED_{50} 测定实验中,给药后应仔细观察小鼠翻正反射消失的时间,但切勿过多翻动小鼠,以免影响实验结果。

【讨论题】

简述药物治疗指数的意义和计算方法。

（薛建军）

实验二　药物的最大耐受量实验

【实验目的】

通过少量的动物实验,测定药物的最大耐受量（maximum tolerated dose）,预计药物毒性。

【实验原理】

最大耐受量是指动物能够耐受的而不引起动物产生死亡的最高剂量。测定最大耐受量时,受试药物采用与临床相同的给药途径,以动物能耐受的最大浓度、最大容积的剂量 1d 内连续 2~3 次给予动物,连续观察 7~14d,详细记录动物反应情况,以不产生死亡的最大剂量为最大耐受量。计算出给药量（单位：g/kg）,推算出相当于临床用药量的倍数。

【实验对象】

小鼠

【实验材料】

1. 药品　中草药制剂

2. 器材　1mL 注射器,鼠笼。

【实验方法和步骤】

取小鼠 5 只（性别不限,雌性不得怀孕）,每只给予供试验药液 0.5mL,尾静脉或腹腔注射。观察有无不良反应（如惊厥、四肢瘫痪、步伐不稳、竖毛、呼吸抑制等）或 24~48h 内动物有无死亡。一般以死亡为指标,如有死亡,则应该用注射用水将药液稀释成较低浓度再试,以不出现死亡为准,此时小鼠的用药量即为小鼠对该药的最大耐受量。然后按公式计算出最大耐受倍数。

$$耐受倍数 = \frac{小鼠耐受药量}{小鼠平均体重（20g）} \div \frac{成人治疗用量}{成人平均体重（50kg）} = \frac{x \, mL/kg（小鼠）}{y \, mL/kg（人）}$$

例如：人用量为 2mL（2mL/50kg=0.04mL/kg）,而小鼠最大耐受量为 0.5mL 不引起死亡（0.5mL/0.02kg=25mL/kg）,小鼠最大耐受量相当于人用量为：

$$\frac{25mL/kg}{0.04mL/kg} = 625 \, 倍$$

一般认为按体重计算,小鼠最大耐受量相当于人用量 100 倍以上较安全,大部分中草药制剂都在 100 倍以上。如果小于 100 倍,应根据其他毒性和疗效指标全面考虑。

【注意事项】

1. 小鼠最大灌胃剂量为 0.4mL/10g，最多不超过 1.0mL/只，给药浓度应根据药物的理化性质，以能顺利通过灌胃器针头为度。

2. 当注射给药尤其是静脉注射时，宜控制在 10~20s 注射完成。

【讨论题】

什么是最大耐受量？那些情况下需要进行最大耐受量实验？

（薛建军）

实验三　青霉素 G 钾和 G 钠快速静脉注射毒性比较

【实验目的】

观察并比较快速静脉注射青霉素 G 钾和青霉素 G 钠对小鼠的毒性。

【实验原理】

青霉素（penicillin）毒性很低，但一次静脉注射大剂量青霉素 G 钾可致动物死亡。原因是在 100 万 U 青霉素 G 钾中含 K^+65mg，若快速静脉注射可致高钾血症（正常人血钾浓度为 3.5~5.5mmol/L）。而 100 万 U 青霉素 G 钠中含 Na^+ 为 39mg，对机体无明显影响。

【实验对象】

小鼠

【实验材料】

1. 药品　10 万 U/mL 青霉素 G 钾溶液，10 万 U/mL 青霉素 G 钠溶液。

2. 器材　天平，鼠笼，0.25mL 注射器，培养皿，乙醇棉球，小鼠固定器。

【实验方法和步骤】

每组取 18~22g 小鼠 2 只，用小鼠固定器固定小鼠，用乙醇棉球涂擦尾部使血管充分扩张后，快速静脉注射药物。甲鼠静脉注射青霉素 G 钾，乙鼠静脉注射青霉素 G 钠，给药体积为 0.1mL/10g，观察给药后各小鼠反应情况。

【结果整理】

观察小鼠死亡情况，综合全实验室结果，用直接概率法计算精确概率。

【讨论题】

青霉素 G 钠和青霉素 G 钾快速静脉注射的作用为什么不同？临床应用时要注意什么？

（薛建军）

实验四　硫酸链霉素的毒性反应及葡萄糖酸钙的对抗作用

【实验目的】

观察硫酸链霉素引起小鼠骨骼肌麻痹（muscle paralysis）的作用及葡萄糖酸钙的对抗作用。

【实验原理】

氨基糖苷类抗生素（aminoglycoside antibiotics）用量过大时对神经肌肉接头（neuromuscular junction）有阻断作用，表现为急性肌肉松弛和呼吸麻痹，严重者因呼吸抑制而死亡。氨基糖苷类药物产生此作用的机制是：乙酰胆碱的释放需 Ca^{2+} 的参与，氨基糖苷类能与突触前膜上"钙结合部位"结合，从而使神经末梢乙酰胆碱释放减少所致。因此，Ca^{2+} 可对抗链霉素的这一毒性反应。

【实验对象】

小鼠

【实验材料】

1. 药品　6.25%硫酸链霉素溶液,10%葡萄糖酸钙溶液,生理盐水。

2. 器材　天平,注射器,针头,鼠笼。

【实验方法和步骤】

每组取18~22g小鼠2只。甲鼠一侧腹腔注射生理盐水(0.1mL/10g),另一侧腹腔注射硫酸链霉素溶液(0.1mL/10g)。乙鼠一侧腹腔注射葡萄糖酸钙溶液(0.15mL/10g),另一侧腹腔注射硫酸链霉素溶液(0.1mL/10g)。仔细观察给药后每只小鼠出现反应的时间与症状(呼吸、体位),并计算各组动物的死亡率。

【注意事项】

1. 链霉素肌内注射后毒性反应一般在用药后10min出现,并逐渐加重。

2. 葡萄糖酸钙溶液以静脉注射对抗效果最好,如静脉注射有困难,可肌内注射或腹腔注射,但不及静脉注射给药效果佳,往往重复用药数次方可见效。

【讨论题】

氨基糖苷类抗生素有哪些不良反应?如何防治?

(薛建军)

第十六章

虚拟仿真实验

第一节　虚拟仿真实验简介

虚拟仿真实验（virtual simulation experiment）是依托虚拟现实、多媒体、人机交互、数据库和网络技术等，构建高度仿真的虚拟实验环境和实验对象，在虚拟环境中进行的实验。实验过程可由实验者部分或完全控制，实验结果可被存储、处理分析、反演再现等。虚拟仿真实验可实现真实实验条件不具备或实际运行困难的实验项目，例如：高危或极端环境，高成本、高消耗、不可逆操作，大型综合训练等。虚拟仿真实验是重要的网络教学资源，其开展有利于基于问题、案例的互动式、研讨式教学和线上线下混合式实验教学。学习者可利用虚拟仿真实验熟悉真实实验环境、反复操作、记录并分析实验结果等，进行自主式、合作式、探究式学习，并可利用在线实验平台的优势，通过虚拟仿真实验平台完成真实实验的预习和复习。在实验课前预习实验，熟悉实验环境和操作步骤，做到实验课上的有的放矢，避免实验失误，提高实验成功率，减少动物死亡，降低实验成本。在实验课后，学习者还可通过平台对实验过程进行复习和自测，提高对实验相关知识技能的掌握程度。

目前，学习者可利用的虚拟仿真实验平台如下：

1. 国家虚拟仿真实验教学课程共享平台（http://www.ilab-x.com/）　该平台隶属于教育部，是全球第一个汇聚全部学科专业、覆盖各层次高校、直接服务于学生和社会学习者使用的实验教学公共服务共享平台。学习者可免费注册，登录学习。

2. 医学虚拟仿真实验教学平台　实验平台是由一些公司开发创建的基于计算机虚拟现实和仿真技术的网络化虚拟仿真实验与教学系统。虚拟仿真实验采用人机交互的方式实施实验，具有过程仿真、虚拟现实、三维动画、智能语言的特点；虚拟教学可根据教学需求定制实验，通过系统的动态开放性实施班级组建、交互教学，内建题库系统，并提供在线自测自评功能，这些都可以充分调动学习者的学习兴趣。实验平台的使用需校方购买权限并提供给学生后方可开展。

3. 学校自建机能学虚拟仿真实验教学中心　机能学实验教学中心是由各大学出资，和公司合作开发虚拟仿真实验，基于校园网创建的医学虚拟仿真实验教学中心。实验教学中心对医学生的机能学实验教学和创新实验起到了有益的补充。学校对平台统一身份认证、统一管理。

总之，真实实验已不能完全满足机能学实验教学的要求，虚拟仿真实验成为机能学实验教学中的重要组成部分。虚拟仿真实验应坚持"以虚补实、以实为主、能实不虚、虚实结合"的应用原则。真实实验帮助学生验证和巩固了课堂的基础理论与基本知识，更重要的是训练学生的基本技能，培养学生的综合能力和创新能力；虚拟仿真实验辅助真实实验的实施以及教学的顺利进行，为学生提供了丰富的拓展实验内容，为培养学生的创造力提供有利条件，也为机能学实验的开放、实验室发展提供了一个新的途径。真实实验和虚拟仿真实验都是机能学实验中的重要组成部分,二者相互结合,相互促进。

第二节　虚拟仿真实验的基本要求

虚拟仿真实验是机能学实验的重要组成部分,为多种教学模式的开展提供了强有力的条件支撑,也为学生机能学实验课程的学习提供了宝贵的资源。其顺利开展对老师和学生都提出了更高的要求。

1. 对老师的要求

(1)深刻理解虚拟仿真实验课程的地位、作用和任务。

(2)熟悉各实验具体教学目标和要求,明确虚拟仿真实验教学过程中各环节的质量要求(包括操作、实验报告等)。

(3)积极参加必要的培训,坚持集体备课与预试制度,以保证教学质量。

(4)适应整合性实验的开展,拓展跨学科知识的积累。

2. 对学生的要求

(1)明确虚拟仿真实验的意义,积极主动参加虚拟仿真实验学习。

(2)虚拟仿真实验前要具有相关知识储备,明确虚拟仿真实验教学过程中各环节的要求和注意事项。实验时,认真完成实验操作流程,积极思考,善于发现问题、提出问题,并及时报告或进行讨论解决问题。实验后及时复习。

(3)在虚拟仿真实验室动手操作相关设备前,应首先熟悉操作要求和注意事项,检查仪器是否完好,有问题及时上报,经教师允许后方可开始实验。在进行虚拟现实(virtual reality,VR)等实验时,要注意防止眩晕,防止意外碰撞、跌倒等事故发生。实验过程中,要遵守实验室守则。实验后须及时整理仪器设备,并在记录本上签字后方可离开实验室。发现故障或问题,及时向管理人员报告。

(4)充分利用在线虚拟仿真实验进行真实实验课前预习和课后复习。未进行虚拟仿真实验者,不允许参加真实实验。

(5)利用虚拟仿真实验独特的优势,拓展学习一些高难度、高风险、高成本、现实中不易实现的实验项目。利用创新性设计实验尝试进行自主实验设计与改进,亲身经历科学探究过程,激发对科学的兴趣。

第三节　虚拟仿真实验的学习方法

虚拟仿真实验是真实实验的有益补充。为更好地完成虚拟仿真实验,以下的学习原则与方法可供借鉴。

1. 实验前预习,明确实验要求　虚拟仿真实验前首先应复习和掌握相关背景知识,包括相关理论知识和临床病案等,依据实验教材或网络资源熟悉实验目的、实验原理、实验方法、步骤和注意事项,了解需要掌握的实验技能和实验所需要的实验设备、器材、动物、药品等。

2. 实验中反复练习,掌握实验流程　虚拟仿真实验中应按照实验流程认真操作,积极思考,并完成各步骤所涉及的练习和测试。充分利用虚拟仿真实验优势,反复练习,深入体会实验流程,深入思考实验设计意义。积极利用创新性设计实验培养综合分析能力和创新能力。实验中可能会遇到各种问题,要及时提问或参与讨论,并进行记录。

3. 实验后及时巩固复习,提高自主学习能力　在完成虚拟仿真实验后,应认真回顾整个实验过程,温故而知新。及时做好总结,完成要求的数据整理和实验报告。

【附】VMC-100平台虚拟仿真实验项目"刺激频率与骨骼肌收缩的关系"

主界面包括"实验简介""实验操作""实验波形""实验视频""实验报告",共5个模块,支持中英文切换,设有背景音乐(图16-3-1A)。可在界面下部做"学习评价"和"学习笔记"(图16-3-1B)。

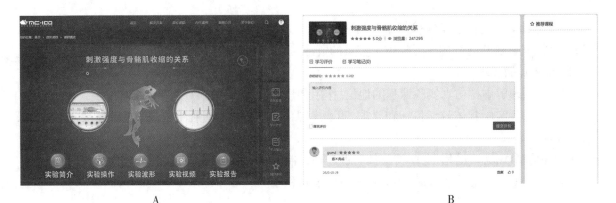

A   B

图 16-3-1 刺激频率与骨骼肌收缩的关系虚拟仿真实验主界面

1. 点击"实验简介",显示实验流程(图16-3-2)。

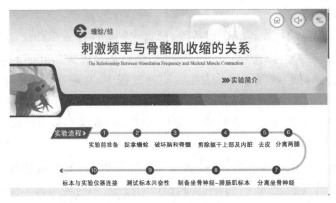

图 16-3-2 实验简介界面

2. 点击"实验操作",进入虚拟仿真实验室(图16-3-3)。

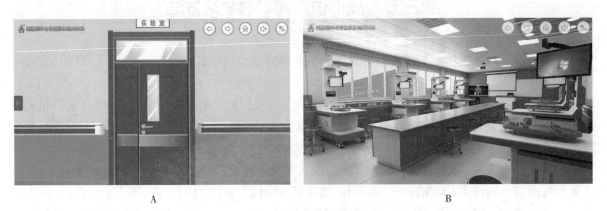

A   B

图 16-3-3 虚拟仿真实验室

3. 开始虚拟仿真实验程序 实验过程中有弹题,作答错误会有正确提示(图16-3-4A)。每一步都有虚拟操作提示（图 16-3-4B）。在界面右上角有 5 个功能键,返回键可返回上一步骤,前进键可直接进入下一步,主菜单键可允许返回主界面,声音键可控制声音开闭,中英文切换键可允许两种模式的切换。在界面左侧边中央有箭头,可允许选择直接进入任一步骤。实验操作完成后自动转入"实验波形"模块。实验现象的观察允许输入不同参数,显示不同实验结果。在"实验波形"模块界面的右下角有"继续"键,点击后即自动进入"实验报告"模块,显示实验测评成绩,点击提交后显示本次实验的测试总成绩,可在下面按键处选择返回首页或下载虚拟课程实验报告。

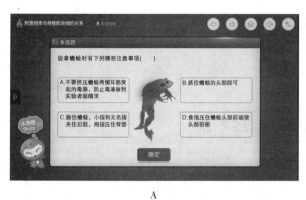
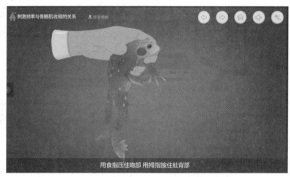

A　　　　　　　　　　　　　　　　　　B

图 16-3-4　实验过程中的弹题和虚拟操作

4. 点击"实验视频",播放真实实验录像（图 16-3-5）。

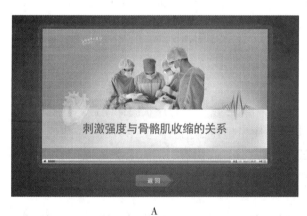
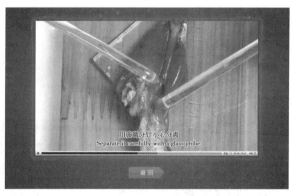

A　　　　　　　　　　　　　　　　　　B

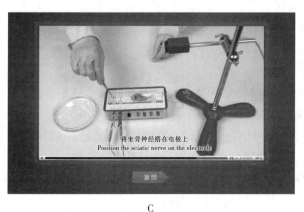
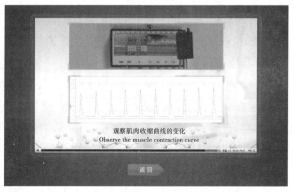

C　　　　　　　　　　　　　　　　　　D

图 16-3-5　点击"实验视频"后的真实实验展示

（成洪聚）

第十七章

药物制剂、剂型与处方学

第一节　药物的制剂与剂型

　　按照药典或处方配制成的具有一定规格的药物制品称为制剂。制剂应保证药物含量准确、均匀稳定、便于应用和贮存，还应具有较高的生物利用度。制剂的外部形态称为剂型，是具有相同特征的一类药物制剂的总称，如片剂、栓剂，溶液剂等。依据药物的性质和用药目的不同，可将药物制成各种适宜的剂型，以便充分发挥疗效，减少不良反应而又便于使用。

　　临床常用的剂型按形态分为固体剂型、半固体剂型、液体剂型和气雾剂等。近年来，国内外又陆续研制、应用了一些新剂型。

一、固体剂型

（一）片剂

　　片剂（tablet）是将药物和适宜的辅料均匀混合后制成的圆形或异形的片状固体制剂，其中圆形片在压片过程中受力均匀，因此应用最广泛，现在也可以高质量地压制出各种异形片（如椭圆形、三角形、菱形等）。片剂具有剂量准确，质量稳定，成本低廉，制造、运输、保存、携带、分发和服用方便的优点。片剂口服后一般在胃液中崩解并开始吸收，是现代药物应用最广泛的剂型之一。根据需要，片剂还可制成下列不同类型。

　　1. 普通片剂（conventional tablet）　是指药物与辅料混合压制而成的普通片剂，俗称素片。常用的未包衣的片剂多属这一种，应用广泛，其重量一般为 0.1~0.5g。

　　2. 包衣片剂（coated tablet）　指在普通片表面上包一层衣膜的片剂。根据包衣材料可以分为糖衣片、肠溶片和薄膜衣片。

　　（1）糖衣片（sugar coated tablet）：是指外包糖衣（包衣材料是蔗糖）的片剂，如硫酸亚铁糖衣片，小檗碱糖衣片。硫酸亚铁糖衣片，主要包衣材料为蔗糖，对主要药物起到保护或掩味的作用。

　　（2）肠溶片（enteric coated tablet）：是指用肠溶高分子材料包衣而制得的片剂。该种片剂在胃液中不溶，在肠道中溶解，可防止药物在胃中破坏以及药物对胃的刺激性等，如阿司匹林肠溶片。

　　（3）薄膜衣片（film coated tablet）：是指在片芯外包一层薄的高分子聚合物衣膜制成的片剂。由于薄膜衣片衣膜比糖衣片衣膜薄得多，所以称为薄膜衣。如甲钴胺片，三黄片等。

　　3. 多层片（multilayer tablet）　由两层或多层构成的片剂。这类片剂有两种，一种分为上、下两层或多层；另一种是先将一种颗粒压成片芯，再将另一种颗粒压包在片芯之外，形成片中有片的结构，如多酶片。制成多层的目的之一是避免复方制剂中不同药物之间的配伍变化；另一目的是制成长效制剂,一层由速效颗粒制成,另一层由缓释颗粒制成,例如由速效和缓释两种颗粒压制成的双层复方茶碱片。制成多层片还可改善片剂的外观。

4. 咀嚼片(chewable tablet) 指在口腔中咀嚼后吞服的片剂。常加入蔗糖、薄荷及食用香料等以调节口味。这类片剂较适合小儿服用。治疗胃部疾患的氢氧化铝、三硅酸镁等制成咀嚼片,可加速崩解,提高疗效。

5. 泡腾片(effervescent tablet) 指含有泡腾崩解剂的片剂。所谓泡腾崩解剂是指碳酸氢钠与枸橼酸等有机酸成对构成的混合物,遇水时二者反应产生大量二氧化碳气体而使片剂快速崩解。应用时将片剂放入水杯中迅速崩解后饮用,非常适合于儿童、老年人及吞服片剂有困难的患者。如维生素C泡腾片。

6. 分散片(dispersible tablet) 是指在水中能迅速崩解并均匀分散后服用的片剂。水中分散后可直接饮用,也可将片剂直接置于口中含服或吞服。一般来说,分散片中所含的药物是难溶性的,分散后呈混悬状态,如罗红霉素分散片。

7. 口腔速崩片(orally disintegrating tablet)或口腔速溶片(orally dissolving tablet) 是指在口腔中能迅速崩解或溶解的片剂,一般吞咽后发挥全身作用。其特点是服药时不用水,特别适用于吞咽困难的老人、儿童。

8. 舌下片(sublingual tablet) 指置于舌下能迅速溶化,药物经舌下黏膜吸收而发挥全身作用的片剂。不但可以避免肝脏对药物的首过效应,而且起效迅速,主要用于急症的治疗,如硝酸甘油舌下片用于心绞痛的治疗。

9. 口含片(buccal tablet) 含在口腔内缓缓溶解而发挥局部或全身治疗作用的片剂。常用于口腔及咽喉疾病的治疗,如复方草珊瑚含片等。

10. 口腔贴片(buccal patch) 粘贴于口腔内,经黏膜吸收后起局部或全身作用的片剂。如醋酸地塞米松贴片。

11. 可溶片(soluble tablet) 临用前溶于水的非包衣片。一般用于漱口,洗涤伤口等,如复方硼砂漱口片。

12. 植入片(implant tablet) 指将无菌药片植入到皮下,徐徐溶解并吸收的片剂。制成植入片的目的主要是长效。此类片剂多由纯药物制成,一般呈圆柱状,长度不大于8mm,需灭菌并单个避菌包装。植入1片可维持疗效达数个月之久,但需手术植入或用特殊的注射器植入。如避孕植入片。

(二)胶囊剂

胶囊剂(capsule)是将药物填装入空心硬质胶囊或密封于弹性软质胶囊中而制成的固体制剂,如感冒胶囊、鱼肝油丸。根据理化性质,胶囊可分为硬胶囊和软胶囊。

1. 硬胶囊(hard capsule) 是指采用适宜的制剂技术,将药物制成粉末、颗粒、小片、小丸等,充填于空胶囊中制成的胶囊剂。

2. 软胶囊(soft capsule) 是指将液体药物直接包封,或将药物与适宜辅料制成溶液、混悬液、半固体或固体,密封于软质囊材中制成的胶囊剂,俗称胶丸。

(三)颗粒剂

颗粒剂(granule)是将药物与适宜辅料制成具有一定粒度的干燥粒状制剂。主要用于口服,可直接吞服或冲入水中饮服,如四环素颗粒剂。中药的颗粒剂又称为冲剂,如板蓝根冲剂。

(四)丸剂

丸剂(pill)是将药物细粉(多为中草药)或药物提取物加适量的黏合剂或辅料制成的圆球形固体制剂。黏合剂可用蜂蜜、水、米糊或面糊,所制成的丸剂分别称为蜜丸、水丸、糊丸,如银翘解毒丸,木通顺气丸。

（五）滴丸剂

滴丸剂（dripping pill）是固体或液体药物与适宜的基质加热熔融后溶解、乳化或混悬于基质中,再滴入不相混溶、不相作用的冷凝介质中,由于表面张力的作用使液滴收缩成球状而制成的制剂。滴丸主要供口服,如复方丹参滴丸。

（六）散剂

散剂（powder）是指药物与适宜的辅料经粉碎、均匀混合而制成的干燥粉末状制剂,供内服或外用,如冰硼散、脚气粉等。

（七）膜剂

膜剂（film）是指药物溶解或均匀分散于成膜材料中加工成的薄膜状制剂。膜剂可用于口服、口含、舌下给药,外用可做皮肤和黏膜创伤、烧伤或炎症表面的覆盖。按给药途径分为口服膜剂（如地西泮膜剂）、眼用膜剂（如毛果芸香碱眼用膜剂）、阴道用膜剂（如避孕药膜）和皮肤、黏膜外用膜剂（如冻疮药膜）等,具有体积小、重量轻、便于携带和保存的优点。

二、半固体剂型

（一）软膏剂（ointment）

药物加入适宜基质（如凡士林、液体石蜡、羊毛脂等）均匀混合制成的具有适当稠度的半固体外用制剂,如氢化可的松软膏。供眼疾使用的为眼膏剂,如红霉素眼膏。

（二）凝胶剂（gel）

指药物能与形成凝胶的辅料制成溶液、混悬或者乳状的稠厚液体或者半固体制剂。如酮康唑凝胶。

（三）硬膏剂（plaster）

系将药物溶解或混合于半固体的黏性基质中,涂于裱背材料,贴于皮肤上的外用制剂。中药制剂中的硬膏剂称膏药,如一贴灵膏药。

（四）栓剂（suppository）

是药物与适宜基质（溶点为 36.5℃左右）混合制成的具有一定形状、专供塞入人体不同腔道使用的固体状外用制剂。如肛门栓、阴道栓、尿道栓、鼻用栓、耳用栓等。其重量和形状因用途不同而有差别,肛门栓为鱼雷形、圆锥形或圆柱形等,阴道栓为鸭嘴形、球形或卵形等,尿道栓一般为棒状。

（五）浸膏（extract）

系将药物浸出液浓缩后的膏状或粉末状的固体制剂。除特别规定外,浸膏的浓度每克相当于2~5g 原生药。如颠茄浸膏。

三、液体剂型

（一）注射剂（injection）

俗称针剂,是指专供注入机体内的一种制剂,包括药物的灭菌或无菌溶液、混悬液及临用前配成液体的无菌粉末等类型。注射剂具有疗效迅速、剂量准确、作用可靠的优点,适用于不宜口服的药物以及急症或不能口服用药的患者。有的药物在溶液中不稳定,则以灭菌的干燥粉末封装于安瓿中,称为粉针剂,临用时配制成溶液,如注射用青霉素 G 钠。

（二）溶液剂（solution）

系指药物溶解于溶剂中所形成的澄明液体制剂,供内服或外用。如 10% 氯化钾溶液（内服）,4% 硼酸溶液（外用）。

（三）合剂（mixture）

指以水为溶剂,含有 2 种或 2 种以上药物成分的内服液体制剂。如胃蛋白酶合剂,复方甘草合剂。

（四）糖浆剂（syrup）

系含有药物、药材提取物或芳香物质的近饱和的蔗糖水溶液,如小儿止咳糖浆。

（五）酊剂（tincture）

系生药或化学药品用规定浓度的乙醇萃出或溶解而制成的澄清液体制剂,亦可用流浸膏稀释制成。可供内服或外用。如复方樟脑酊,碘酊等。

（六）醑剂（spirit）

系指挥发性药物的浓乙醇溶液,可供内服或外用。醑剂中药物浓度一般为 5%~10%,乙醇浓度一般为 60%~90%。如樟脑醑、氨薄荷醑等。

（七）乳剂（emulsion）

是指互不相溶的两种液体(如油类药物和水),经过乳化剂的处理,制成均匀而较稳定的乳状液体,如鱼肝油乳剂(供内服),脂肪乳剂可供静脉注射用。

（八）洗剂（lotion）

系指含原料药物的溶液、乳状液、混悬液,供清洗或涂抹无破损的皮肤或腔道的外用液体制剂。洗剂一般轻轻涂于皮肤或用纱布蘸取敷于皮肤上应用。如炉甘石洗剂等。

（九）滴鼻剂（nasal drop）

系指由原料药与适宜辅料制成的澄明溶液、混悬液或乳状液,是供滴入鼻腔内的鼻用液体制剂;也可将药物以粉末、颗粒、块状或片状形式包装,另备溶剂,在临用前配成澄明液体或混悬液。如盐酸麻黄碱滴鼻剂等。

（十）混悬剂（suspension）

系指难溶性固体药物以微粒状态分散于分散介质中形成的非均匀液体制剂。

四、气雾剂型

1. 气雾剂（aerosol）　是将药物与液化气体或压缩气体等适宜抛射剂一起封装于具有特制阀门系统的耐压容器中制成的制剂。使用时借助于气化的抛射剂增加容器内压力,当阀门打开后,能自动将药液以极细的气雾(颗粒直径一般在 50μm 以下)喷射出来。患者吸入药物直达肺部深处,能即刻发挥作用,如异丙肾上腺素气雾剂。

2. 外用粉雾剂（topical power）　是指将 1 种或 1 种以上的药物粉末填装于特殊给药装置,以干粉的形式将药物喷于给药部位,发挥全身或局部作用的一种给药系统。

五、药物新剂型

普通剂型主要立足于提高药物稳定性、促进溶出、改善制剂色香味等手段来提高患者的顺应性,新型药物制剂指缓释制剂、肠溶制剂、控释制剂及靶向制剂等,与常规制剂相比较具有生物利用度高,疗效高,作用时间长和不良反应少等优点。

（一）缓释制剂（sustained-release preparation）

是指在规定的释放介质中,用药后能在较长时间内缓慢非恒速释放药物以达到长效作用的一类制剂。与相应的普通制剂比较,给药频率减少一半或有所减少,且能显著增加患者依从性。

（二）控释制剂（controlled-release preparation）

是指在规定的释放介质中,按要求缓慢地恒速释放药物,使血药浓度长时间恒定维持在有效血药浓度范围的制剂。与相应的普通制剂比较,给药频率减少一半或有所减少,血药浓度比缓释制剂更加平稳,且能显著增加患者的依从性。

（三）迟释制剂（delayed-release preparation）

是指给药后不立即释放药物的制剂，包括肠溶制剂，结肠定位制剂和脉冲制剂等。

缓释、控释和迟释制剂可统称为调释制剂（modified-release preparation）。

（四）靶向给药系统（targeting drug delivery system，TDDS）

是指载体将药物通过局部给药或全身血液循环而选择性地浓集定位于靶组织、靶器官、靶细胞或细胞内结构的给药系统。按靶向给药原理不同，可分为被动靶向制剂、主动靶向制剂和物理化学靶向制剂三大类。

（五）微囊（microcapsule）

是指将固体药物或液态药物做囊心物，外层包裹高分子聚合物作为囊膜，形成微小包囊，粒径一般为 1~250μm。微囊的优点在于可防止药物的氧化和潮解，控制囊心药物的释放，以延长药效。

（六）微球（microsphere）

是指药物分散或被吸附在高分子聚合物介质中而形成的骨架型微小球状实体。微球的粒径很小（1~250μm），经常混悬于油中。抗肿瘤药制成微球剂后，能改善药物在体内的吸收、分布。由于这种微球对肿瘤细胞有一定的亲和力，故能浓集于癌细胞周围，特别对淋巴系统具有指向性。如氟尿嘧啶微球剂。

（七）磁性微球（magnetic microsphere）

20 世纪 70 年代初，Kramer 报道了用人血清白蛋白将柔红霉素盐酸盐与巯基嘌呤包成带磁性的微球，制成了一种新型的药物载体制剂，称为磁性微球。将其试用于治疗胃肠道肿瘤，服用这种制剂后，在体外适当部位用一适宜强度磁铁吸引，将体内磁性微球引导到体内靶位，使达到所需要的浓度。这种载体具有用量少、局部作用强、可提高疗效的优点。

（八）脂质体（liposome）

是将药物包封于类脂质双分子层薄膜中间所制成的超微型球状载体制剂。脂质体广泛用作抗肿瘤药物载体，具有增强药物淋巴系统定向性、提高药物靶向性、延长药物作用时间、降低药物毒性和提高药物稳定性等特点。

（九）纳米粒（nanoparticle）

是指粒径在 1~1 000nm 的粒子。药剂学中所指的药物纳米粒一般是指含 10~100nm 的含药粒子。药物纳米粒主要包括药物纳米晶和载药纳米粒两类：①药物纳米晶（drug nanocrystal）：将药物直接制备成纳米尺度的药物晶体，并制备成适宜的制剂以供临床使用；②载药纳米粒（drug carrier nanoparticle）：是将药物以溶解、分散、吸附或包裹于适宜的载体或高分子材料中形成纳米粒。

（十）前体药物制剂（pro-drug preparation）

前体药物制剂是将一种具有药理活性的母体药物，导入另一载体（或与另一种作用近似的母体药物相结合），形成一种新的化合物。这种化合物在人体内经过生物转化，释放出母体药物显出疗效。如将两种母体药物结合成前体药物（如红霉素、卡那霉素复盐），给药后可在体内分解成原来的两种母体药物。由于合并应用所出现的协同作用，往往使疗效增强、临床应用范围扩大，同时还具有增加药物溶解度和稳定性、提高血药浓度、延长作用时间、降低毒副作用等优点。

第二节　处　方　学

一、处方的意义

处方（prescription）是由注册的执业医师和执业助理医师（以下简称"医师"）在诊疗活动中为患

者开具的,由取得药学专业技术职务任职资格的药学专业技术人员审核、调配、核对,并作为患者用药凭证的医疗文书。处方是医疗工作中医师和药剂人员共同对患者负责的一项重要的书面文件,关系到患者的康复和生命安全,也是追查医疗事故的重要证据之一。医务人员必须以对患者高度负责的精神和严肃认真的态度对待处方。医生正确开具处方,不仅应具有丰富的临床医学知识,而且要熟悉药物的药理作用、适应证、毒性、剂量、用法、禁忌证和配伍禁忌等必要的药理学、药剂学等知识。

二、处方的结构

根据《处方管理办法》规定,处方格式由三部分组成:

1. 前记　包括医疗、预防、保健机构名称,处方编号,费别、患者姓名、性别、年龄、门诊或住院病历号、科别或病室和床位号、临床诊断、开具日期等,并可添列专科要求的项目。

麻醉药品和第一类精神药品处方还应当包括患者身份证明编号,代办人姓名,身份证明编号。

2. 正文　以 Rp 或 R(拉丁文 Recipe "请取"的缩写)标示,分列药品名称、规格、数量、用法用量。

3. 后记　医师签名或加盖专用签章,药品金额以及审核、调配、核对、发药的药学专业技术人员签名。

处方由各医疗机构按规定的格式统一印制。麻醉药品和第一类精神药品处方印刷用纸为淡红色,第二类精神药品处方为白色,急诊处方、儿科处方、普通处方的印刷用纸应分别为淡黄色、淡绿色、白色,并在处方右上角以文字注明。

三、处方的类型

1. 完整处方　医生根据病情需要,自己设计的处方。包括主药、佐药、赋形药、矫味药等,还需写明配制方法和剂型要求。例如:

Rp　磷酸可待因　　　　　0.15g
　　氯化铵　　　　　　　6.0g
　　糖浆　　　　　　　　30.0mL
　　蒸馏水加至　　　　　100.0mL
　　混合制成合剂
　　Sig.　　　　　　　　10.0mL　　　　t.i.d.　　　　p.o.

2. 简化处方　是临床上常用的一种处方,适用于开具已制成制剂的药物。一种药物的名称、剂型、规格、取量一行写完,用法另写一行。例如:

Rp　阿司匹林肠溶片　　　100mg×30 片
　　Sig.　　　　　　　　100mg　　　　q.d.　　　　p.o.

Rp　注射用青霉素钠 40 万 U×12 支
　　用法:80 万 U 肌内注射　　b.i.d.　　皮试(−)

3. 法定处方　以简化处方的形式开具国家最新颁布的药典上的制剂。如果该制剂只有一种规格,可省略规格,若有两种以上规格者,仍应注明规格。例如:

Rp　复方氢氧化铝片　　　27 片
　　Sig.　　　　　　　　3 片　　　　t.i.d.　　　　p.o.

4. 协议处方　在本医院内常用的合剂或其他剂型的处方,不属于法定制剂或成药,在医院负责人主持下由医生与药房人员商议制定,在处方中不再写配制方法和含量,只以简化处方形式书写。这种处方仅适用于本医院范围内。例如:

Rp　胃蛋白酶合剂　　　　100.0mL

| Sig. | 10.0mL | t.i.d. | p.o. | a.c. |

四、书写处方的注意事项

1. 每张处方只限于一名患者的用药。处方要用钢笔、碳素笔等不易褪色的笔书写。字迹要工整清楚,内容与病历记载相一致,不得涂改,如有涂改必须由医生本人在修改处签名并注明修改日期。

2. 处方一律用规范的中文或英文名称书写。医疗、预防、保健机构或医师、药师不得自行编制药品缩写名或用代号。书写药品名称、剂量、规格、用法、用量要准确规范,不得使用"遵医嘱""自用"等含糊不清的字句。药量中小数点必须清楚、准确。小数点前无整数,必须加零,如0.5;整数后如无小数,应加小数点和零,如3.0,以示准确。

3. 年龄必须写实际年龄,婴幼儿写日、月龄。必要时,婴幼儿要注明体重。西药、中成药、中药饮片要分别开具处方。

4. 西药、中成药处方,每一种药品须另起一行。每张处方不得超过5种药品。一张处方同时用2种以上药物时应考虑有无配伍禁忌。

5. 中药饮片处方的书写,一般应当按君、臣、佐、使的顺序排列;药物调剂、煎煮的特殊要求注明在药品右上方,并加括号,如布包、先煎、后下等;对药物的产地、炮制有特殊要求,应在药名之前写出。

6. 急诊处方一般用急诊处方笺或在普通处方笺左上角加写"急!"或"stat!"字样。

7. 处方为开具当日有效。特殊情况下需延长有效期的,由开具处方的医师注明有效期限,但有效期最长不得超过3d。处方一般不得超过7d用量,急诊处方一般不得超过3d用量,剧毒药一般不超过1d,慢性病需长期用药者可适当放宽。每日或每次剂量一般不得超过《中国药典》规定的极量,如病情需要必须超过极量时,可在剂量后加惊叹号,如"5.0!",医生在此剂量后另行签名,表示有意使用,药剂人员则照处方发药。

8. 在医疗之中医师不得为自己开具处方。特殊药品的专用处方应加上疾病诊断。麻醉药品应依照《麻醉药品和精神药品管理条例》,只限有麻醉处方权的医师开具,并使用专用处方;精神药品应依照《麻醉药品和精神药品管理条例》,并使用专用处方。医师、药剂调配员必须签全名,签名要工整规范。

9. 药品剂量与数量一律用阿拉伯数字书写。剂量应当使用公制单位:重量以克(g)、毫克(mg)、微克(μg)、纳克(ng)为单位;容量以升(L)、毫升(mL)为单位;国际单位(IU)、单位(U)计算。片剂、丸剂、胶囊剂、颗粒分别以片、丸、粒、袋为单位;溶液剂以支、瓶为单位;软膏及霜剂以支、盒为单位;注射剂以支、瓶为单位,应注明含量;中药饮片以剂或付为单位。

10. 开具处方后的空白处应画一斜线,以示处方完毕。

五、处方中常用英文和拉丁文缩写词

处方中常用英文和拉丁文缩写词,见表17-2-1。

表 17-2-1　处方中常用英文和拉丁文缩写词

缩写词	中文	缩写词	中文
1. 剂量单位		kg	千克
g	克	l 或 L	升
gtt	滴	mg	毫克
IU 或 U	国际单位	ml 或 mL	毫升

续表

缩写词	中文	缩写词	中文
μg	微克	q.h.	每小时 1 次
q.s.	适量	q.2h.	每 2 小时 1 次
2. 给药途径		q.i.d.	每日 4 次
i.d.	皮内注射	t.i.d.	每日 3 次
s.c.	皮下注射	b.i.d.	每日 2 次
i.v.gtt.	静脉滴注	q.d.	每日 1 次
i.m.	肌内注射	q.n.	每晚 1 次
i.v.	静脉注射	a.d.	睡前
p.o.	口服	a.c.	饭前
p.r.	灌肠	p.c.	饭后
Sig.	用法	a.j.	空腹时
3. 给药次数		a.m.	上午
s.o.s.	必要时	p.m.	下午
st.	立即		

（李 军 王 清）

第十八章

病 例 讨 论

病例 1

患者，男，24 岁。患者因 20min 前口服敌敌畏溶液（DDV）15mL 而入院治疗。体检：嗜睡状，大汗淋漓，呕吐数次。全身皮肤湿冷，无肌肉震颤。双侧瞳孔直径 2~3mm，对光反射存在。体温、脉搏、呼吸及血压基本正常。双肺呼吸音粗。化验：白细胞 $14.2 \times 10^9/L$，中性粒细胞比例 93%，余未见异常。诊断为急性有机磷农药中毒。入院后，用 2% 碳酸氢钠溶液洗胃，静脉注射阿托品 10mg/ 次，共 3 次。另静脉注射山莨菪碱 10mg，碘解磷定 1g，并给予青霉素、庆大霉素及输液治疗后，瞳孔直径为 5~6mm，心率 72 次 /min，律齐，皮肤干燥，颜面微红。不久痊愈出院。

讨论：

1. 对口服有机磷中毒的患者洗胃时，应注意哪些问题？

2. 如何正确使用阿托品？

3. 为什么在使用 M 胆碱受体阻断药时，又给予碘解磷定治疗？

（林丽文）

病例 2

患者，女，45 岁。患者上腹绞痛，间歇发作已数年。入院前 40d，患者绞痛发作后有持续性钝痛，疼痛剧烈时放射到右肩及腹部，并有恶心、呕吐、腹泻等症状，经某医院诊断为：胆石症、慢性胆囊炎。患者入院前曾因疼痛注射过吗啡，用药后呕吐更加剧烈，疼痛不止，呼吸变慢，腹泻却得到控制。患者来本院后，用抗生素控制症状，并肌内注射哌替啶 50mg、阿托品 0.5mg，每 3~4h 一次，并行手术治疗。术后患者伤口疼痛，仍继续用哌替啶 50mg、阿托品 0.5mg，10d 后痊愈出院。出院后仍感伤口疼痛，继续注射哌替啶。患者思想上很想用此药，如果一天不注射，则四肢怕冷、情绪不安、手脚发麻、气短、说话含糊，甚至发脾气、不听劝说，一打针就安静舒服。现每天要注射哌替啶 4 次，每天 300~400mg，晚上还需加服巴比妥类方能安静入睡。

讨论：

1. 入院前用吗啡，入院后用哌替啶，根据是什么？如此应用是否合适？

2. 患者出院后为什么要继续用哌替啶？

3. 为什么用吗啡后呕吐更剧烈，呼吸变慢，疼痛不止而腹泻却得到控制？

4. 为什么在用哌替啶时伍用阿托品？

（辛　勤）

病例3

患者,男,25岁,职员。肝炎后并发再生障碍性贫血,药物治疗无效,入院后拟作骨髓移植治疗,供髓者为患者胞妹。骨髓移植前一天,给患者作颈静脉切开插管术,插管成功后,导管内注入肝素稀释液5mL(9 125U)防止凝血。次日晨6时患者鼻出血,9时整护士执行医嘱。再向导管注入肝素原液5mL(62 500U),上午10时开始移植骨髓,在手术前后又各注入肝素原液5mL(62 500U)。至下午3时,患者头痛、呕吐,随即抽搐、昏迷。鱼精蛋白救治无效死亡。尸检发现:脑膜下弥漫性出血,脑实质出血,脑室出血及心膈面出血。

讨论:

1. 肝素过量致自发性出血的作用机制是什么?

2. 鱼精蛋白救治肝素过量出血的作用机制是什么?

3. 本例在使用肝素治疗的过程中,有哪些可以吸取的教训?

（王国芳）

病例4

患儿,男,10岁,学生。因全身水肿、蛋白尿和血浆蛋白降低,诊断为单纯性肾病综合征。开始口服泼尼松20mg,每日3次,几天后改为口服地塞米松3mg,每日3次,直到第8周开始改为每日晨8.25mg一次服,此后未再减量。于第13周患儿突然中断说话,眼睑与面肌抽动,随即意识丧失,全身肌肉痉挛,口唇发绀,口吐白沫,诊断为糖皮质激素诱发癫痫发作,经用地西泮、苯巴比妥及水合氯醛等抗惊厥药及脱水药,45min后发作停止,神志逐渐恢复。以往无癫痫病史。

某男,46岁,工人。因发热、心慌、红细胞沉降率100mm/h,诊断为风湿性心肌炎。无高血压及溃疡病史。入院后接受抗风湿治疗,泼尼松30~40mg/d口服,用药至第12日,血压上升至150/100mmHg;用药至第15日,上腹不适,有压痛,第24日发现黑便,第28日大量呕血,血压70/50mmHg,呈休克状态。被诊断为糖皮质激素诱发高血压和胃溃疡出血。迅速输血1 600mL后,进行剖腹探查,术中发现胃内有大量积血,胃小弯部有溃疡,立即作胃次全切除术。术后停用糖皮质激素,改用其他药物治疗。

某女,34岁,干部。因反复发生的皮肤瘀点、鼻出血和血小板减少,诊断为原发性血小板减少性紫癜。住院后接受泼尼松治疗,每次10mg,每日3次。服药半个月后皮肤出血点明显减少,不再流鼻血,血小板数上升至90×10^9/L。用药至19日突然寒战、高热、咳嗽、呼吸急迫。X线胸片发现:两肺布满大小均匀一致的粟粒状阴影。痰涂片:抗酸杆菌阳性。红细胞沉降率70mm/h。诊断为糖皮质激素诱发的急性血行播散型肺结核。

讨论:

1. 糖皮质激素为何能诱发癫痫、高血压、胃溃疡出血及血行播散型肺结核等不良反应? 分别加以说明。

2. 应用糖皮质激素时应注意哪些问题?

（李　军）

病例5

患者,女,44岁。患者13年前因心悸、气促、水肿,诊断为风湿性心脏病、二尖瓣狭窄。此后多次复发,均用药物控制,也曾多次使用青霉素,未出现过敏反应。来诊时做青霉素皮试阴性,但肌内注射120万 U 后出现头晕,面色苍白,旋即晕倒,昏迷,脉搏消失,心跳停止,瞳孔散大,直径 7mm。

诊断:青霉素过敏性休克。治疗:立即作胸外心脏按压及人工呼吸,同时皮下注射肾上腺素 1.0mg。5min 后,患者仍无心跳、呼吸、血压。再次静脉注射 5% 碳酸氢钠 50mL,地塞米松 5mg;并冰敷头部;再静脉滴注 10% 葡萄糖注射液 500mL 加地塞米松 10mg、ATP40mg、辅酶 A(CoA)50U。10min 后出现心跳,70 次 /min,呼吸 20 次 /min,血压升到 12 080mmHg。静脉注射呋塞米 40mg,35min 后心率 133 次 /min,血压 7 550mmHg。患者仍昏迷,瞳孔缩小,心电图示房颤。静脉注射去乙酰毛花苷 0.2mg,静脉注射地西泮 15mg,肌内注射异丙嗪和氯丙嗪各 25mg。3.5h 后,患者心率 118 次 /min,血压 100/60mmHg,两肺有湿啰音,口吐泡沫痰。静脉滴注 25% 葡萄糖注射液 250mL 加酚妥拉明 20mg。1h 后肺部啰音减少。翌日晨 6 时,患者清醒,能讲话,但不切题。此时距发生休克已 13h,患者基本脱离危险,又静脉滴注庆大霉素 24 万 U。患者心率 104 次 /min,呼吸 30 次 /min,血压 120/80mmHg。住院 10d 后出院。

讨论:

1. 给患者静脉注射地西泮,肌内注射异丙嗪和氯丙嗪的目的是什么?
2. 怎样预防青霉素过敏性休克的发生?
3. 一旦发生青霉素过敏性休克,应如何抢救?

（齐汝霞）

病例 6

患者,男,54 岁。于 1 年前开始活动后出现心前区疼痛,呈压榨样,伴有大汗,每次发作持续 3~5min,休息及舌下含服速效救心丸后可缓解。近 1 周,患者自感上述症状发作较前频繁,每日发作 3~4 次,休息及含服药物缓解不明显,遂于门诊就诊,经检查后诊断为"冠心病、心绞痛"收住院。入院检查心肌酶谱正常,肌钙蛋白 10.12ng/ml(正常值 0~0.04ng/ml)。诊断为:冠心病、急性非 ST 段抬高心肌梗死。治疗措施:低盐低脂饮食,卧床休息、避免劳累激动;阿司匹林 100mg,每天 1 次;硫酸氯吡格雷片 75mg,每天 1 次;盐酸贝那普利片 10mg,每天 1 次;琥珀酸美托洛尔 23.75mg,每天 1 次;阿托伐他汀钙片 20mg,每天 1 次;硫酸曲美他嗪片 20mg,每天 3 次;极化液 + 单硝酸异山梨酯注射液静脉滴注,每天 1 次。

讨论:

1. 抗心绞痛的药物有哪几类? 机制有何不同?
2. 抗心绞痛药有哪几种联合用药的方式?
3. 阿司匹林、氯吡格雷的使用有何意义? 作用机制是什么?
4. 阿托伐他汀钙、曲美他嗪、极化液各自发挥什么作用? 作用机制是什么?

（姚 静）

病例 7

患者,男,48 岁。其母为高血压患者,患者平素工作节奏快、加班多、喜高脂饮食。1 个月前出现间断头晕、头痛,劳累时加重。无视物旋转、恶心、呕吐、黑矇、晕厥等症。血压 170/100mmHg,低密度脂蛋白 3.52mmoL/L(正常值 1.81~3.36mmoL/L),高密度脂蛋白 0.70mmoL/L(正常值 0.71~1.68mmoL/L)。超声心动图:射血分数 62%,左心室略大,左心室收缩功能正常;舒张功能降低。肾动脉彩色多普勒超声:双侧肾动脉起始段未见明显狭窄。眼底检查:视网膜小动脉硬化。入院诊断:原发性高血压(高血压病 2 级）。住院期间治疗方案：①低盐低脂饮食；②双联抗高血压药物，苯磺酸氨氯地平片 5mg，每天 1 次，坎地沙坦酯片 4mg，每天 1 次；③阿托伐他汀钙片 20mg，每晚 1 次；④每天定时定点监测血压。

讨论：

1. 氨氯地平与坎地沙坦合用是否合适？说明原因。

2. 临床常用的抗高血压药物有哪几类？试讨论其降压机制及临床适应证。

3. 阿托伐他汀钙有何作用？其对高血压患者有何影响？

（崔立坤）

病例 8

患者，男，72 岁。17 年前因气管环状软骨瘤行左半喉切除，术后置入气管套管。出院后局部换药与气管套管消毒不及时，每年多次发生气管套管内感染，经抗生素治疗后好转。入院前 1 个月无明显诱因出现咳嗽、咳痰，气管套管内常咳出黄色黏痰，不易咳出，无发热、喘憋。自行向气管内滴入环丙沙星，效果不佳，仍咳嗽、咳黄痰。入院前 3d 患者受凉后打喷嚏、流涕、发热，体温最高 38.2℃，伴痰中带血，2~3 次 /d，每次血痰约 5mL，略有喘憋，无胸闷、气短，无咽痛，未特殊处理，两次痰培养均示耐甲氧西林金黄色葡萄球菌（MRSA）。于 2004 年 9 月 7 日来院就诊，以"气管切开后感染"收住院。体检示体温 36.8℃，心率 80 次 /min，呼吸 18 次 /min，血压 122/76mmHg。颈软，气管居中，气管内可见套管置入，内可见脓性分泌物。双肺呼吸音粗，可闻及哮鸣音。行实验室及辅助检查，痰培养 + 药敏试验结果为 MRSA，对青霉素、庆大霉素耐药，对万古霉素敏感。诊断为：①气管切开后感染；②左半喉切除加气管套管。

讨论：

1. 引起该患者 MRSA 感染的原因主要有哪些？

2. MRSA 感染可使用哪些药物治疗？

（薛建军）

病例 9

患者，男，62 岁，农民。2003 年 12 月 8 日入院。

主诉：咳嗽、气促、发热 5d，全身散在出血点 1d。

现病史：患者 5d 前因受凉而出现咳嗽，流涕，发热（38.5~39.5℃），自服"感冒颗粒"未见好转。1d 前病情加重，咳黄色脓痰，呼吸急促，口唇发绀，四肢湿冷，双下肢出现散在出血点，遂入院就诊，门诊以"肺炎"收入院。

既往史：患"慢性支气管炎"十余年。

体检：T 36.5℃，P 100 次 /min，R 33 次 /min，BP 75/50mmHg。急性重病容，神志欠清楚，嗜睡。全身有散在出血点及瘀斑。呼吸急促，口唇发绀，双肺呼吸音粗糙，两侧中下肺可闻及湿啰音。脉搏细速，心律齐，未闻及病理性杂音。腹软，肝脾未触及肿大，双肾区无叩痛。尿量减少。

实验室检查：血常规示白细胞 10×10^9/L，中性粒细胞比例 92%，淋巴细胞比例 8%，血红蛋白 114g/L，红细胞 4.32×10^9/L，血小板 40×10^9/L。痰培养、血培养提示革兰氏阴性杆菌感染。APTT 64.1s（对照 34.3s），PT 17.8s（对照 11.7s），TT 37.4s（对照 12.5s），Fbg1.8g/L（正常 1.8~4.5g/L），D- 二聚体 > 1.0mg/L（对照 <0.5mg/L），3P 试验（++）。

治疗：使用抗生素控制感染，低分子右旋糖酐及葡萄糖盐水扩充血容量，甘露醇 250mL 静脉加压滴注,应用血管活性药物纠正酸中毒,复方丹参注射液 40mL 加入 5% 葡萄糖注射液 500mL 静脉滴注,静脉注射肝素等。经治疗后,患者血压逐渐恢复正常,面色转红润,尿量增多,未见新的出血点,双肺啰音渐减少,体温逐渐降至正常,全身出血点逐渐消退。15d 后痊愈出院。

讨论:

1. 本病例出现哪些主要的病理过程? 诊断依据是什么?

2. 讨论本病例主要病理过程的发病机制。

3. 联系发病机制讨论本病的治疗原则。

(郭志英)

病例 10

患者,男,44 岁。

主诉:乏力、右侧肋弓处隐痛 22 年,腹胀、食欲缺乏 5 年,呕血 3d,伴神志恍惚 1d。

现病史:患者 22 年前因乏力、右胁部隐痛,在当地医院查 HBsAg 阳性,谷丙转氨酶 160U/L,诊断为“乙型病毒性肝炎”。其间间断服用降酶、保肝药物,临床症状及肝功能时有好转。5 年前曾因腹胀、食欲缺乏,双下肢水肿,食管造影显示食管下段静脉曲张入院治疗,症状好转后出院。近 5 年来上述症状反复发作,逐渐加重。3d 前因进食硬物,呕血 800mL,大便呈柏油样。1d 前出现神志恍惚、烦躁不安,遂急诊入院。

既往史:无烟酒嗜好,无其他遗传病及传染病病史。

查体:一般情况较差,神志恍惚,言语错乱,步履失衡;皮肤、巩膜黄染,颈静脉怒张,面部及前胸有蜘蛛痣。心率 86 次/min,双肺未闻及干湿性啰音,腹部稍膨隆,肝肋下未及,脾大,肋下 3 横指,质硬。移动性浊音(+),双下肢水肿。

实验室及辅助检查:血胆红素 49μmol/L,直接胆红素 28μmol/L,谷丙转氨酶 180U/L,谷草转氨酶 160U/L,血清总蛋白 51g/L,白蛋白 26g/L,血氨 120μmol/L。B 超示:肝脏体积缩小,密度不均匀,脾大,肋下 3cm,门静脉高压。

讨论:

1. 请给出该患者的合理临床诊断,并说明诊断依据。

2. 试分析该病的演变经过。

3. 试分析患者主要临床症状产生的病理生理基础。

(郭志英)

病例 11

患者,女,52 岁,农民。

主诉:反复双下肢水肿 13 年,恶心、呕吐伴头晕、乏力 1 个月余,加重 1 周。

现病史:患者 13 年前无明显诱因出现乏力伴双下肢水肿,在当地医院就诊,尿常规:尿蛋白(+++),红细胞 20~22 个/HP。血压为 140/105mmHg,诊断为“慢性肾小球肾炎”。经服用泼尼松及中药后症状减轻,尿蛋白转为(+),血压恢复正常。此后每逢劳累、感冒等情况可反复出现下肢水肿,其间曾间断服用中西药物治疗,疗效欠佳。近 1 年来,尿量增多,2 000~3 000mL/24h,夜尿明显,尿比重固定在 1.008~1.010。近 1 个月来,患者出现恶心、呕吐、食欲缺乏,伴头晕、乏力、入睡困难等症状。10d 前,患者受凉后上述症状加重,尿量减少至 800mL/24h。

查体:体温 36.2℃,心率 80 次 /min,呼吸 20 次 /min,血压 150/100mmHg。慢性病容,贫血貌,神清,精神差。双眼睑水肿,心界扩大,心尖搏动位于第 5 肋间左锁骨中线外 1cm 处。听诊:心尖部可闻及 Ⅱ 级吹风样收缩期杂音。双肺(-)。上腹部有轻微压痛。双下肢凹陷性水肿。

实验室及辅助检查:血常规示红细胞 3.7×10^{12}/L,白细胞 6.8×10^9/L,血红蛋白 62g/L。尿常规示尿蛋白(++),红细胞 10 个 /HP,白细胞 0~1 个 /HP,颗粒管型 2 个 /HP。血生化:血钙 1.7mmol/L,血磷 1.8mmol/L。肾功能检查:血 BUN 40mmol/L,血 Cr 990mmol/L。X 线:全身骨质普遍性脱钙,骨质疏松,两腿血管显示钙质沉着。

讨论:

1. 该患者的临床诊断是什么? 并说明诊断依据。

2. 试分析该病的演变经过。

3. 试分析患者主要临床症状产生的病理生理基础。

（郭志英）

病例 12

患儿,女,17 个月,因呕吐、腹泻 2d 入院。发病以来,每天腹泻 5~7 次,呈水样便,呕吐 5~6 次,不能进食,每日补充 5% 葡萄糖溶液 800mL,尿量减少。

入院时精神萎靡,体温 37℃,脉搏细速,呼吸浅快,皮肤弹性减退,两眼凹陷,前囟下陷,腹胀,肠鸣音减弱,腹壁反射消失,膝反射迟钝,四肢凉。实验室检查:血清[Na^+]120mmol/L,[K^+]3.1mmol/L,[Cl^-]117mmol/L,[HCO_3^-]20mmol/L。

讨论:

1. 该患儿发生了何种水电解质代谢紊乱?

2. 该患儿出现上述临床表现的原因是什么?

（郭志英）

病例 13

患儿,男,6 岁,因头晕、恶心、口唇发绀 2h 急诊入院。

患儿 3h 前曾食用其父买回的市售熟牛肉约 150g,30min 后出现头晕、乏力、气促、心悸、恶心、口唇发绀,被家人发现后迅速送入医院。

体检:体温 37.4℃,心率 120 次 /min,烦躁不安,神志清,全身皮肤、黏膜发绀,瞳孔直径 0.4cm,对光反应灵敏。口唇发绀,颈软,两肺呼吸音粗糙,腹软,无压痛,肠鸣音活跃,脊柱、四肢活动正常,病理反射未引出。

立即给予催吐、导泻,并给予小剂量亚甲蓝(亚甲蓝 30mg 溶于 10% 葡萄糖溶液 40mL),缓慢静脉注射,维生素 C 3g 加入 10% 葡萄糖溶液 500ml 静滴,同时采静脉血作亚硝酸盐定性试验,亚硝酸盐定性试验为阳性。治疗 2h 后症状缓解,次日痊愈出院。

讨论:

1. 患者是否出现缺氧,属于什么类型的缺氧?

2. 如果检测患者血氧指标,会出现什么样的变化?

3. 亚甲蓝治疗的机制是什么?

（郭志英）

病例 14

患者,女,36 岁,体重 50kg,因烧伤入院。烧伤面积 85%(Ⅲ度占 60%),并有严重的呼吸道烧伤。入院时患者神志清楚,表情淡漠,呼吸困难,血压 75/55mmHg,并有血红蛋白尿。

实验室检查:pH 7.312,$[HCO_3^-]$15.1mmol/L,$PaCO_2$ 55mmHg,PaO_2 50mmHg,$[K^+]$4.2mmol/L,$[Na^+]$135mmol/L,$[Cl^-]$101mmol/L。

立即行气管切开,给氧,静脉输液及其他急救处理。伤后 24h 共补血浆 1 400mL,右旋糖酐 500mL,5% 葡萄糖注射液 1 400mL,20% 甘露醇 200mL,10%KCl 10mL。患者一般情况好转,血压 90/70mmHg,尿量 1 800mL/24h,pH 7.380,$[HCO_3^-]$23.4mmol/L,$PaCO_2$ 41mmHg。

入院第 28 天发生创面感染(铜绿假单胞菌),血压降至 70/50mmHg,出现少尿甚至无尿,pH 7.008,$[HCO_3^-]$9.8mmol/L,$PaCO_2$ 33.4mmHg,$[K^+]$5.8mmol/L,$[Na^+]$132mmol/L,$[Cl^-]$102mmol/L。虽经积极救治,病情仍无好转,最后死亡。

讨论:

1. 该患者主要有哪些病理过程? 其判断依据是什么?
2. 导致上述病理过程的主要发病机制是什么?

（郭志英）

附 录

附录1　动物实验常用溶液

附表 1-1　动物常用麻醉药物

药物（常用浓度）	动物	给药途径	剂量 /(mg·kg⁻¹)	作用时间及特点
盐酸吗啡与乙醚配合用	犬	皮下	8~10	麻醉程度轻，适合一般机能实验
		腹腔	8	
乙醚	各种动物	吸入	—	实验过程中持续吸入麻醉药，麻醉时间由实验决定
戊巴比妥钠（1%~5%）	犬、兔、猫	静脉、腹腔	30	2~4h，中途加 1/5 量，可维持 1h 以上，麻醉力强，易抑制呼吸
	豚鼠	腹腔	40~50	
	大鼠、小鼠	腹腔	40~50	
硫喷妥钠（5%）	犬、兔、猫	静脉	15~20	15~30min，麻醉力强，抑制呼吸，宜缓慢注射
	大鼠	腹腔	40	
	小鼠	腹腔	15~20	
氨基甲酸乙酯又名乌拉坦（20%）	犬、兔、猫	静脉	750~1 000	2~3h，毒性小，较安全，主要适用小动物的麻醉
	大鼠、小鼠	皮下或肌内	1 350	
	大鼠、小鼠	腹腔	1 000~1 500	
	蛙、蟾蜍	淋巴囊注射	2 000~2 500	
氨基甲酸乙酯（20%）+氯醛糖（1%）	兔、猫	静脉、腹腔	500+50	5~6h，安全，肌松不完全
	大鼠	腹腔		
水合氯醛	犬、猫	静脉	80~100	1.5~3h
		腹腔	100~150	
	兔	直肠	1 000	
		静脉	50~75	
普鲁卡因（1%~2%）	各种动物	脊髓黏膜	视情况而定	30min

附表 1-2　常用生理溶液的成分和配制　　　　　　　　　　　　　　单位：g/L

成分	林格液	拜氏液	乐氏液	台氏液	克氏液	克-亨氏液	生理盐水	生理盐水
NaCl	6.50	6.50	9.20	8.00	6.60	6.92	6.50	9.00
KCl	0.14	0.14	0.42	0.20	0.35	0.35	—	—
CaCl₂	0.12	0.12	0.12	0.20	0.28	0.28	—	—

续表

成分	林格液	拜氏液	乐氏液	台氏液	克氏液	克 - 亨氏液	生理盐水	生理盐水
$NaHCO_3$	0.20	0.20	0.15	1.00	2.10	2.10	—	—
NaH_2PO_4	0.01	0.01	—	0.05	—	—	—	—
$MgCl_2$	—	—	—	0.10	—	—	—	—
KH_2PO_4	—	—	—	—	0.162	0.16	—	—
$MgHPO_4 \cdot 7H_2O$	—	—	—	—	0.294	0.29	—	—
pH	—	—	7.5	8.0	—	—	—	—

注:1. 配法　先将前几种盐类溶解于 900mL 蒸馏水中,然后再加 $CaCl_2$ 母液,最后加蒸馏水至 1 000mL。葡萄糖应在临用时加入,加入葡萄糖的溶液不能久置,否则会发生变质。

2. 生理溶液的用途

(1) 林格液(Ringer solution):适用于蛙类动物组织器官的湿润、离体器官的灌注。

(2) 拜氏液(Baylis solution):适用于离体蛙心。

(3) 乐氏液(Locke solution):适用于哺乳类动物的心脏、子宫等。

(4) 台氏液(Tyrode solution):适用于哺乳类动物,特别适用于哺乳类动物的小肠。

(5) 克氏液(Krebs solution):适用于哺乳类动物的各种组织。

(6) 克 - 亨氏液(Krebs-Hensleit's solution):适用于豚鼠离体气管、大鼠肝脏等。

(7) 生理盐水(normal saline):0.9%NaCl 溶液适用于哺乳类动物的输液、手术部位的湿润等,0.65%NaCl 溶液适用于蛙、龟、蛇等变温动物器官组织的湿润。

附录 2　实验动物常用生物学指标数据

附表 2-1　人和实验动物生理正常值

动物	体温 /℃	呼吸频率 /(次·min⁻¹)	心率 /(次·min⁻¹)	血压 /mmHg
人	36.0~37.0	15~20	50~100	80~125
猴	37.0~40.0	31~52	120~180	100~158
小鼠	37.2~38.8	118~139	422~549	133~160
大鼠	37.8~38.7	66~114	324~341	92~118
豚鼠	38.2~38.9	66~120	297~350	75~90
家兔	38.5~39.5	38~60	123~304	60~120
金地鼠	37.0~38.7	33~127	300~600	90~100
犬	37.7~39.0	10~30	70~120	100~149
猫	38.0~39.5	20~30	120~140	135~170

附表 2-2　几种动物心电图正常参考值　　　　　　　　　　　　单位:s

动物	P 波	PR 间期	QRS 波群	Q-T 间期	ST 间期	T 波
大鼠	0.015	0.049	0.015	0.079	—	0.064
豚鼠	0.022	0.050	0.038	0.116	0.078	0.044
兔	0.031	0.068	0.042	0.140	—	0.065
猴	0.037	0.078	0.037	0.200	—	0.037

附表 2-3　实验动物尿中电解质　　　　　　　　　　　　　　　　　　单位:mg/（kg·d）

动物	Ca^{2+}	Cl$^-$	Mg^{2+}	P^{3+}	K$^+$	Na$^+$
猴	10.00~20.00	80.00~120.0	3.20~7.10	9.00~20.60	160.0~245.0	—
大鼠	3.00~9.00	50.00~75.00	0.20~1.90	20.00~40.00	50.00~60.00	90.40~110.0
兔	12.10~19.00	190.0~300.0	0.65~4.20	10.00~60.00	40.00~55.00	50.00~70.00
犬	1.00~3.00	5.00~15.00	1.70~3.00	20.00~50.00	40.00~100.0	2.00~189.00
猫	0.20~0.45	89.00~130.0	1.50~3.20	39.00~62.00	55.00~120.0	—

附表 2-4　实验动物血细胞正常值表

动物	红细胞数 / （×10^{12}·L^{-1}）	血红蛋白 / （g·L^{-1}）	血细胞比容/%	红细胞直径 / μm	血小板 / （×10^9·L^{-1}）	白细胞 / （×10^9·L^{-1}）
小鼠	7.7~12.5	142	45	5.5	157~260	4~12
大鼠	7.2~9.6	156	45	6.6	100~300	5~25
豚鼠	4.5~7	134	43	7	116	10
家兔	4.5~7	134	39	7	260~300	6~13
犬	6~9.5	165	47	7.3	127~311	11.3~18.3
猫	6.5~9.5	125	36	6	100~500	9~24

附录 3　药理学参数计算表

附表 3-1　pD$_2$ 计算表

mm	lgA	mm	lgA	mm	lgA	mm	lgA
0.5	0.02	8.5	0.28	16.5	0.55	24.5	0.82
1.0	0.03	9.0	0.30	17.0	0.57	25.0	0.83
1.5	0.05	9.5	0.32	17.5	0.58	25.5	0.85
2.0	0.07	10.0	0.33	18.0	0.60	26.0	0.87
2.5	0.08	10.5	0.35	18.5	0.62	26.5	0.88
3.0	0.10	11.0	0.37	19.0	0.63	27.0	0.90
3.5	0.12	11.5	0.38	19.5	0.65	27.5	0.92
4.0	0.13	12.0	0.40	20.0	0.67	28.0	0.93
4.5	0.15	12.5	0.42	20.5	0.68	28.5	0.95
5.0	0.17	13.0	0.43	21.0	0.70	29.0	0.97
5.5	0.18	13.5	0.45	21.5	0.72	29.5	0.98
6.0	0.20	14.0	0.47	22.0	0.73	30.0	1.00
6.5	0.22	14.5	0.48	22.5	0.75	30.5	1.02
7.0	0.23	15.0	0.50	23.0	0.77	31.0	1.03
7.5	0.25	15.5	0.52	23.5	0.78	31.5	1.05
8.0	0.27	16.0	0.53	24.0	0.80	32.0	1.07

续表

mm	lgA	mm	lgA	mm	lgA	mm	lgA
32.5	1.08	34.5	1.15	36.5	1.22	38.5	1.28
33.0	1.10	35.0	1.17	37.0	1.23	39.0	1.30
33.5	1.12	35.5	1.18	37.5	1.25	39.5	1.32
34.0	1.13	36.0	1.20	38.0	1.27	40.0	1.33

附表 3-2　pD_2' 计算表

%	$\lg(X-1)$	%	$\lg(X-1)$	%	$\lg(X-1)$	%	$\lg(X-1)$
90	−0.96	69	−0.35	49	0.02	29	0.39
89	−0.89	68	−0.33	48	0.03	28	0.41
88	−0.85	67	−0.31	47	0.05	27	0.43
87	−0.82	66	−0.30	46	0.07	26	0.44
86	−0.80	65	−0.27	45	0.09	25	0.48
85	−0.77	64	−0.25	44	0.10	24	0.50
84	−0.72	63	−0.23	43	0.12	23	0.53
83	−0.70	62	−0.21	42	0.14	22	0.55
82	−0.66	61	−0.19	41	0.16	21	0.58
81	−0.64	60	−0.17	40	0.18	20	0.60
80	−0.60	59	−0.15	39	0.19	19	0.63
79	−0.57	58	−0.14	38	0.21	18	0.66
78	−0.55	57	−0.12	37	0.23	17	0.69
77	−0.52	56	−0.10	36	0.25	16	0.72
76	−0.49	55	−0.09	35	0.27	15	0.75
75	−0.48	54	−0.07	34	0.29	14	0.79
74	−0.46	53	−0.05	33	0.31	13	0.83
73	−0.43	52	−0.04	32	0.33	12	0.87
72	−0.41	51	−0.02	31	0.35	11	0.91
71	−0.39	50	0.00	30	0.37	10	0.95
70	−0.37						

附表 3-3　pA_2 计算表

mm	$\lg(X-1)$	mm	$\lg(X-1)$	mm	$\lg(X-1)$	mm	$\lg(X-1)$
0.5	−1.41	3.0	−0.59	5.5	−0.28	8.0	−0.07
1.0	−1.10	3.5	−0.51	6.0	−0.23	8.5	−0.04
1.5	−0.96	4.0	−0.45	6.5	−0.19	9.0	0.00
2.0	−0.78	4.5	−0.38	7.0	−0.15	9.5	0.03
2.5	−0.67	5.0	−0.33	7.5	−0.11	10.0	0.06

mm	lg(X-1)	mm	lg(X-1)	mm	lg(X-1)	mm	lg(X-1)
10.5	0.09	28.0	0.88	45.5	1.50	63.0	2.10
11.0	0.12	28.5	0.90	46.0	1.52	63.5	2.11
11.5	0.15	29.0	0.92	46.5	1.54	64.0	2.13
12.0	0.18	29.5	0.94	47.0	1.55	64.5	2.15
12.5	0.21	30.0	0.95	47.5	1.57	65.0	2.16
13.0	0.23	30.5	0.97	48.0	1.59	65.5	2.18
13.5	0.26	31.0	0.99	48.5	1.61	66.0	2.20
14.0	0.29	31.5	1.01	49.0	1.62	66.5	2.21
14.5	0.31	32.0	1.03	49.5	1.64	67.0	2.23
15.0	0.33	32.5	1.05	50.0	1.66	67.5	2.25
15.5	0.36	33.0	1.06	50.5	1.67	68.0	2.26
16.0	0.38	33.5	1.08	51.0	1.69	68.5	2.28
16.5	0.41	34.0	1.10	51.5	1.71	69.0	2.30
17.0	0.43	34.5	1.12	52.0	1.73	69.5	2.31
17.5	0.45	35.0	1.13	52.5	1.74	70.0	2.33
18.0	0.47	35.5	1.15	53.0	1.76	70.5	2.35
18.5	0.50	36.0	1.17	53.5	1.78	71.0	2.36
19.0	0.52	36.5	1.19	54.0	1.79	71.5	2.38
19.5	0.54	37.0	1.21	54.5	1.81	72.0	2.40
20.0	0.56	37.5	1.22	55.0	1.83	72.5	2.42
20.5	0.58	38.0	1.24	55.5	1.84	73.0	2.43
21.0	0.60	38.5	1.26	56.0	1.86	73.5	2.45
21.5	0.62	39.0	1.28	56.5	1.88	74.0	2.47
22.0	0.64	39.5	1.30	57.0	1.89	74.5	2.48
22.5	0.67	40.0	1.31	57.5	1.91	75.0	2.50
23.0	0.69	40.5	1.33	58.0	1.93	75.5	2.52
23.5	0.71	41.0	1.35	58.5	1.95	76.0	2.53
24.0	0.73	41.5	1.36	59.0	1.96	76.5	2.55
24.5	0.74	42.0	1.38	59.5	1.98	77.0	2.57
25.0	0.76	42.5	1.40	60.0	2.00	77.5	2.58
25.5	0.78	43.0	1.42	60.5	2.01	78.0	2.60
26.0	0.80	43.5	1.43	61.0	2.03	78.5	2.62
26.5	0.82	44.0	1.45	61.5	2.05	79.0	2.63
27.0	0.84	44.5	1.47	62.0	2.06	79.5	2.65
27.5	0.86	45.0	1.49	62.5	2.08	80.0	2.67

附表 3-4　百分率、概率单位和权重系数对照表

%	0	1	2	3	4	5	6	7	8	9
0	—	2.67	2.95	3.12	3.25	3.36	3.45	3.52	3.59	3.66
	—	0.071	0.121	0.159	0.194	0.225	0.252	0.276	0.301	0.322
10	3.72	3.77	3.83	3.87	3.92	3.96	4.01	4.05	4.08	4.12
	0.343	0.360	0.379	0.395	0.412	0.425	0.442	0.455	0.467	0.478
20	4.16	4.19	4.23	4.26	4.29	4.33	4.36	4.39	4.42	4.45
	0.490	0.500	0.512	0.520	0.529	0.540	0.548	0.555	0.563	0.570
30	4.48	4.50	4.53	4.56	4.59	4.61	4.64	4.67	4.69	4.72
	0.576	0.581	0.587	0.593	0.599	0.602	0.608	0.612	0.615	0.618
40	4.75	4.77	4.80	4.82	4.85	4.87	4.90	4.92	4.95	4.97
	0.622	0.627	0.627	0.629	0.631	0.633	0.634	0.685	0.636	0.636
50	5.00	5.03	5.05	5.08	5.10	5.13	5.15	5.18	5.20	5.23
	0.637	0.636	0.636	0.635	0.634	0.633	0.631	0.629	0.627	0.624
60	5.25	5.28	5.31	5.33	5.36	5.39	5.41	5.44	5.47	5.50
	0.622	0.618	0.615	0.612	0.608	0.602	0.599	0.593	0.587	0.581
70	5.52	5.55	5.58	5.61	5.64	5.67	5.71	5.74	5.77	5.81
	0.576	0.570	0.563	0.555	0.548	0.540	0.529	0.520	0.512	0.500
80	5.84	5.88	5.92	5.95	5.99	6.04	6.08	6.13	6.18	6.23
	0.490	0.478	0.467	0.455	0.442	0.425	0.412	0.395	0.379	0.360
90	6.28	6.34	6.41	6.48	6.55	6.64	6.75	6.88	7.05	7.33
	0.343	0.322	0.301	0.276	0.252	0.225	0.194	0.159	0.121	0.071

附表 3-5　0% 或 100% 反应率的概率单位近似值和权重表

动物数 n	概率单位		权重 W	动物数 n	概率单位		权重 W
	0%	100%			0%	100%	
1	3.36	6.64	0.53	18	2.41	7.59	2.24
2	3.13	6.87	0.82	20	2.38	7.62	2.32
3	3.00	7.01	1.02	24	2.32	7.68	2.46
4	2.90	7.10	1.19	25	2.31	7.69	2.50
5	2.82	7.18	1.32	30	2.26	7.74	2.66
6	2.76	7.24	1.44	40	2.17	7.83	2.90
7	2.71	7.29	1.54	50	2.10	7.90	3.10
8	2.67	7.33	1.63	60	2.05	7.95	3.25
9	2.63	7.37	1.72	70	2.01	7.99	3.39
10	2.60	7.40	1.81	80	1.97	8.03	3.52
12	2.54	7.46	1.93	90	1.93	8.07	3.64
15	2.47	7.53	2.10	100	1.90	8.10	3.75

附表 3-6　*t* 值表

自由度 (df)		概率值(*P*)								
	P(2): *P*(1):	0.50 0.25	0.20 0.10	0.10 0.05	0.05 0.025	0.02 0.01	0.01 0.005	0.005 0.002 5	0.002 0.001	0.001 0.000 5
1		1.000	3.078	6.314	12.706	31.821	63.657	127.321	318.309	636.619
2		0.816	1.886	2.920	4.303	6.965	9.925	14.089	22.327	31.599
3		0.765	1.638	2.353	3.182	4.541	5.841	7.453	10.215	12.924
4		0.741	1.533	2.132	2.776	3.747	4.604	5.598	7.173	8.610
5		0.727	1.476	2.015	2.571	3.365	4.032	4.773	5.893	6.869
6		0.718	1.440	1.943	2.447	3.143	3.707	4.317	5.208	5.959
7		0.711	1.415	1.895	2.365	2.998	3.499	4.029	4.785	5.408
8		0.706	1.397	1.860	2.306	2.896	3.355	3.833	4.501	5.041
9		0.703	1.383	1.833	2.262	2.821	3.250	3.690	4.297	4.781
10		0.700	1.372	1.812	2.228	2.764	3.169	3.581	4.144	4.587
11		0.697	1.363	1.796	2.201	2.718	3.106	3.497	4.025	4.437
12		0.695	1.356	1.782	2.179	2.681	3.055	3.428	3.930	4.318
13		0.694	1.350	1.771	2.160	2.650	3.012	3.372	3.852	4.221
14		0.692	1.345	1.761	2.145	2.624	2.977	3.326	3.787	4.140
15		0.691	1.341	1.753	2.131	2.602	2.947	3.286	3.733	4.073
16		0.690	1.337	1.746	2.120	2.583	2.921	3.252	3.686	4.015
17		0.689	1.333	1.740	2.110	2.567	2.898	3.222	3.646	3.965
18		0.688	1.330	1.734	2.101	2.552	2.878	3.197	3.610	3.922
19		0.688	1.328	1.729	2.093	2.539	2.861	3.174	3.579	3.883
20		0.687	1.325	1.725	2.086	2.528	2.845	3.153	3.552	3.850
21		0.686	1.323	1.721	2.080	2.518	2.831	3.135	3.527	3.819
22		0.686	1.321	1.717	2.074	2.508	2.819	3.119	3.505	3.792
23		0.685	1.319	1.714	2.069	2.500	2.807	3.104	3.485	3.768
24		0.685	1.318	1.711	2.064	2.492	2.797	3.091	3.467	3.745
25		0.684	1.316	1.708	2.060	2.485	2.787	3.078	3.450	3.725
26		0.684	1.315	1.706	2.056	2.479	2.779	3.067	3.435	3.707
27		0.684	1.314	1.703	2.052	2.473	2.771	3.057	3.421	3.690
28		0.683	1.313	1.701	2.048	2.467	2.763	3.047	3.408	3.674
29		0.683	1.311	1.699	2.045	2.462	2.756	3.038	3.396	3.659
30		0.683	1.310	1.697	2.042	2.457	2.750	3.030	3.385	3.646
31		0.682	1.309	1.696	2.040	2.453	2.744	3.022	3.375	3.633
32		0.682	1.309	1.694	2.037	2.449	2.738	3.015	3.365	3.622
33		0.682	1.308	1.692	2.035	2.445	2.733	3.008	3.356	3.611
34		0.682	1.307	1.091	2.032	2.441	2.728	3.002	3.348	3.601

自由度 (df)	P(2): P(1):	0.50 0.25	0.20 0.10	0.10 0.05	0.05 0.025	0.02 0.01	0.01 0.005	0.005 0.002 5	0.002 0.001	0.001 0.000 5
35		0.682	1.306	1.690	2.030	2.438	2.724	2.996	3.340	3.591
36		0.681	1.306	1.688	2.028	2.434	2.719	2.990	3.333	3.582
37		0.681	1.305	1.687	2.026	2.431	2.715	2.985	3.326	3.574
38		0.681	1.304	1.686	2.024	2.429	2.712	2.980	3.319	3.566
39		0.681	1.304	1.685	2.023	2.426	2.708	2.976	3.313	3.558
40		0.681	1.303	1.684	2.021	2.423	2.704	2.971	3.307	3.551
50		0.679	1.299	1.676	2.009	2.403	2.678	2.937	3.261	3.496
60		0.679	1.296	1.671	2.000	2.390	2.660	2.915	3.232	3.460
70		0.678	1.294	1.667	1.994	2.381	2.648	2.899	3.211	3.436
80		0.678	1.292	1.664	1.990	2.374	2.639	2.887	3.195	3.416
90		0.677	1.291	1.662	1.987	2.368	2.632	2.878	3.183	3.402
100		0.677	1.290	1.660	1.984	2.364	2.626	2.871	3.174	3.390
200		0.676	1.286	1.653	1.972	2.345	2.601	2.839	3.131	3.340
500		0.675	1.283	1.648	1.965	2.334	2.586	2.820	3.107	3.310
1 000		0.675	1.282	1.646	1.962	2.330	2.581	2.813	3.098	3.300
∞		0.674 5	1.281 6	1.644 9	1.960 0	2.326 3	2.575 8	2.807 0	3.090 2	3.290 5

附表 3-7 χ^2 值表

df	概率值（P）												
	0.995	0.990	0.975	0.950	0.900	0.750	0.500	0.250	0.100	0.050	0.025	0.010	0.005
1	—	—	—	—	0.02	0.10	0.45	1.32	2.71	3.84	5.02	6.63	7.88
2	0.01	0.02	0.02	0.10	0.21	0.58	1.39	2.77	4.61	5.99	7.38	9.21	10.60
3	0.07	0.11	0.22	0.35	0.58	1.21	2.37	4.11	6.25	7.81	9.35	11.34	12.84
4	0.21	0.30	0.48	0.71	1.06	1.92	3.36	5.39	7.78	9.49	11.14	13.28	14.86
5	0.41	0.55	0.83	1.15	1.61	2.67	4.35	6.63	9.24	11.07	12.83	15.09	16.75
6	0.68	0.87	1.24	1.64	2.20	3.45	5.35	7.84	10.64	12.59	14.45	16.81	18.55
7	0.99	1.24	1.69	2.17	2.83	4.25	6.35	9.04	12.02	14.07	16.01	18.48	20.28
8	1.34	1.65	2.18	2.73	3.40	5.07	7.34	10.22	13.36	15.51	17.53	20.09	21.96
9	1.73	2.09	2.70	3.33	4.17	5.90	8.34	11.39	14.68	16.92	19.02	21.67	23.59
10	2.16	2.56	3.25	3.94	4.87	6.74	9.34	12.55	15.99	18.31	20.48	23.21	25.19
11	2.60	3.05	3.82	4.57	5.58	7.58	10.34	13.70	17.28	19.68	21.92	24.72	26.76
12	3.07	3.57	4.40	5.23	6.30	8.44	11.34	14.85	18.55	21.03	23.34	26.22	28.30
13	3.57	4.11	5.01	5.89	7.04	9.30	12.34	15.98	19.81	22.36	24.74	27.69	29.82
14	4.07	4.66	5.63	6.57	7.79	10.17	13.34	17.12	21.06	23.68	26.12	29.14	31.32

df	概率值（P）												
	0.995	0.990	0.975	0.950	0.900	0.750	0.500	0.250	0.100	0.050	0.025	0.010	0.005
15	4.60	5.23	6.27	7.26	8.55	11.04	14.34	18.25	22.31	25.00	27.49	30.58	32.80
16	5.14	5.81	6.91	7.96	9.31	11.91	15.34	19.37	23.54	26.30	28.85	32.00	34.27
17	5.70	6.41	7.56	8.67	10.09	12.79	16.34	20.49	24.77	27.59	30.19	33.41	35.72
18	6.26	7.01	8.23	9.39	10.86	13.68	17.34	21.60	25.99	28.87	31.53	34.81	37.16
19	6.84	7.63	8.91	10.12	11.65	14.56	18.34	22.72	27.20	30.14	32.85	36.19	38.58
20	7.43	8.26	9.59	10.85	12.44	15.45	19.34	23.83	28.41	31.41	34.17	37.57	40.00
21	8.03	8.90	10.28	11.59	13.24	16.34	20.34	24.93	29.62	32.67	35.48	38.93	41.40
22	8.64	9.54	10.98	12.34	14.04	17.24	21.34	26.04	30.81	33.92	36.78	40.29	42.80
23	9.26	10.20	11.69	13.09	14.85	18.14	22.34	27.14	32.01	35.17	38.08	41.64	44.18
24	9.89	10.86	12.40	13.85	15.66	19.04	23.34	28.24	33.20	36.42	39.36	42.98	45.56
25	10.52	11.52	13.12	14.61	16.47	19.94	24.34	29.34	34.38	37.65	40.65	44.31	46.93
26	11.16	12.20	13.84	15.38	17.29	20.84	25.34	30.43	35.56	38.89	41.92	45.64	48.29
27	11.81	12.88	14.57	16.15	18.11	21.75	26.34	31.53	36.74	40.11	43.19	46.96	49.64
28	12.46	13.56	15.31	16.93	18.94	22.66	27.34	32.62	37.92	41.34	44.46	48.28	50.99
29	13.12	14.26	16.05	17.71	19.77	23.57	28.34	33.71	39.09	42.56	45.72	49.59	52.34
30	13.79	14.95	16.79	18.49	20.60	24.48	29.34	34.80	40.26	43.77	46.98	50.89	53.67
40	20.71	22.16	24.43	26.51	29.05	33.66	39.34	45.62	51.80	55.76	59.34	63.69	66.77
50	27.99	29.71	32.36	34.76	37.69	42.94	49.33	56.33	63.17	67.50	71.42	76.15	79.49
60	35.53	37.48	40.48	43.19	46.46	52.29	59.33	66.98	74.40	79.08	83.30	88.38	91.95
70	43.28	45.44	48.76	51.74	55.33	61.70	69.33	77.58	85.53	90.53	95.02	100.42	104.22

附表 3-8　相关系数的 5% 界与 1% 界

自由度	5% 界	1% 界	自由度	5% 界	1% 界
1	0.997	1.000	13	0.514	0.641
2	0.950	0.990	14	0.497	0.623
3	0.878	0.959	15	0.482	0.606
4	0.811	0.917	16	0.468	0.590
5	0.755	0.875	17	0.456	0.575
6	0.707	0.834	18	0.444	0.561
7	0.666	0.798	19	0.433	0.549
8	0.632	0.765	20	0.423	0.537
9	0.602	0.735	21	0.413	0.526
10	0.576	0.708	22	0.404	0.515
11	0.553	0.684	23	0.396	0.505
12	0.532	0.661	24	0.388	0.496

自由度	5% 界	1% 界	自由度	5% 界	1% 界
25	0.381	0.487	70	0.232	0.302
26	0.374	0.479	80	0.217	0.283
27	0.367	0.471	90	0.205	0.267
28	0.361	0.463	100	0.195	0.254
29	0.355	0.456	125	0.174	0.228
30	0.349	0.449	150	0.159	0.208
35	0.325	0.418	200	0.138	0.181
40	0.304	0.393	300	0.113	0.148
45	0.288	0.372	400	0.098	0.128
50	0.273	0.354	500	0.088	0.115
60	0.250	0.325	1 000	0.062	0.081

附录 4　动物与人的等效剂量折算表

附表 4-1　人和动物间按体表面积折算的等效剂量比值表

动物	小鼠 （20g）	大鼠 （200g）	豚鼠 （400g）	家兔 （1.5kg）	猫 （2.0kg）	猴 （4.0kg）	犬 （12kg）	人 （70kg）
小鼠（20g）	1.0	7.0	12.25	27.8	29.7	64.1	124.2	378.9
大鼠（200g）	0.14	1.0	1.74	3.9	4.2	9.2	17.8	56.0
豚鼠（400g）	0.08	0.57	1.0	2.25	2.4	5.2	10.2	31.5
家兔（1.5kg）	0.04	0.25	0.44	1.0	1.08	2.4	4.5	14.2
猫（2.0kg）	0.03	0.23	0.41	0.92	1.0	2.2	4.1	13.0
猴（4.0kg）	0.016	0.11	0.19	0.42	0.45	1.0	1.9	6.1
犬（12kg）	0.008	0.06	0.10	0.22	0.23	0.52	1.0	3.1
人（70kg）	0.002 5	0.018	0.031	0.07	0.078	0.16	0.32	1.0

　　例1：不同种类动物之间药物剂量的换算：12kg 犬的体表面积为 200g 大鼠的 17.8 倍。某药大鼠的剂量为 250mg/kg，200g 大鼠需给药 250 × 0.2 = 50mg。于是犬的试用剂量为 50 × 17.8/12 = 74mg/kg。

　　例2：人与动物之间药物剂量的换算：如犬剂量为 10mg/kg，12kg 的犬总剂量为 12 × 10mg = 120mg。查附表 4-1，70kg 人与 12kg 犬的换算值为 3.1，所以人（70kg）的剂量 = 120mg × 3.1 = 372mg。

参考文献

［1］白波,刘善庭.医学机能学实验教程［M］.2版.北京:人民卫生出版社,2010.

［2］杨芳炬,王玉芳.机能实验学［M］.3版.北京:高等教育出版社,2016.

［3］辛勤,王传功.药理学实验教程［M］.2版.北京:人民卫生出版社,2021.

［4］范小芳,龚永生.基础医学整合实验教程［M］.北京:高等教育出版社,2021.

［5］郭志英,王友.病理生理学实验与学习指导［M］.天津:天津科学技术出版社,2021.

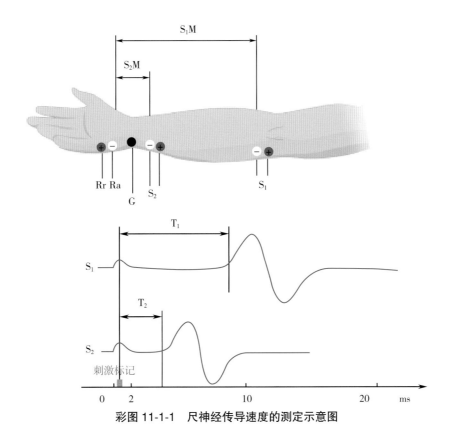

彩图 11-1-1　尺神经传导速度的测定示意图

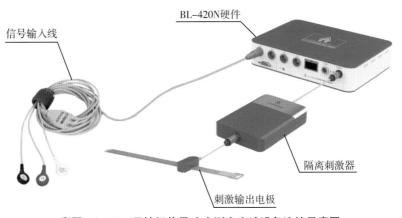

彩图 11-1-2　尺神经传导速度测定实验设备连接示意图

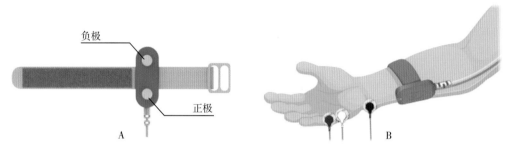

彩图 11-1-3　刺激电极的安放位置示意图
A. 刺激电极背面；B. 刺激电极在腕部的安放。

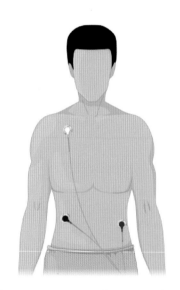

彩图 11-3-4　连接心电导联线示意图

80